名师经方讲录（第二辑）

李赛美 主编

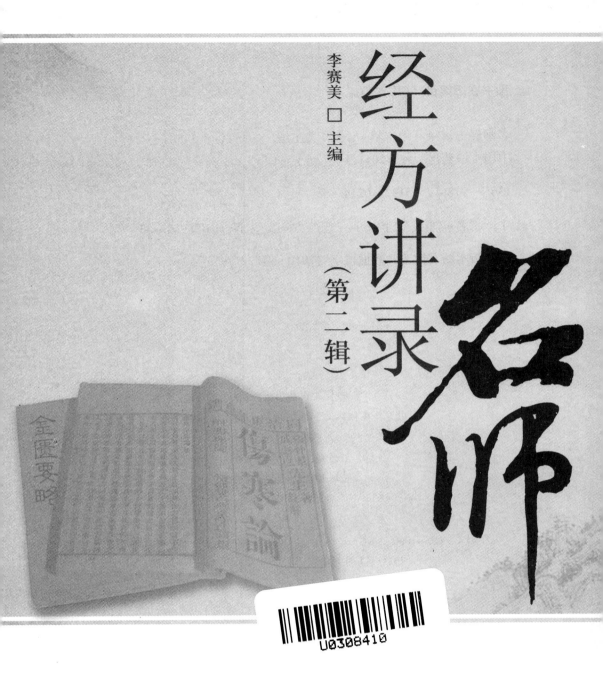

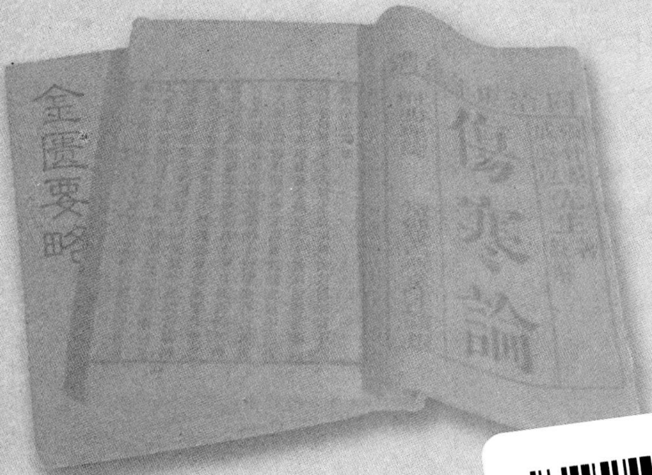

中国中医药出版社
·北 京·

图书在版编目（CIP）数据

名师经方讲录（第二辑）/李赛美主编. —北京：
中国中医药出版社，2011.1（**2018.2 重印**）

ISBN 978-7-5132-0214-5

Ⅰ. ①名… Ⅱ. ①李… Ⅲ. ①经方—文集 Ⅳ. ①R289.5-53

中国版本图书馆 CIP 数据核字（2010）第 221795 号

中国中医药出版社出版
北京市朝阳区北三环东路 28 号易亨大厦 16 层
邮政编码 100013
传真 010 64405750
三河市同力彩印有限公司
各地新华书店经销
*
开本 710×1000 1/16 印张 17.25 彩插 0.5 字数 280 千字
2011 年 1 月第 1 版 2018 年 2 月第 4 次印刷
书号 ISBN 978-7-5132-0214-5
*
定价 53.00 元
网址 www.cptcm.com

社长热线 010 64405720
读者服务部电话 010 64065415 010 64065413
书店网址 csln.net/qksd/

名 师 经 方 讲 录

（第八期全国经方临床应用高级研修班名师讲录）

策　　划　樊粤光　何　伟　方　宁

主　　编　李赛美

副 主 编　方剑锋　王保华　朱章志
　　　　　刘　敏　蔡文就　吴浩祥
　　　　　万晓刚　林昌松　刘晓玲

编　　委　刘　奇　陈靖雯　邱钟兴
　　　　　熊学军　金小洣　何秉儒
　　　　　方志辉　刘　峰　谢　娟
　　　　　李韶轩　吴俊良　李真娥
　　　　　杨秋晔　王慧睿　管桦桦
　　　　　林　嶲　林　洁　曾子洵
　　　　　贾晓林　吴彦麒　吴俊宽
　　　　　刘清平　刘树林　黄开颜
　　　　　章伟明　郑身宏

学术指导　邓铁涛　熊曼琪　陈纪藩
　　　　　李　可　熊继柏　梅国强
　　　　　张步桃　郝万山　黄　煌
　　　　　王新陆　周岱翰　陈　明

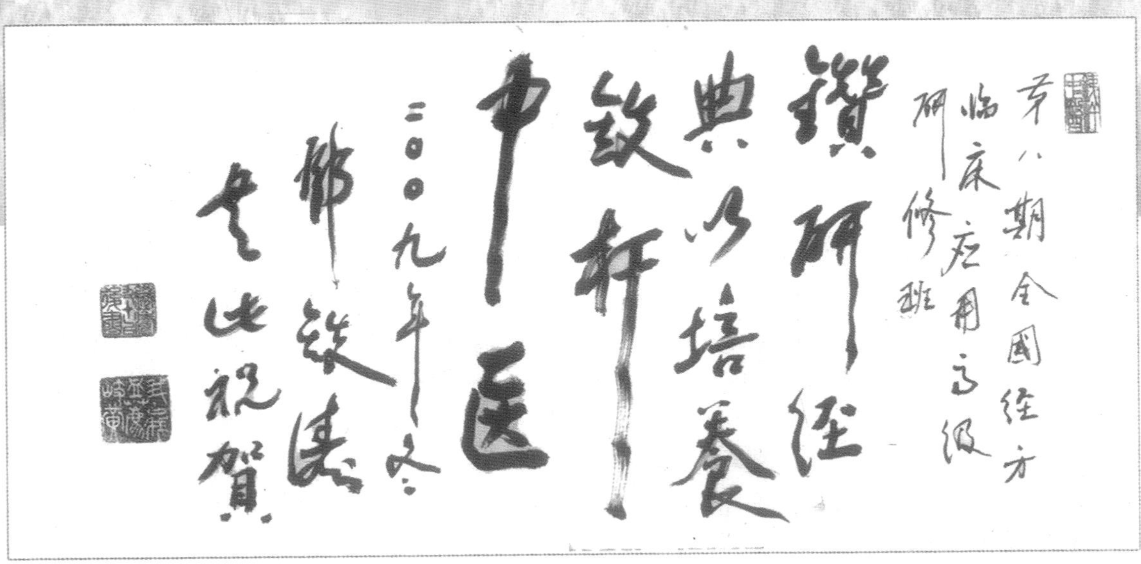

图1　2009年广州中医药大学终身教授邓铁涛为第八期经方班题词

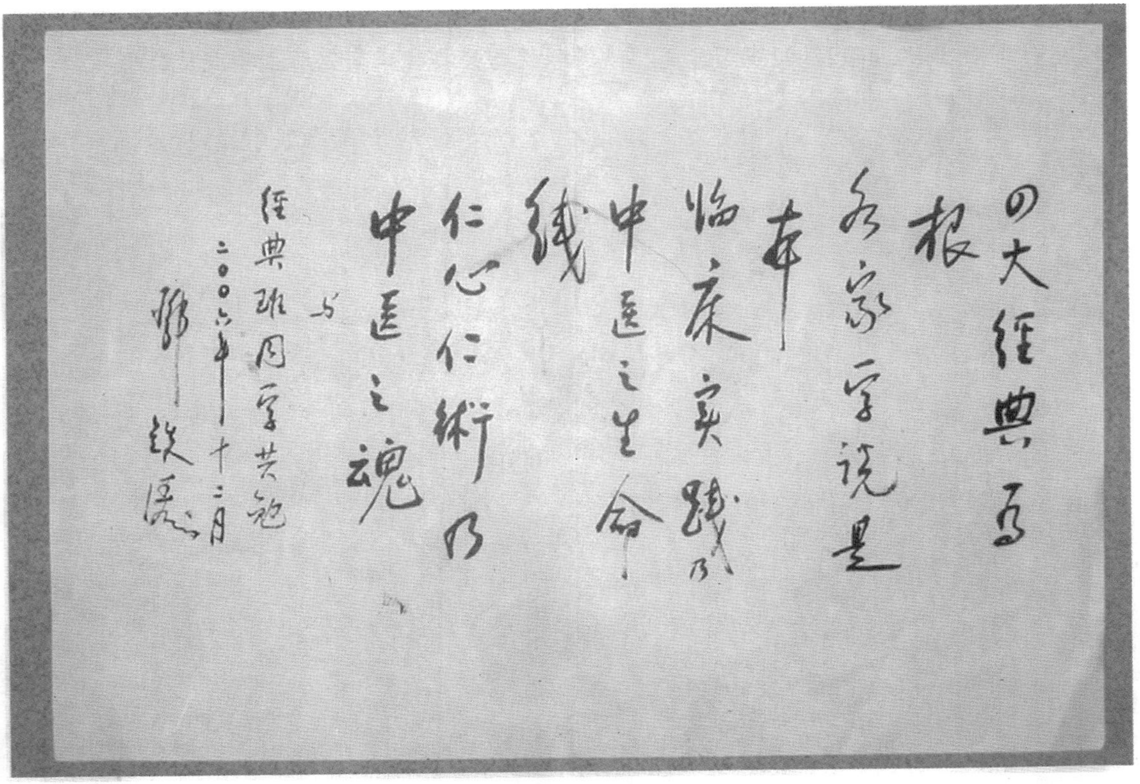

图2　2006年邓铁涛 教授为经方班题词

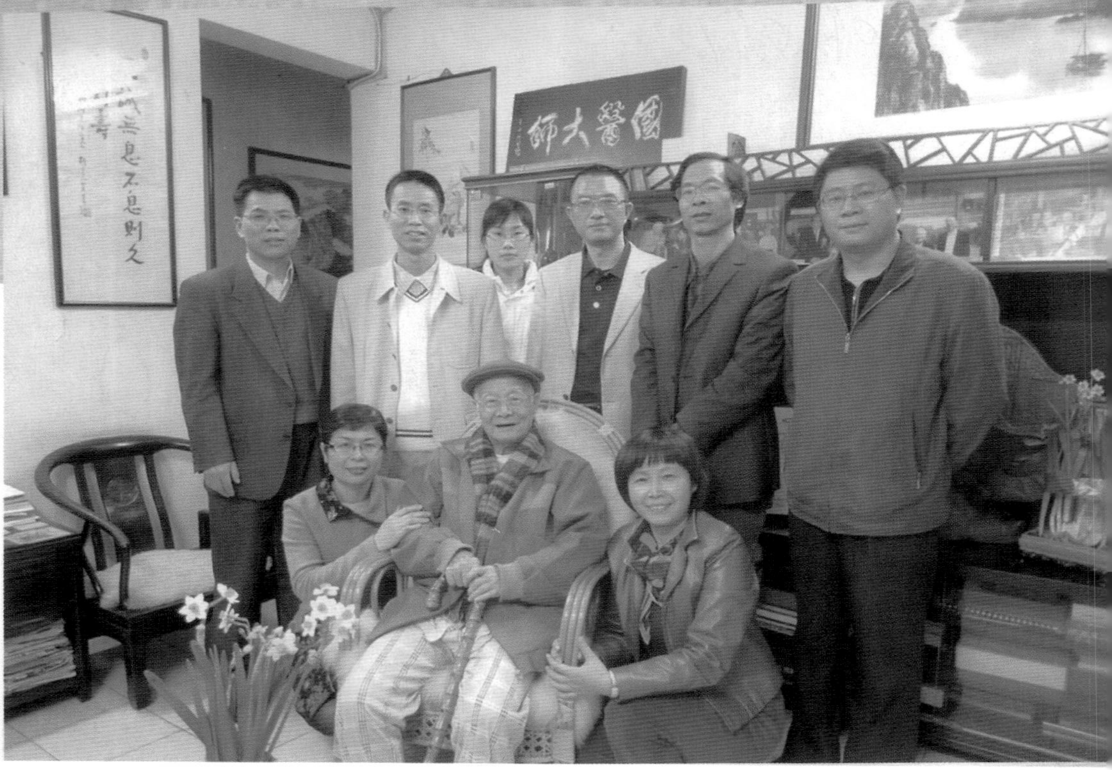

图3　2010年2月92岁高龄的邓铁涛 教授与经典临床研究所主要成员合影

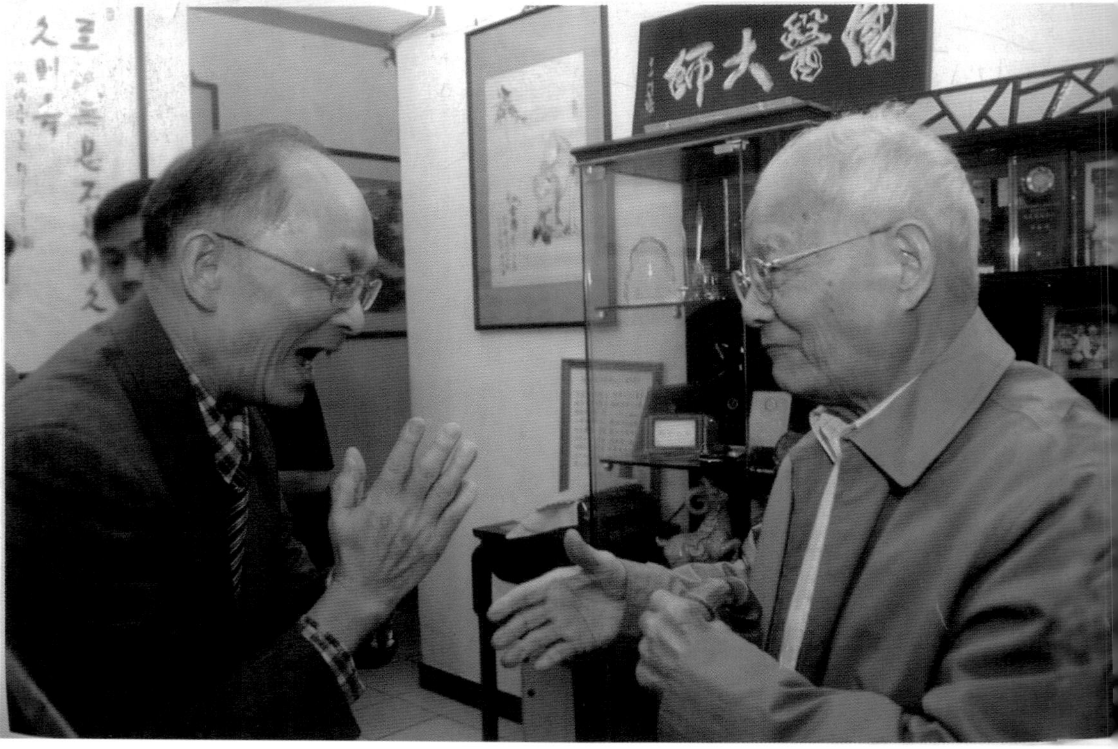

图4　2010年11月92岁高龄的邓铁涛 教授会见台湾名医张步桃

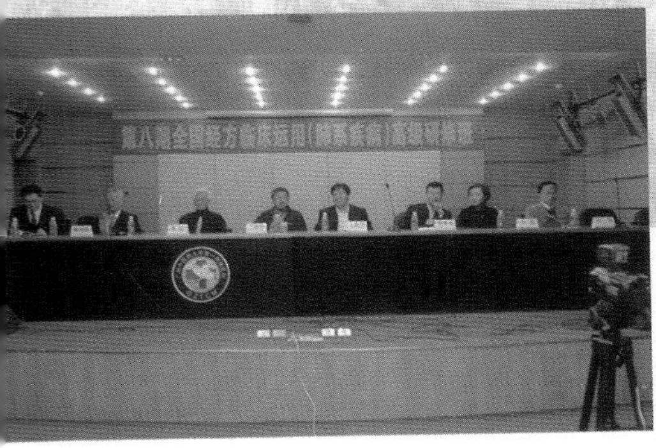

图5　第八期经方班开幕式

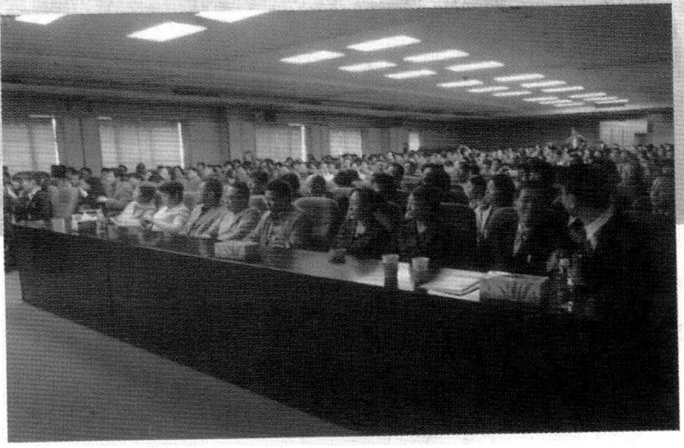

图6　第八期经方班现场

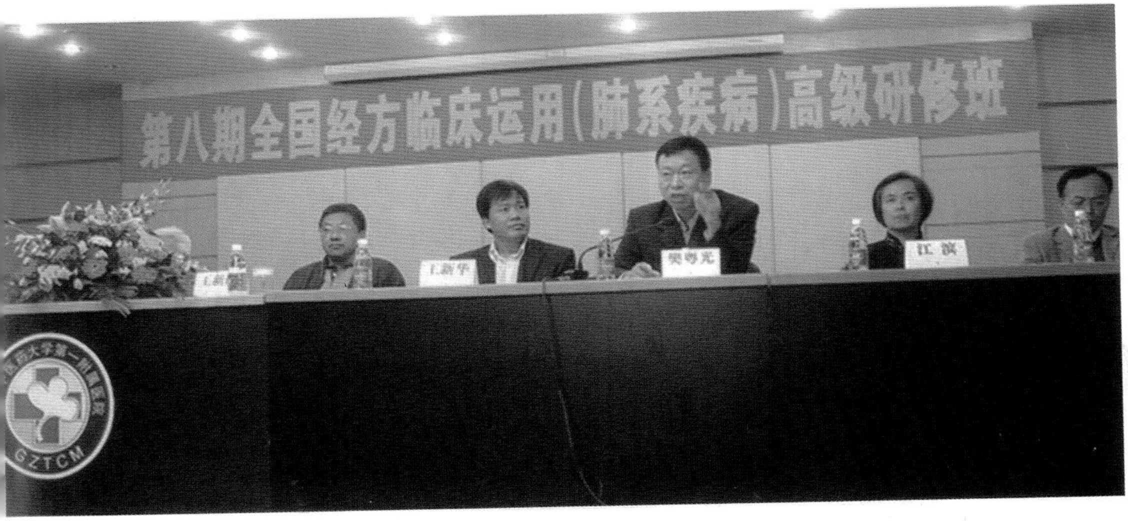

图7　第八期经方班开幕式上广州中医药大学第一附属医院院长樊粤光教授讲话

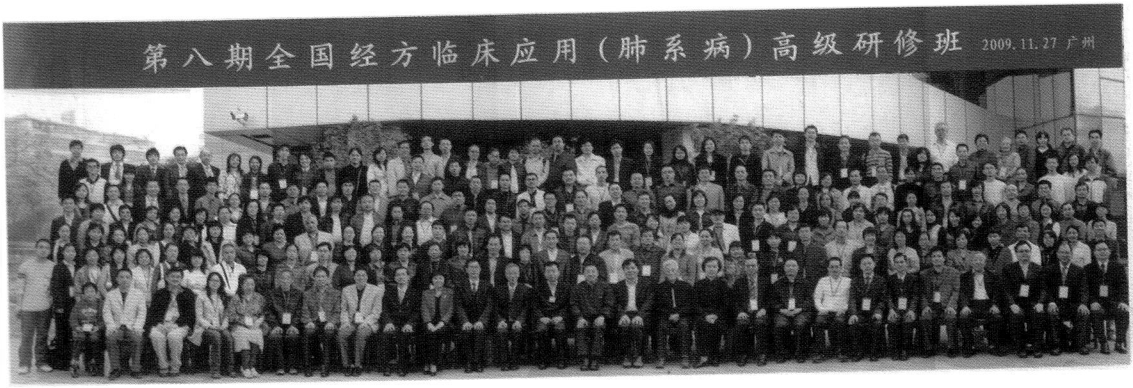

图8　第八期经方班集体照

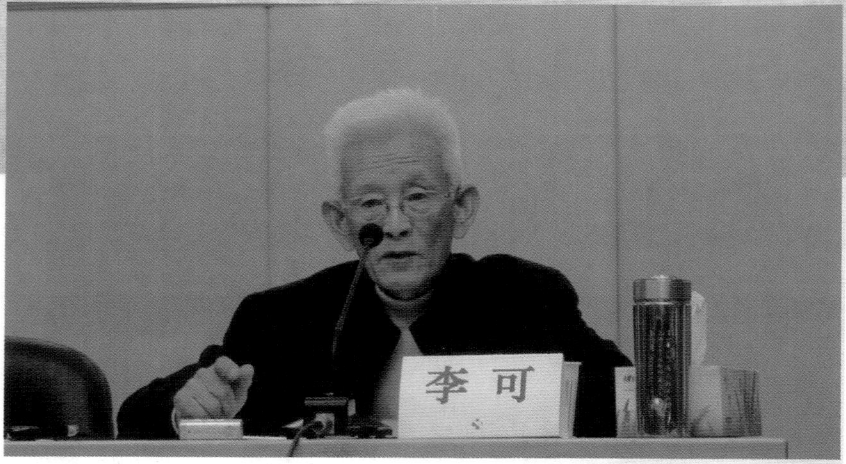

图9　李可名医

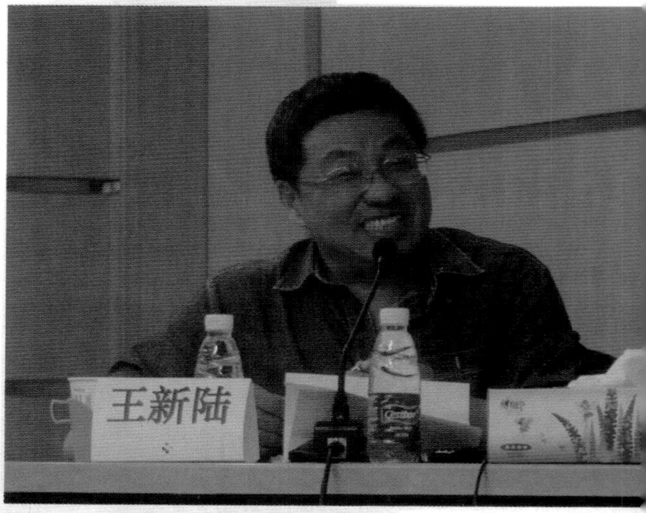

图10　王新陆教授

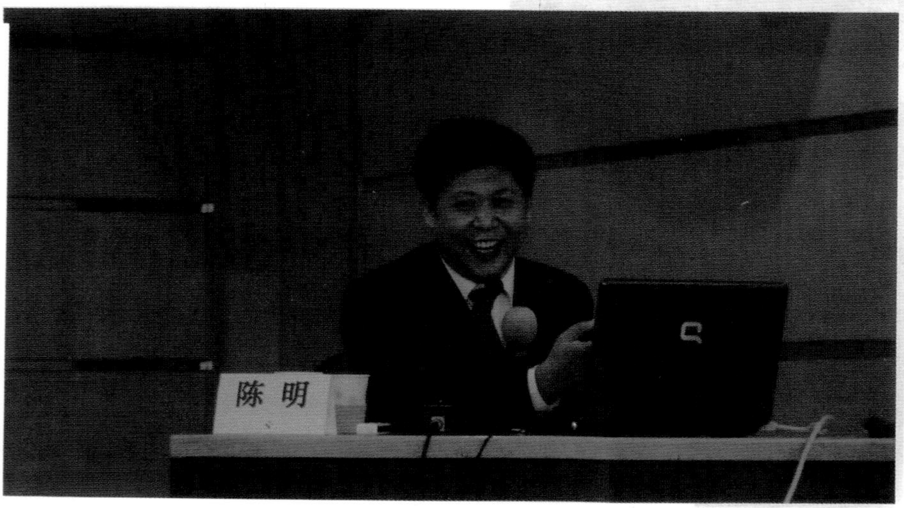

图11　陈明教授

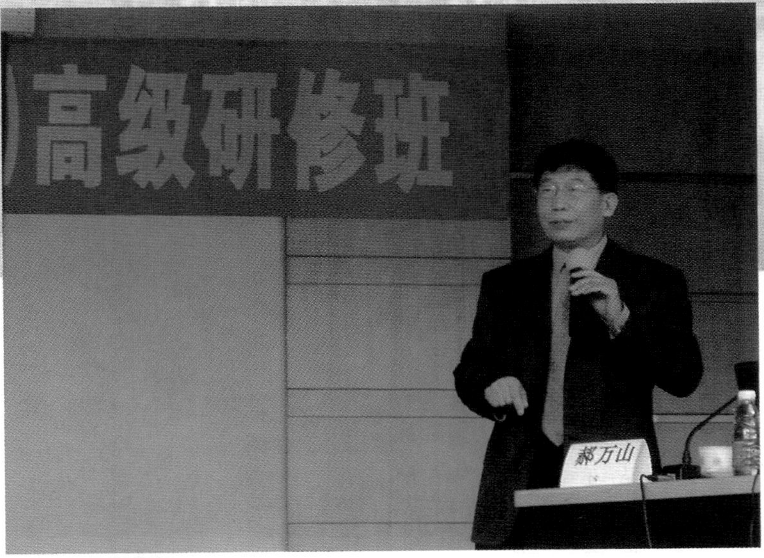

图12　郝万山教授

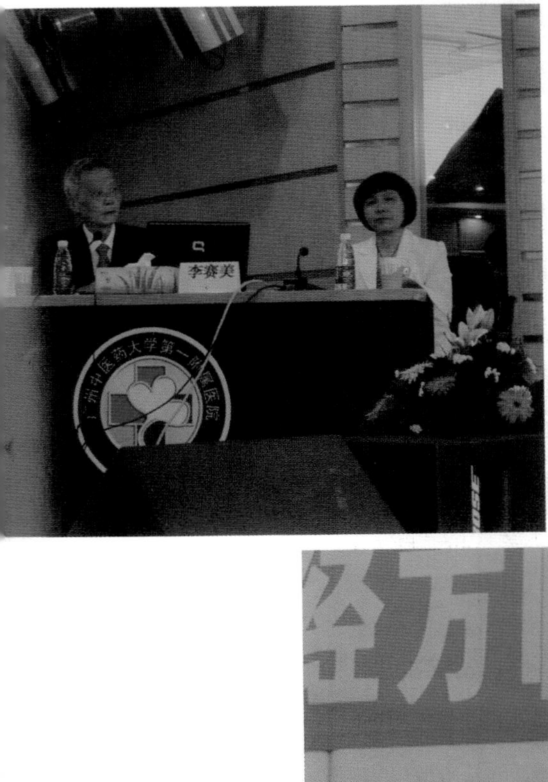

图13　梅国强教授

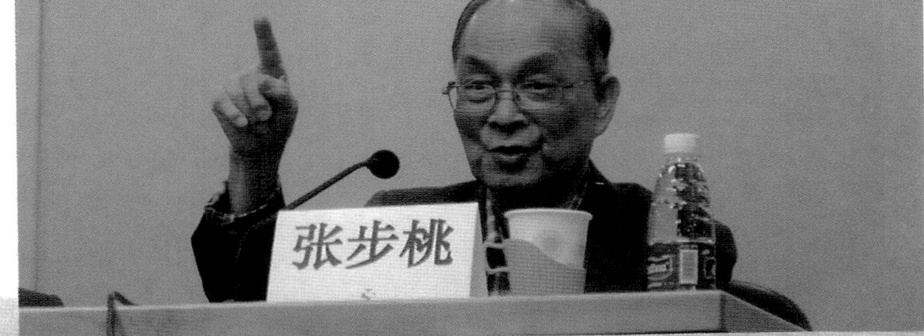

图14　张步桃教授

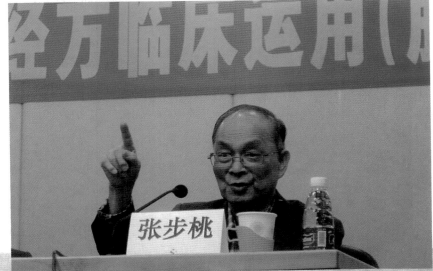

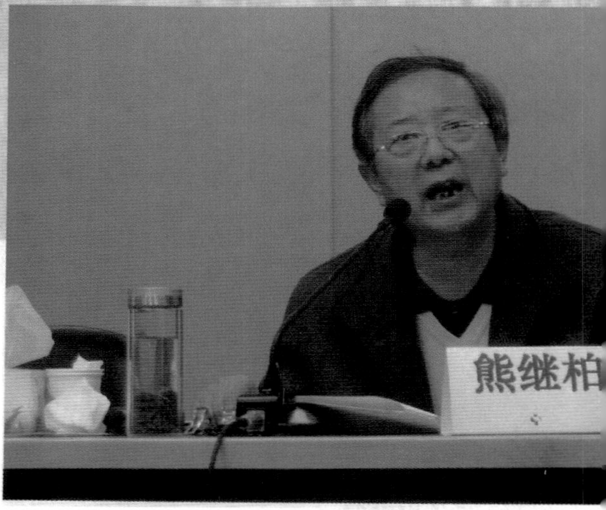

图15　熊继柏教授

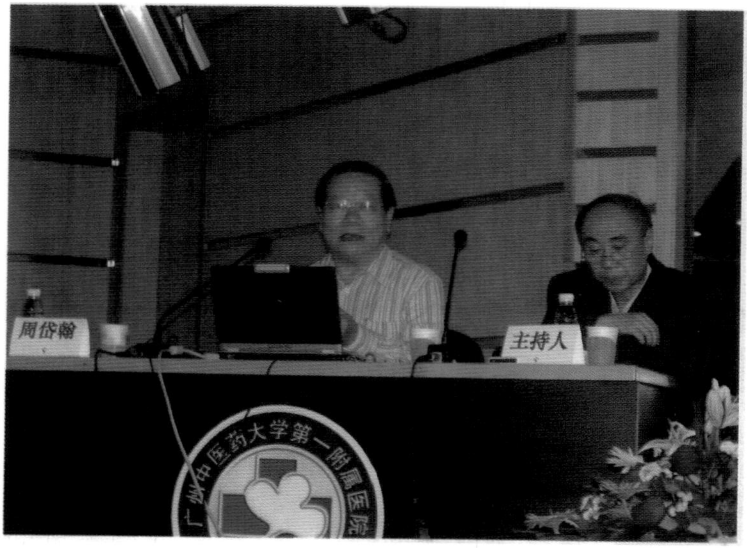

图16　周岱翰教授

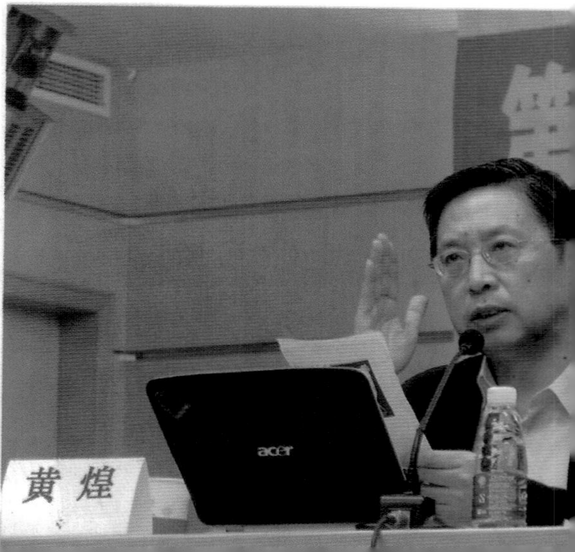

图17　黄煌教授

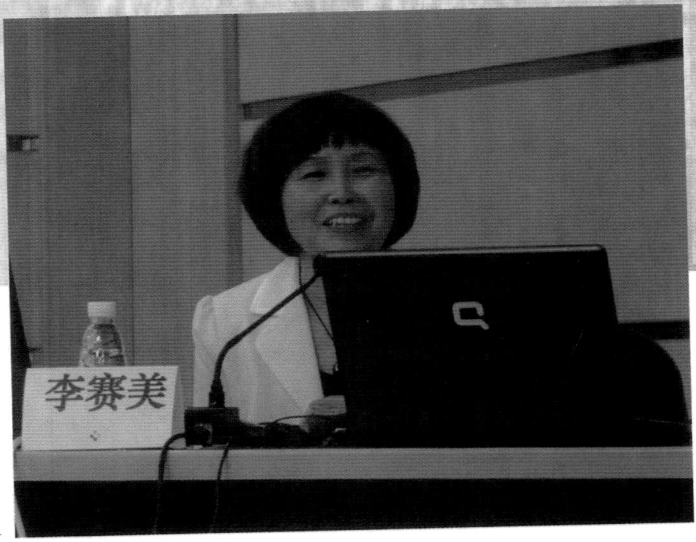

图18　李赛美教授

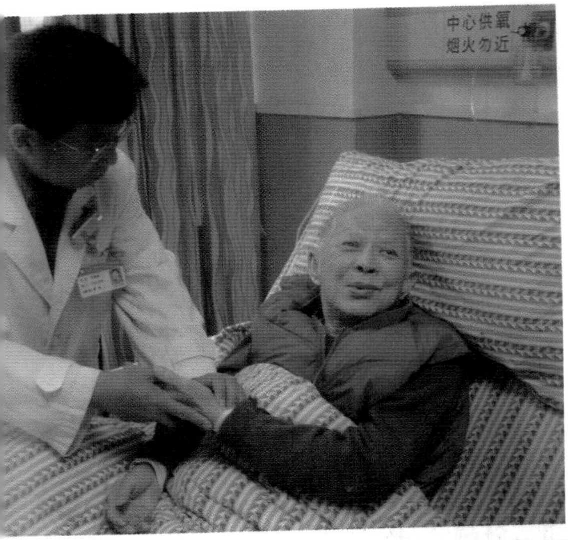

图19　郝万山教授查房

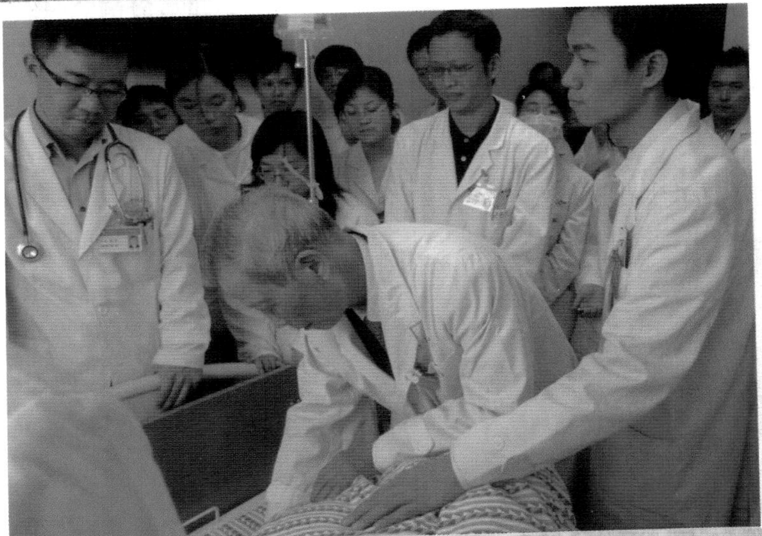

图20　梅国强教授查房

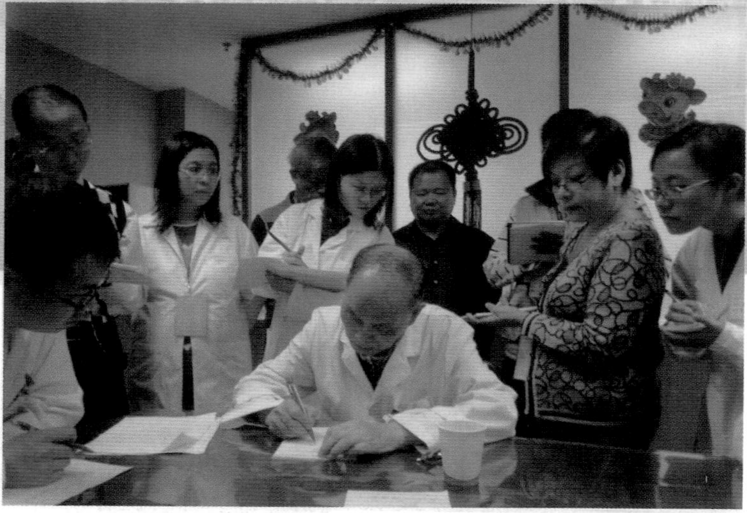

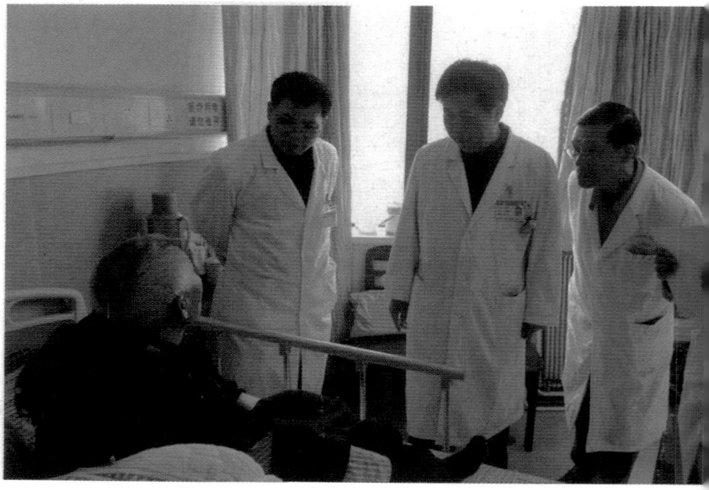

图22　陈明教授查房

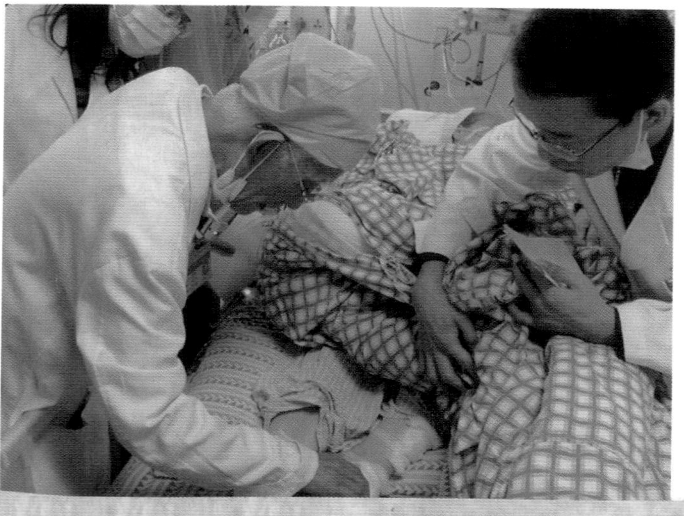

图23　李可名医查房

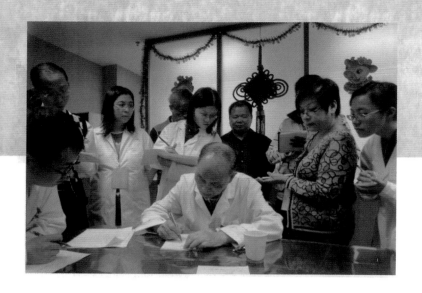

前　言

卫生部陈竺部长今年在新加坡某高校演讲时提出：中医发展要遵循“原汁原味”“百花齐放”“与时俱进”原则。近年来寻根溯源，回归经典成为中医界共识。经方研究与运用方兴未艾，关于中医学术传承与伤寒学术流派的研究，列为国家“十一五”支撑项目，有关经方配伍与剂量研究列入国家“973”项目主要内容。多模式的经方班、经方网站如雨后春笋，除广州“经方班”外，还有南京、北京、山西的“经方论坛”、“经方沙龙”……各种有关经方研究专著一直稳居当今中医图书出版龙头。经方名家丰富的临证经验、危急疑难病证辨治思路、精细独到的处方用药心得等真实记录与诠释，备受敬重与期盼。将经典与临床、经典与人才培养融会贯通，全国各省、市相继创立不同层次的“优秀中医临床人才研修项目”，以及备受关注的“国医大师学术传承班”受到学术界普遍认同，深刻反映了社会需求与中医学术传承的潮流，“学经典，做临床，拜名师，求创新”是中医人才培养与成长必经路径，也是中医学术特色的鲜明体现。

秉承“弘扬仲景学术，推广经方运用”理念，自1996年广州中医药大学创办“全国经方临床运用高级研修班”以来，每1～2年一期，已成功举办了八期。相继推出了《经方临床应用》第一、二辑，《听名师讲经方运用》，《名师经方讲录》等系列图书。依托国家重点学科、国家教学团队、国家精品课程、国家重点专科优势，凭借“经典回归临床”，创建经典独立病区，从临床诠释经典，突出经方临床运用鲜明特色，经过三代经方人共同努力，形成了深厚的学术积淀。办班规模之大，范围之广，内容之新，包容性之强，征服了每位聆听的学员，在海内外产生了良好影响，并成为继续教育品牌项目。来自海内外的强档专家阵容，吸引了海内外众多经方爱好者，大家云集广州，研修经典，切磋技艺，提高学术，鼓舞士气，分享一年一度的经方大餐。

由国家中医药管理局主办，广东省仲景学说专业委员会和广州中医药大学第一附属医院承办的国家级继续教育项目“第八期全国经方运用高级研修班”（简称“第八期经方班”），于2009年11月27～29日在广州中医药大学第一附属医院成功举办。国医大师、广州中医药大学终身教授邓铁涛亲自为研修班题词：“钻研经典以培养铁杆中医”。研修班邀请了知名伤寒学家郝万山教授、李可老中医、熊继柏教授、梅国强教授、王新陆教授、陈明教授、黄煌教授、李赛美教授，以及来自台湾的张步桃教授等讲课。来自内地各省、港澳台及新加坡、马来西亚、日本、澳大利亚、瑞士等海内外的学员500余人参加了研修班学习，海外学员占1/3强。研修班为期3天，授课现场座无虚席，场场爆满，授课专家各有特色，将仲景学说演绎得淋漓尽致，学员学习热情高涨，会场时时响起热烈掌声。在广州中医药大学安排的3场讲座，出现师生排长龙，一票难求的感人场面。

本期经方班主题——“肺系疾病经方防治”，切中2009年全球重大公共医疗卫生事件“甲流防治”主题，海内外专家云集，海峡两岸中医大师联手，献计献策，奉献了一顿“甲流经方防治”的盛宴。《广州日报》、《羊城晚报》、《新快报》、《中国中医药报》、《中医药通报》等报刊及时进行了报道，产生了积极的社会影响。

是书通过对第八期经方班专家讲座与查房视频进行文字翻录与整理，力争引领经方运用潮流，跟踪医疗热点，服务临床前沿，既是一份值得珍藏的经方名师临证心路史料，又是一本不可多得的研修经典宝贵教材。

第九期经方班将于2010年12月在海南省海口市举办。是书出版，继往开来，承载着中医人的责任与使命，迈上新的一级阶梯，通向中医美好的未来！

广州中医药大学经典临床研究所　李赛美
2010年10月1日

目　录

上篇　名师讲座篇

甲型 H1N1 流感防治方案

山西灵石　李　可 …… 3

经方与临床

山东中医药大学　王新陆 …… 16

读中医经典作品的一点体会

北京中医药大学　陈　明 …… 36

读经典　多临床　访明师　勤思考

——浅谈学习中医经典著作的体会

北京中医药大学　郝万山 …… 61

仲景方治疗肺系疾病临床撮要

湖北中医药大学　梅国强 …… 82

浅谈运用经方的治疗心得

台湾　张步桃 …… 99

勤求古训 博采众方

台湾　张步桃 …… 115

用经典　选经方　决疑难

湖南中医药大学 熊继柏 …… 122

论《伤寒杂病论》对发展中医肿瘤学的贡献与临床应用

广州中医药大学　周岱翰 …… 149

我常用的几张经方
南京中医药大学　黄　煌 …… 167
经方医学的源流与现状分析
南京中医药大学　黄煌 …… 194
经方辨治糖尿病思路举隅
广州中医药大学　李赛美 …… 216

下篇　名师查房篇

郝万山教授查房实录 …… 231
梅国强教授查房实录 …… 241
张步桃查房实录 …… 248
陈明教授查房实录 …… 255
李可老中医查房实录 …… 260

上篇

名师讲座篇

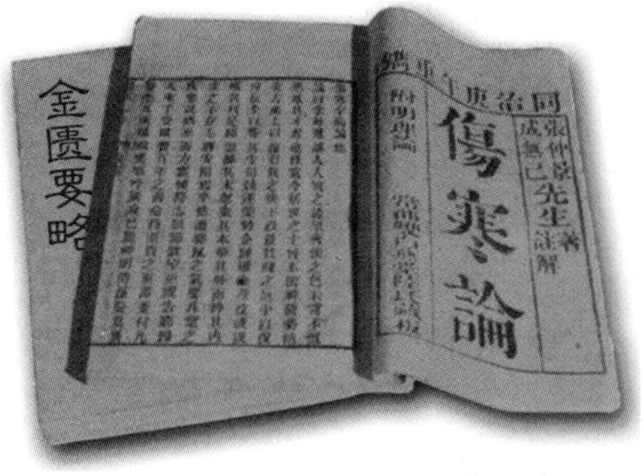

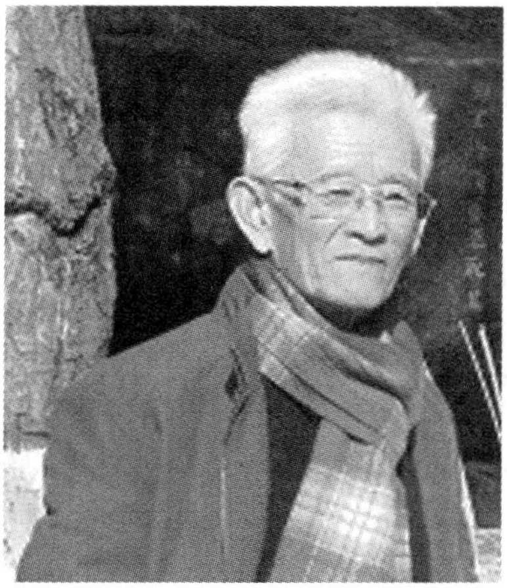

【名师介绍】

李可，山西名老中医，在逆境中自学中医，并矢志不悔。半个世纪以来，致力于中医临床与研究，尤擅长以重剂救治重、危、急症，医术精湛，并有自拟处方三十多首。所学涉猎内、外、妇、儿、五官、皮肤等各科。著成《李可老中医急危重症疑难病经验专集》，校注著名医家彭子益的《圆运动的古中医学》。

甲型 H1N1 流感防治方案

山西灵石　李　可

我重点讲一下我对甲型流感的一些看法，我将分七个部分进行讲解。

一、前言

第一部分主要介绍我对甲流的看法。入冬以后，随着寒潮多次来袭，第二波甲流可谓来势汹汹，已经形成了全球爆发的局面，好多国家相继宣布进入紧急状态，我们国家的情况也差不多，各地甲流的情况一波未平，一波又起。在广东境内，尤其是东莞这一带，最近又有爆发。流行趋势从南向北，从东向西，从城市向农村蔓延。前两天我看了钟南山院士对这次甲型流感的预测，他认为南方在未来 3 个月很可能有 1.3 亿 ~2.6 亿人将被传染，同时将有 800 万 ~ 1700 万人需要住院，我感觉院士的估计虽然偏于保守，但这个数据也很大，应该引起我们重视。

我的看法是没什么可怕的，我们可以防、控、治，可以零死亡，这也是中医的看法。因为我国是一个拥有13亿人口的大国，虽然现代医学在近60年的时间里发展迅速，但是鞭长莫及，仍然顾及不到广大的农村。我最近走了一些个体诊所、中医诊所，发现门上都贴一个条：不接收发热病人。这说明什么问题？说明现在是西医包打天下，中医被排除在外，这样的话在甲流防护方面就造成一种被动的局面。我今天所讲的这些东西，就是完全从中医全面介入甲流的防治。我们知道，我们中华民族文字记载的历史有5000年，而中医成为一个具有系统理论和丰富临床经验的历史已有4000多年，在4000多年的历史里面，近百次的各种大型瘟疫都是中医治疗的，中医在防治烈性传染病方面积累了丰富的经验。而西医到现在只有200多年。我们中华民族能够繁荣昌盛地延续下来与中医中药的应用是分不开的，关于这一点我们都有清楚的认识。所以我认为这次甲型流感，中医完全有能力防控治疗。甲流最重要的问题是出现重症、危症，而中医特别能在急危重症的抢救方面发挥疗效。所以如果中医能够全面介入甲流的防治，不但我们国内可以顺利渡过这个难关，而且可以使全人类避免这次劫难。以下介绍我使用的主要方法。

对于接受任务防护甲流重症的医院，如果出现了大量的急危重症，这个方法可以使病人度过危险期，而且这个方法比较浅学易懂，只要我一讲大家都能领会。只要诸位具备初级的中医知识，再经过短期的培训就都能够掌握这个方法。这部分中医人员还可以奔赴前线，到各大城市担负重症救治的任务。由于我们国家搞了这么长时间的中西医结合，一些西医大夫对中医毕竟也有了一定的了解，假使打破门户之见，请西医也考虑我们这种做法，那么即使不能十分透彻地了解它的含义，也可以照葫芦画瓢，在危急关头派上用场。目前来看，甲流已经成为世界各国防护的重中之重。据说韩国22号到昨天下午就已经有104人死亡。所以我希望卫生部、国家中医药管理局还有世界卫生组织的领导能够考虑一下我的建议。

二、定性

流感大致可以分为寒流感和热流感两大类，这次的甲流感属于寒疫。这种发病情况和东汉末年张仲景写《伤寒论》的时候大致相同，但是比那个要轻，所以说我们《伤寒论》的理法方药，就是应对甲流感的法宝，这个依据是什么呢？一方面，从今年3月份以后世界性甲流爆发以来，我们国内的一些学者就根据《内经》的五运六气学说，对甲流感的爆发情况进行过分析。《内经》是这样记载的："己、未之岁，疫病流行。"今年不是己丑年嘛，这个年代就会疫病流行。具体说来，历史上的疫病流行和现代又有什么不同呢？因为五运六气的观点就是看是否"非其时而有其气"，重大的气候变化在全球出现过好多次了，甲流在国外爆发的时候正好是在夏天，也就是最热的时候发生寒潮。甲流属于寒疫，寒疫是不足以对人造成伤寒的，这个寒只有和虚寒的体质"同气相求"才会发病，这就是"正气存内，邪不可干，邪之所凑，其气必虚"。以上所举的这些例子都是属于甲流的特性，以及它爆发的形势和危害的特点。我们在认识甲流的本质之前，应该对自己的健康状态做一个正确的分析，正所谓"知己知彼，百战不殆"。从全球来看，几乎是90%以上的人都有这几种状态，一个是饮食不节，喜欢吃肥、甘、冷饮，导致肥胖，营养过盛，儿童早熟；第二个是起居无常，晚不睡早不起，而且整天在空调房间，对阳虚的病人造成了很大的伤害；还有就是性生活过度，劳倦外伤，社会压力大，精神抑郁等等。你们可以把自己这么多年的生活习惯做一个回顾反思，这些特点形成阳虚的人占十之八九，而这次甲流的易患体质恰恰就是阳虚体质，所以波及范围广，很少有人能够幸免，只不过是程度轻重不同而已。

下面就讲讲怎样防控。甲流是寒疫，是和温病截然相反的一种疫病。《内经》有一个重要的原则就是"寒者热之"，既然是寒证，就应该以辛温的药物来防控。今年4月份在济南会议上我就和我几个年轻的弟子谈了我对甲流的看法，通过临床的种种表现及网上搜集的相关资料，甲流的辨证应该属于太阳伤寒小青龙汤证虚化。关于小青龙汤，大家可以回去看一看，我就不读了。它主要用了小剂四逆汤加味，扶正抗邪，从而提升人群的免疫力。

现在卫生部以及全国各省，关于甲流的防治方法用的完全都是温病方法，和这个寒疫南辕北辙，很难想象用大量寒凉的药物去防控寒疫将会是什么样的后果，简直就等于是提前缴械投降，所以现在危重症特别多。如果用了这个方法疗效不好，不等于中医不好用，而是我们这个方法用错了。如果大家承认我们现在的体质状态是以阳虚为主，那么不要说治病，恐怕没病也要治出病来，因为清热解毒的方法等于是进一步损伤阳气，雪上加霜，就好比这个人本来属实，你却给他补，他虚的很厉害你却给他泻，实实虚虚，目前用大量寒凉的药物去防控寒疫方法就类似这个。

三、防控之道

再谈谈预防，预防基本上是以四逆汤为主，然后加生黄芪、苍术、佩兰、藿香、生晒参、乌梅、冰糖，这个方子很好喝。那么为什么可以用这样的方药防控甲流呢？因为这个方子里面，重用生黄芪，生黄芪可以运大气，重宗气，通血脉，固表气，这就是一个卫外屏障；四逆汤能够固护人体的阳气、元阳。另外加苍术、藿香、佩兰，这些可以化湿化浊，化四时不正之气。今年甲流最大的特点就是两个字，“寒”和“湿”，这个方药恰恰是对因治疗，把病邪阻挡在外。用这个方法之后，可以使人体元气固，元阳足，宗气健，形成了一道外部的屏障，这样邪气就不能侵犯了。对于没有感染甲流的高危人群，我们也可以用这个方法来防控，对于孕妇同样适用，绝对无害，而且这个药是久服无弊的。另外医护人员喜欢戴口罩预防，效果不是很好。可以用“苍雄膏”，就是苍术和明雄黄打成粉，用凡士林调成的一种膏，早上起床以后，抹在鼻腔的中深部，晚上下班把它洗净，这要比戴口罩保险得多。在历史上预防鼠疫、霍乱大流行都用这个方法，当然那些疾病和甲流是不相干的，但是用这个方法预防很有效。现在讲讲预防方案。

甲流预防方1：炙甘草22g　干姜11g　炮附片11g　生芪100g　苍术10g　佩兰叶10g　藿香10g　生晒参15（捣碎入煎）　乌梅18g　冰糖15g（化入）　生姜10片　大枣12枚

甲流预防方2：苍术、明雄黄（黄红色、透明、无杂质者）各等份，共研细粉，以凡士林适量调膏，每日起床后，涂于鼻腔中、深部，每晚睡前洗净。

四、治疗方案

治疗方案里面有个甲型流感的中医定型，它属于什么病？甲型流感属于太阳伤寒，小青龙汤证虚化。它的病机就是本气先虚，刚才我已经讲过了，阳虚状态几乎是十占八九，很少有人例外，所以这是本气先虚的表现。该病属于表里同病，“表”指的是太阳经，“里”指的是手太阴肺、足太阴脾和足少阴肾。治疗的原则就是固少阴，开太阳，化水气，表里双解。

我们运用小青龙汤辨证的时候，还要了解小青龙汤的主治范围，它针对哪些病，有哪些机理。我麻黄用45g，这个大家不要害怕，麻黄45g不一定出得了汗啊！它的运用方法就是先煮麻黄15分钟，在2~3分钟的时候会出现浮沫，把浮沫撇掉就行了。第一次用45g麻黄，病人会全身透汗，问题就解决了。那么你在第二、第三剂的时候麻黄可以减至5g或10g，让它疏通脏腑气机，而不是用来发汗了。炮附片45g，大家用附子的时候一定要用炮附片，炮附片是生附子烘烤以后得来的，不是用胆巴或其他什么盐泡过的，那些附子是有副作用的。所以大家用我这个方法的时候一定要在药的质量上把好关。辽细辛45g，生半夏65g，半夏是绝对无害的，我曾经在多个场合对这个问题破疑解惑，大家尽管放心用这个药，生半夏只要和等量的鲜生姜用在一块，绝对无害。我用了一辈子了，差不多几十吨吧，从来没有出现任何副作用。用麻黄的时候加蝉衣是我的一个经验，有一部分人就是现在讲的“过敏体质”，用了麻黄以后头昏脑热，满脸发热，加了蝉衣就可以消除这些症状。这些方子的剂量，是按照东汉末年度量衡的量折算出来的，汉代的一两就等于我们现在的15g，所以麻黄三两刚好就是45g，所以用量不重。

今年7月份的时候在东莞塘夏镇，我的几个弟子组成一个5人小组，专门收治那些西医院住不下的甲流患者。这个小镇中医院的10几张病床，收治了爆发流感的小学生，其中有人还用了西药“达菲”，出现精神不正常的副作用。后来改用加味变通小青龙汤，他们麻黄只用到我这个量的1/3，结果4天就已经解决问题，他们从住院到出院一共用了10天时间，而且用这个药期间好像甲流的重症、危症都没有出现。但一旦用了我这个方子发热超过38.5℃、39℃，那就要加透明生石膏250g（发灰色的石膏就不能用），另外再加乌梅36g。另外症状除了咳嗽以外，还有喘、心胸憋闷，这个情况下再加杏仁25g，每剂药都加麝香0.2g，一般每剂药要分3次服，第一次要将麝香全部喝完。这个方子治甲流，3剂基本解决问题，不会有后遗症。如果出现甲流轻症向重症转化的时候，这个方子24小时内可以连用3剂，到第2天上午问题就能够解决了。因为我这个方法已经阻断了肺、心、肾传变的各种可能，是目前治疗甲流感最佳的选择。

甲流治疗方：麻黄45g（另包）　炮附片45g　辽细辛45g　生半夏65g　生晒参45g（捣）　干姜45g　五味子33g　桂枝45g　赤芍45g　炙甘草60g　炙紫菀45g　炙冬花45g　壳白果20g（打）　虫衣30g　生姜65g　大枣12枚

首剂得畅汗者，麻黄减为10g；起病即发热咳喘者，加生石膏（透明色白，无杂质者）250g、乌梅36g、杏仁25g；高热39℃以上者，生石膏加至500g，麝香0.2g（首次顿冲）。此方连服3日，已阻断向危症之传变，轻症即可平稳痊愈。

五、甲流症状与小青龙汤证

下面是关于甲流的症状和《伤寒论》小青龙汤证主证的解读。就是我们用这个方依据什么啊？在这过程中我要进一步把刚才给大家讲的变通小青龙汤的方义作一个简单的解释。《伤寒论》里有2条关于小青龙汤的论述，第1条说“伤寒表不解”，表不解就是发汗未透，虽然你用了各种方法已经有一点汗，但是汗不多，没有发透；“玄府”仍然处于一种半闭的状态，所谓“玄府”一般认为是皮肤毛孔，不过这个还存有争议，总之是汗没有发完全的意思；“心下有水气”，大家看这个小青龙汤，的的确确就是针对甲流来治的，你看这个对应关系，心下指什么地方？指胸中、肺，主要是这两个方面，当然再往下就牵涉到胃，主要还是指胸中和肺。怎样判断“心下有水气”，什么叫水气？所谓水气就是阳虚的人有湿不能化为痰浊，这是内生的。还有一种就是你得了小青龙汤证应该发汗，结果发汗不透，所以水气就停留在胸、膈、肺、心之间。我们想想是不是甲流比较重的时候就会发生肺水肿，有的发生肺脓肿，痰里面还有血。所以我说小青龙汤证几乎就是为甲型流感设计，但是还有一些不够之处，我又给它补上了，就是加用四逆汤，作为统帅。这些水气如果进一步发展，就会阻塞肺窍，相当于西医讲的急性肺炎。如果它进一步虚化、寒化，那心阳、肾阳、肝经的阳气就都会感受伤寒，那就是西医讲的多器官功能衰退，那就接近死亡了。再一个症状就是“干呕发热而咳”，为什么要干呕啊，为什么要发热、咳嗽啊？因为寒邪犯肺，引起邪正相争，所以就发热，所以发热并不是坏事。我们之所以在小青龙汤里面加250g生石膏，是要防备肺热叶焦，引发肺痿之变，并不是说要用250g生石膏来通便。这个干呕和咳是人体抗病毒功能的一种表现，《内经》里面讲“其在上者，因而越之”，这是关于吐法治则的一句话，就是指呕吐。由于病邪在上或者在中部偏下憋得人难受，所以就要把它吐掉，所以患者会经常发呕。咳嗽就是风寒闭阻肺窍的表现，这是机体防御的一种反应。除了这两个主症以外，小青龙汤还有五个或然症，“或然”就是可能有，也可能没有，而且这五个或然症和“心下有水气”密切相关，比如说除了以上所说的外，还有“或渴”，也就是想喝水，水饮内停，不得运化，所以会渴；“或利”也就是大便稀，寒水困伤脾阳，故见下利；“或噎”就是打嗝，关于打嗝古代文献里面有一个记载：“久病见呃逆者危。”就是阳气不能下走而上冲为主的一种表现，所以加四逆汤也是一个根据，就是要固摄元阳。还有“或小便不利，少腹满”，就是膀胱蓄水了，“或喘者”，都应该用温药，以解寒饮之困。

第2条，“伤寒心下有水气，咳而微喘，发热不渴。”大家注意啊，有些外感而且发热的患者，或者38℃或者39℃，但他就是不渴，为什么？就是因为这个水邪积聚在心下，就是刚才我们说的心、肺、胸膈之间，阻塞了气化的道路，所以他不渴，如果用了一剂小青龙汤以后，他出了汗，这个时候病人就口渴了，这个渴不是热化，而是寒邪、水邪已化的表现，所以很快就好了。再往下看第3条，“治病溢饮者，当发其汗，大青龙汤主之；小青龙汤亦主之。”这个溢饮就是“饮水流行，归于四肢，当汗而不汗，身体疼重”这么一种病。第4条“咳逆倚息不得卧”，这就是喘症比较重的，小青龙汤主之。另外根据《金匮》这一条，在小青龙汤的变通里边我加了紫菀、炙冬花，这样就可以使喘咳在3个小时之内消除。再往下看，第5条，这也是《金匮》里的一条，“治肺胀，咳而上气，烦躁而喘，脉浮者，心下有水，小青龙汤主之。”这个就是小青龙加石膏二两的方子。但是在应对重症甲流的时候二两石膏是远远不够的，二两就是30g，我用到汉代的一斤，也就是250g，这只有好处没有坏处，大家可以放胆子用。加石膏是为了防止肺萎的发生，但甲流感的传变要比肺痿严重多了，整个肺的功能都没有了，只能靠呼吸机维持，所以小青龙汤的主证与甲流感的症状几乎没有一条不对应，只要我们大胆地用，不但没有任何副作用，还能把到了衰竭期的患者救回来。为什么不敢用附子剂，就是在对甲流的定性上摸得不彻底。温病用附子那不是要命吗，所以大家要好好讨论一下这个问题，到临床去亲身体会，看看我是不是在胡说八道。

《伤寒论》、《金匮要略》，合称《伤寒杂病论》，里面的条文都是相互错杂在一块的，只是后世人为地把它分为外感、内伤两部分。所以小青龙汤《伤寒》、《金匮》的条文是有紧密联系的。联系所有的条文，我们可以得到一个很明确的结论，小青龙汤重在治喘，它的病变部位在肺，和甲流感侵害的主要脏器在肺完全一致，经过加减变通以后的小青龙汤主攻方向也是救肺，并且以四逆汤为主帅，因此能够护阳救阴，阻断了心、肝、脾、肾诸脏器衰亡的趋势，所以变通小青龙汤是治疗甲流的最佳选择。大家考虑下我的意见。

我们刚刚用《伤寒论》小青龙汤的原文和现代甲流感的六大症状进行了对照，发现完全吻合。下面这个就是中医怎么样看待甲流感的症状。先说轻型的甲流感，一个就是发热，但是我在卫生部资料的原件上没有看到甲流感初期一定要恶寒发热。如果严重会有寒战，这个时候体温就上到38℃～39℃了，这是一个必然症，多数初起恶寒，是太阳病必见症。咳嗽，这主要是肺的问题，肺外合皮毛，肺经是太阳经运行的主要路径；喉痛，小孩子得甲流感最多的症状就是喉咙痛，如果是实证热证，那就属于肺卫，如果是虚证那就属于少阴，因为少阴之脉循喉咙夹舌本嘛，少阴经在受到寒毒的攻击以后，喉咙痛往往是一种信号。虽然喉痛，但是不红不肿，而且颜色有的是淡的，有的是紫暗的，这就标示着甲流感是一个寒邪。再下来，身体疼痛。有人头痛，但头痛又分好多部位，甲流感的头痛是和项相连，经络辨证属于太阳，这是太阳伤寒的特征。绝大多数病人在得了甲流感以后都会感到疲倦，这个疲倦是什么东西啊？就是无精打采。古人形容叫做“腰重如带五千钱”，就好像绑了五千铜钱那么重，这是寒水束表，流入肌肤的表现。这个就是水气为病，就是小青龙汤的主证为病。我们再深入下去，少阴病四逆汤里的主证“脉微细，但欲寐”，这个“无精打采”就是“但欲寐”的渐变过程，所以最后甲流感都是死于心衰、肺衰、肾衰，多脏器的功能衰竭，我们这个方法就可以有效的阻断向这个方面发展。在座的应该有在第一线治疗甲流感的同志吧，你们要毫不犹豫的用这个方法救人治病。所以我们要求大家把伤寒论的方子和现在寒疫的特点互相做一个对照。另外，有一部分甲流感病人，白眼球发红，这个还是属于肺经病变，白睛属肺，肺经告急。但凡眼睛红得厉害的人，可能已经有急性肺炎，这个供大家参考。其中有一部分病人有腹泻或者呕吐，这是一个阳明、一个太阴。阳明本来是要下降的，却降不下去，所以就要呕吐；太阴本来是要升散、运转的，却升不起来，所以就腹泻了。所以说“实则阳明，虚则太阴”。太阴病在甲流感的初期就已经有预兆了，这就给我们提出了信号：这个人宗气已经很虚了，弄不好就会出人命啊！如果大家都能看出这个信号，我想每一个人都可能成为治疗甲流感的高手。

六、甲流危重症抢救方案

以上是关于轻型的，重症呢实际上是轻型的发展，另外就是时间特别快，一两天就引起死亡，而这部分人一般是青壮年，看起来有点反常，但是听了我前一部分分析的现代人阳虚的那几个方面，就不难理解了，而且往往青年人最不在乎，他们未病就本气已虚，所以一旦发病就是危症。但只要重症高烧在38℃左右的时候，用小青龙汤加生石膏、麝香就可以阻断肺衰、呼吸衰竭，进一步防治心衰、肾衰。我想就算是搞西医临床的同志，经过我啰嗦了大半天，也了解了大部分吧！危重型的病情发展迅速，来势凶猛，突发高热，继发严重肺炎、胸腔积液、急性呼吸窘迫综合征、肺出血、肺脓疡、全身血细胞减少，败血症、休克、肾脏衰竭等，这些都是中医的气血耗伤殆尽，亡阳先兆，最终导致五脏气绝。这时就要加生石膏、麝香、乌梅。一旦收治以后看到这个情况，马上就要用这个方法，不要等到八大症状具备了你再去救那就晚了。有人在《卫生部防治传染病》第三版重危症里面总结了死亡前的八大症状，只要有其中一点，你就要赶快用破格救心汤。我们先不说治病，也不说你是寒症还是热症，任何一个外感病到了最后衰竭的时候都是这个破格救心汤证。四肢厥冷，脉微弱，甚至没有脉搏，或者呼吸也没了，亡阳欲脱。这时你一定要用到足够的量，炮附子要用到200g，否则你不要说我这个方法不管用。另外就是高热39℃不退的病人，加透明生石膏250g，乌梅36g，麝香0.2g。麝香防止心衰、肾衰、呼吸衰竭有绝佳的作用，凡是用到这个方法的，绝对不会走向三衰的危险境地。

危重症抢救方：炙甘草120g　干姜150g　炮附子200g　生山萸肉120g　生龙牡各30g　活磁石30g　高丽参30g（另炖对入）　麝香0.6g（3次分冲）

高热39℃以上不适者，加透明生石膏250g，乌梅36g，热退即停，不可过用。诸症十退八九，以预防方加生山萸肉90g，生龙牡、活磁石各30g，调养一周，即可康复。

七、医案实录

下面我讲一讲实际治疗这个病的情况，刚才我们讲这个病症的时候，我们广东省东莞市塘夏镇5人小组和甲流感短兵相接打了一场胜仗，因为样本毕竟很小还看不出一些大效果。我的弟子以这个为基础用了麻杏石甘汤和四逆汤，治疗许多重症甲流引起的肺炎取得了比较好的效果。我最近治疗我的小孙子，14岁，这个孩子也受我们现代社会方式的影响，特别喜欢吃什么麦当劳啊，小时候发胖，身体素质有一些问题，得病2天以后觉得不对劲，第3天就开始高热，39.5℃，中医院给他输了一些液不管用，几乎所有得甲流感的病人都有本气先虚这个前提，再加上治疗方法不对，那就只有死路一条了。最后我去看的时候发现面色不对，真正的热证应该是面热如醉啊，他这是一种暗的颜色，另外就是烦躁，发热退不了，也不想喝水，也不想吃东西，全身筋骨酸痛，咽喉疼痛但是不红肿，色暗，脉沉紧急，他虽然有表证，但是脉不浮，而且沉紧里边有疾，疾就是特别快，一般一呼一吸超过7次以上，中医讲的是疾脉，他这个脉差不多1分钟130多次，是一个非常糟糕的脉。所以我的诊断就是寒疫夹湿，属于重症，我先以三棱针刺双耳尖、百会、双太阳、印堂、十宣、十二井，刺出血以后微微有点汗，稍微舒服了些，然后接着吃药，我用的是变通小青龙汤轻症方加减。3小时吃1次。吃的时候呕吐了很多痰涎，泻恶臭便3次，他是7日早上看的，到8日早上，已经正常了。等于是24小时服药2剂，14岁的孩子，45g再加45g就是90g附子，90g麻黄。我不会拿我的孙子去做实验对不对？如果我再犹豫一下把孩子放在医院里边点滴，那还说不定会有什么后果呢！

处方：变通小青龙汤加苍术30g、佩兰10g、藿香10g、透明石膏250g、杏仁25g、桃仁30g、麝香0.2g（顿冲）。

【名师答疑】

问：关于药量的问题，我们医院现在有小包装，5g、10g这些就比较好分解，但是有些方比如出现22g、33g、11g，尤其是预防方，想听听您的见解。

答：《伤寒论》原方比如说麻黄三两，就是麻黄45g，然后再减掉一半就是22.5g，再减掉一半就是11g，每味药的组成比例绝对不能乱，乱了就不是《伤寒论》的东西了，它的主攻方向就变了。比如用小青龙汤的原方，麻黄这个东西太厉害了，用5g怎样，试试看，肯定就误事，因为那样就不叫小青龙汤了，小青龙汤、大青龙汤都是麻黄大量，主攻方向在肺，还要宣肺，还要开肺窍，还要化水气，这个麻黄量小不会有作用，而且这种病人用大量麻黄不会造成大汗淋漓，你放心。

问：用您的方南北地域有无差别？

答：绝对没有，连外国人也没有。好多外国朋友的体质和我分析的完全一致，而且他们的体质甚至比我们还要糟糕。

问：您在急救处方中均用大剂量的附子，有时甚至用到200g，在煎煮方法上有什么特殊要求？

答：你们还是担心附子的毒性，其实我告诉你，“三衰”病人啊，其实附子毒性越大，越是他的救命先生，不存在附子中毒问题，也不存在煎煮方法的问题。一般就是这样，加水3000ml，文火煮两个小时，然后把渣子去掉，最后再浓缩，浓缩到300ml，每3小时服一次（100ml），这就可以了。如果这个病人已经呼吸微弱，眼看就有生命危险了，我就拿开水煮这个药，煮的越快越好，一边煮一边拿出喂，喂了10分钟以后这个病就会好转啊。我在南宁搞了大概3年吧，他们中医学院一附院ICU所有来的病人都符合我列的这几条，只要是来了这样的病人，我马上给他用破格救心汤。这样的话第一天入院，第二天晚上吃了两袋药然后早上就能出来了，非常快，这里边有心衰的、有肺衰的、有肾衰的，还有重症肌无力的，呼吸衰竭的也有。不过这样做就有个问题啊，医院赚不到钱，中药能赚几个钱啊！病人从住院到出院不到24个小时，医院连奖金都发不出，最后就放弃了。不是我失败了，而是制度的失败啊！我们中国人老是不相信自己的东西而相信外国的东西，好像外国的月亮都比我们的圆，其实不然。

问：请问您的方子里面对药材有什么特别的讲究吗？

答：苍雄膏，苍术、明雄黄各等份。明雄黄是雄黄里的上品，没有杂质，有杂质就没有用。活磁石是说明它还有生命，它能够把铁吸起来，如果失掉磁性，那就没有用。生半夏不在乎你用多少，它对你绝对没有害，绝对没有毒，你根据病情来定量，一般的重症就是130g，稍微轻一点的用65g，刚好就是一半，而且你记住一点就是要和鲜生姜等量。

问：按照部位的划分，心下是不是指胃？

答：有一点关系，现在我们是说治疗甲流感，一般关系不大，我们避而不谈，这个说法也没有错，心下所指的范围就是指胸中，肺、膈偏下，胃的上部分。

问：为什么要用麝香？

答：这样就提到一个中心问题，凡是有深度昏迷，不外乎是热闭和寒闭。寒闭的情况只能用麝香开窍，叫“温开”，所以小青龙汤的用法没有一个不是针对甲流感的，它不是温病，你用温病的治疗方法就只能使病人早死。

问：您的药用的剂量这么大，那么您对药材有无特殊要求？

答：现在药的问题很要命啊，因为药材的生产、流通范围有好多商业运作，所以假药比较多，用了后那是要死人的。就是最近四五年，我们派了很多年轻人去产地了解、观察现在药品的炮制方法和古代有什么不同，有哪些能够达到过去的质量，这些东西应该是国家管的事情。领导要重视啊，保证药材的来源正规，现在生山药都作假啊，为了好看用硫黄熏，熏了以后白的非常漂亮，如果吃了反而有害，我们首先是保证病人喝了药以后只有好处没有坏处，现在有的药商无孔不入啊，应该枪毙。

问：现在很多报道说大蒜有预防甲流的作用，到底可不可以？

答：大蒜有防疫作用，这个毫无疑问，不仅是对流行性疾病，对夏季的痢疾更有效，有痢疾两周也好不了，你吃下生大蒜，马上就痊愈。

问：请问您认为甲流是怎么传变的？

答：这是关键的问题，说明他见过这个病人，知道这个六经传变究竟走哪条路，会不会有少阳、阳明其他路径传变。这个寒症是向三阴方向发展，如果趋向阳明证，那是非常好啊！你用一个白虎汤就完全解决问题。但是真正向阳明的传变不存在，因为传变到阳明经就说明他的本气还是可以的，所以这个病千万别用小柴胡汤。麻黄在最初的阶段用量要大，后来汗发透了就可以减为5～10g，让它继续协调气机的作用，这时主要作用就不是发汗。

问：甲流可以对应古代的时行感冒吗？

答：错，这个不对，假如是疫它就有普遍的传染性。而且甲流的特点是“非其时而有其气”，和那个完全不一样。

问：麻杏石膏汤和变通小青龙汤有什么不同?

答：这个你对照一下就清楚了啊，变通小青龙汤是固护元气为主，在这个原则上去组方，麻杏石膏汤单打一面，他光治疗肺这一块，一旦虚化就没有好的效果，你比如说假使病没完全好，就会开始拉肚子，不想吃东西，伤到太阴经这个后天之本了，有时候用了麻杏石甘汤的后遗症 3 个月都调不完，这个就是不同点。

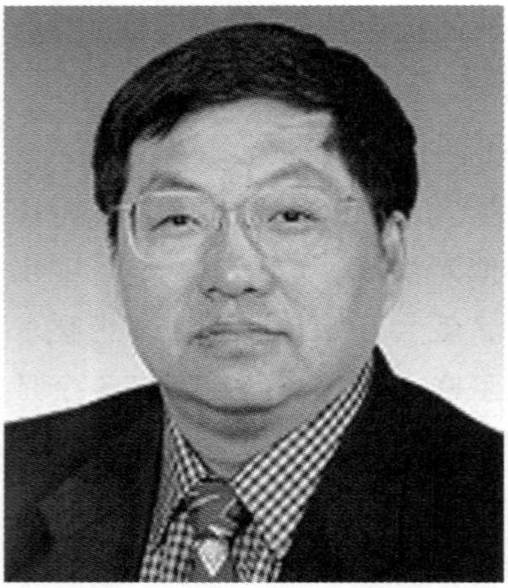

【名师介绍】

王新陆，山东中医药大学教授、博士生导师，全国著名中医内科专家，山东中医药大学校长、第十届全国政协委员、十一届全国政协常委，中央电视台《名医讲堂》主讲。师从于全国伤寒名家徐国仟教授，主要从事中医疑难病症的研究。先后出版《脑血辨证》、《徐国仟学术经验专家辑要》等多部著作。

经方与临床

山东中医药大学　王新陆

非常感谢李赛美教授，非常感谢在座的各位同仁给我这么一个机会和大家交流学习《伤寒论》的体会和感悟。

我读研究生是1978年，那时是我第一次比较认真系统的学习《伤寒论》。当时徐国仟老师是我的老师，李克绍老师也是我的老师，他们两个老师一共带了4个研究生。李克绍老师对我们4个人的要求就是把《伤寒论》背下来，398条，用45分钟，不停顿。我背了3个月才背下来，背得很辛苦啊，李克绍老师就低着头、眯着眼听你背，你一打梗他就给你提词，他提多了就说："你回去再学学吧！"他就不听了。今天我们李教授的小记者团问我怎么学习经典，我说经典就是看着学，一遍一遍的学，一辈子学一本《伤寒论》足矣。张仲景自己就说"若能寻余所集，思过半矣"对吧，所以说我们学习经典，你要在不同的年龄，不同的时期学，你在就读期间学习，当了十年医生，当了十五年医生，你再看一遍，你会有新的体会。

《伤寒论》这本书啊，它是一本非常朴素的书，也是一本非常活泼的书，只是历代注家把它搞复杂化了。它朴素到就是一个小病例，而且非常的严谨。就跟我们形容一个漂亮姑娘一样，胖一分就丑了，瘦一分也丑了。多一个字不行，少一个字也不行，所以我们学习《伤寒论》，大家都有这么一个习惯，就是保留它的原汁原味。大家都知道《伤寒论》176 条“表有热，里有寒，白虎汤主之。”都知道是一个错简，但就是不改它，为什么呢？不改它是让你去思考，让你去了解，我们在对错简认识的过程其实也是一个非常好的揣摩、学习的机会。

一、什么叫“经方”

那么今天给大家讲经方和临床，我首先讲一下，前面讲的什么叫“经方”？这个“经方”狭义的说是指张仲景给我们传下来的《伤寒论》和《金匮要略》，我们称之为“经方”。其实啊，经方的内涵是非常广泛的，在《汉书·艺文志》里头有经方类，共十一部，其中“汤液经法三十二卷”所录也应该是经方类，但是这些方子现在我们已经看不见了。我曾经跟学生讲到医学史的时候，我说从先秦到两汉，我们有着一个非常繁荣的医学时期，而最后恰恰落在张仲景的身上，得以体现。

我们可以从《汤液经法》、《辅行诀脏腑用药法要》里找到一些蛛丝马迹，发现在那个年代里不但有《汤液经法三十二卷》，而且方子远远比《伤寒》和《金匮》加到一起的方子还要多。大家都知道《伤寒论》是 113 个方子，丢了一个禹余粮丸，去掉一个烧裈散，所以是 111 个方子，再加上《金匮》重复的方子是 300 多个方子，这 300 多个方子我们称之为“狭义”的经方。那么“广义”的经方呢，就是包括失落于那个文明时期的所有的方子，那为什么会失落呢？大家知道张仲景写《伤寒论》的年代大约在公元 215 年左右，西汉在前，东汉在后，西汉是从公元前 206 年到公元 25 年，然后公元 25 年到公元 215 年是东汉，在东汉的时候有“黄巾起义”，道教思想风靡一时。但“黄巾起义”被当时的统治阶级认定成“邪教邪说”，是处于当灭、当剿的位置。经方也随之湮灭，仅有一部分得救于仲景，从《辅行诀脏腑用药法要》中就可以看出，大小阳旦汤、大小阴旦汤、大小玄武汤、大小青龙汤、大小朱雀汤、大小白虎汤、大小腾蛇汤、大小六陈汤等等，到了仲景的时候都改成桂枝、麻黄、柴胡、泻心、承气之类的方名了，其义自现。只有我们对那个历史时期有一个大致的了解，才能更加系统的认识经方，理解经方。经方治的是慢性传染性热病，这才有了《伤寒论》中的“六经传变”，“六经传变”帮助我们确定这种慢性传染性热病的不同阶段。但是用现代医学来研究它就未必会搞得清楚，但是它的证非常明了：它要么是表证，要么是里证，要么是经证，要么是腑证……这样我们就清楚那个时候病证的含义了。这就是我们为什么要辨方证的原因。病证是相互贯通的，这是我讲的第一点，就是“经方”。

二、21 世纪的临床

第二就是临床，就是现在的临床、21 世纪的临床。大家知道疾病是变化的，从整个人类的医学史来看，它的火车头是什么？是疾病。疾病拖着医生走，医生拖着所有研究医学的人走，出现一个病大家就研究它，出现一个病大家就去做疫苗对付它，疾病其实是我们的原动力。1800 年以前的病和现在的病已经完全不一样了，我们现在最多的病是什么？是心脑血管疾病，是肿瘤，是呼吸系统疾病，这是我们国家死亡排序前四位的病。中国有一句话叫“天变，地变，人变”，那么道就要变，我们就要用现在的观点来审视经方，来加深对经方的理解，来更好的利用经方，我认为这一点是至关重要的。这是我讲的第二点。

三、如何学习《伤寒论》

第三点就是有很多人问我到底怎么学《伤寒论》，我觉得最重要的一点就是要“吃透”。大家知道庄子在他的那篇《养生主》里讲得很清楚，他说“吾生也有涯，而知也无涯。以有涯随无涯，殆已。”他说：“我这一辈子是短暂的，但是知识是无限的，我用短暂的生命去追寻无限的知识，真是死定了！”殆已，殆就是死了，就是说你死定了，那怎么办呢？我们中国近代有一个非常有名的中医任应秋老先生，也是泰斗级的人物，他立志要把中医的书看完，但是他活了 80 岁左右的时候才看了不到百分之六十。虽然看不完，但是可以看透，一本书足矣。我们把它看透了，看明白了，我们也就学会了。我认为大家主要看《伤寒论》原文，不要看太多注解。最好把方子串起来看，这只是在看病过程中的一个参考，从而更好的感悟张仲景的那种感觉，这是最主要的。通俗点说就是吃自己嚼的甘蔗，不要吃人家嚼剩的甘蔗。所以就是一定要把《伤寒》吃透，搞清楚。《伤寒论》不仅是一部六经辨证的书，它还包括脏腑辨证、气血辨证、阴阳辨证、经络辨证等等，全都有了。它还是一部药书，我刚才讲的111个方子，85味药，却能够用得如此的出神入化，确实给我们很多启迪。

我曾经在研究生毕业以后，到南京中医学院跟着当时的院长邹云翔老师抄方。邹云翔老师看肾病是一绝，尿毒症的病人，尿素氮高，肌酐高，吃他的药五六天马上就下来，我们把他的方再抄一遍给病人吃就不管用，很奇怪。大家有空可以去看看《邹云翔医案》。你们在临床也会发现老师开的方你用就不好用，甚至是完全没有作用，为什么？从《伤寒论》里就能找出答案来。我告诉你们吧，桂枝汤、桂枝加桂汤、桂枝加芍药汤，这三个方药物组成完全一样，但病机治法完全不同。桂枝汤是干什么的呢？解表的，解肌的，和营卫的；桂枝加桂汤，治奔豚的。奔豚是什么？现在人家考证说奔豚是小猪在跑，我认为他们讲的没道理。奔豚不是小猪，是海豚！他从水里跑出来往上顶，一下一下的。其实在汉代的时候我们已经有关于海豚的记述。我这样说并不是空穴来风，那个时候人们已经知道海豹这一类的动物了，历史上都有记载。我们完全可以认为它比小猪到处乱跑要好解释多了。小猪跑是没有方向的，东西南北到处跑啊，可是那海豚在海里只是从下往上顶啊，那奔豚的症状不就是从下往上顶吗？那奔豚证我们用什么？用桂枝加桂汤，我们重用桂枝的目的是平肾邪，降奔豚，这就是桂枝加桂汤；至于桂枝加芍药汤，我这里还有个小故事。大家都在琢磨《伤寒论》啊，我跟你们讲，1978年我读《伤寒论》的研究生，我的毕业论文是“伤寒论的立方规律”，当时请的是刘渡舟老师去答辩，从早上答到晚上整整答了一天，为什么？我说《伤寒论》的芍药是赤芍不是白芍，我说芍药甘草汤用芍药不是生津液，而是活血。大家去看看清代周扬俊的书，上面讲得很清楚，芍药用来通皮络、破阴结、利小便，汉代没有白芍，白芍从宋代才开始，大家去看看陈无择的书，陈无择讲现在的芍药都是院子里种的，“力已不敌也”，这个力量已经不如过去的了。再去看看日本大家敬节讲的，他说：“汉代的芍药是赤芍。”那么《伤寒论》中所有的芍药都用赤芍吗？当然我们要“与时俱进”，用白芍当然也可以。当时我答了一天老师还是不同意。7年以后，《伤寒论》里的芍药是赤芍进了教材，关键问题在于汉代没有白芍，就像张仲景他老人家不会给你用阿司匹林一样，所以我就是讲方药的量不同，那么它的主治也不同，当然方名也不同，桂枝汤、桂枝加桂汤、桂枝加芍药汤，完全改了，这就是《伤寒论》是第一方书的来由。

《伤寒论》不光是个辨证的书，它还是个方书、具有方义的书。你们回去要是哪个晚上碰见脚挛急抽筋的病人，你重用赤芍试试，60g 赤芍加上甘草，一会就好了，比你用白芍快多了，不信就试试。灵活用方的前提是你们一定要把《伤寒论》“吃透”。徐灵胎讲了一句话大家知道，他说“仲景之方，犹百钧之弩也，一举贯革，如不中的，弓劲矢疾，去的弥远。”就像射箭，如果射中了，一下就把那个皮筏打翻了，如果没射中，弓很有力气，箭很快去之远矣，那为什么有的方可以桴鼓而愈，有的就不行呢？你没有射中啊，弓很有力气，箭跑得很快，“噌”一下就没有了。我们看伤寒方的时候一定要知道方证的含义，明了方义后用伤寒事半功倍，否则光靠症状、抓不住方义什么用都没有。我举个例子，张仲景在《伤寒论》里讲得很清楚：“伤寒脉弦细，头痛发热者属少阳。”写到这里，他后边省了，但是该用什么方药已经蕴含其中了。小柴胡汤啊，这就是小柴胡汤证，它比那四个“必然证”八个“或然证”还灵，那么这个总体原则是什么？不是“往来寒热，胸胁苦满，默默不欲饮食，心烦喜呕”，就是这个证，“脉弦细，头疼发热”，这不是少阳表证吗？那你不用小柴胡汤用什么？很简单的一个事情，只要把它“吃透”了，你就可以类推，用所有的伤寒方来治疗疾病。你看少阳伤寒的主脉、主证都在刚刚讲的那个“脉弦细，头痛发热属少阳”里头了，这个很清楚了。那么如果又有四大症状其中之一，那就可以坚定不移的用小柴胡汤了，而且效果一定会很好。大家搞明白了吧！小柴胡汤是可以治感冒的，你头疼发热不就是感冒的症状吗！怎么能一看到感冒就用银翘散呢？

学中医本身就是要把它学活，把它吃透，吃得少不要紧，吃透了就行。再比如说：“伤寒五六日，头汗出，微恶寒，手足冷，心下满，口不欲食，大便硬，脉细者……”我们抓住它的要点：脉弦细，头疼发热。这也应该是小柴胡汤证。接下来果然就用小柴胡汤，这就是说我们每看一个方证的时候都要找到这个方证的要点，只要抓住了辨证原则和要点，就可以放心大胆地去用了。《伤寒论》的方好用，确确实实会桴鼓相应。关键是你有没有搞清楚原则，会不会用。

再举个例子大家听着就更明白了，白虎加人参汤里用到了人参。我讲的这个人参是老山参，老山参是益气养阴的。不会像电视剧《闯关东》里那个病人吃了人参就流鼻血，要纯阳之体吃了才会流鼻血咧！老山参是不燥的，现在的栽培参都燥，虽然送到化验室化验，成分都是一样的。现在的栽培参，7 年就可以长到 1.7m 左右，跟矿泉水瓶一样粗，还用个大盒子装着当参宝。当年抗日联军挖到了一个七两（210g）的参，就把它收着送到延安给毛主席了。七两的参在古代来讲可以延寿一季，可以多活 12 年，那就是参宝。现在的人参有好几斤重，东北的人参可以当咸菜吃，买一把人参洗一洗，用点盐泡上当咸菜，尽管化学成分测定是一样的，但是临床疗效能一样吗？完全不一样！我讲白虎加人参汤的治疗原则是什么，大热、大汗、脉洪大？不是！很简单，就是渴欲饮水、口干舌燥，是舌上太燥而烦者用白虎加人参汤。人参的作用就是治那个燥，这就是它的原则。它和五苓散不一样吧？和猪苓汤不一样吧？它和加天花粉也不一样，它是加人参，因为它有燥，那些都不燥，这就搞明白了，这就是原则。

掌握了原则你在用药的时候心里就有数了，你看这个人舌上苔燥，有裂纹，口渴，还不停的喝水，你就给他重用老山参，四万多块钱，就这么一小根，大约尾巴那么粗，这就是老山参，弄点参须也可以。中药好就好在这个地方，它不是其他东西可以替代的，用现代医学来研究中医，还没发展到能解释清楚的水平。所以他老说我们不科学，其实是他们不科学，他们的科学水平太低，解释不清楚我们要说的事。

我刚刚讲《伤寒论》不仅是一本辨证的书，也是一部方书。里面的方子是非常严谨的，我们现在随意加减，其实这是不对的。中医为什么能治病，其实是使用药物的偏胜和偏衰来调整人体的偏胜和偏衰，“寒者热之，热者寒之，微者逆之，甚者从之，结者散之，上之下之，开之发之，薄之劫之……”最后追求的是什么呢？追求平和，这是我们的最高原则。《伤寒论》的方子是怎么追求的呢？“人身自有大药”，它在调动机体里的“药”来治疗疾病。为什么针灸可以治疟疾，疗效还很高？就是它调动人体来治愈疾病。我们中医的特点是你要找准这个病，又知道各个方剂的方义、使用原则，这两个对到一起，你看病就好啦。为什么邹云翔先生治病好，因为他会对每个病人做不同的药物调整、剂量调整，所以他的效果就好。

四、经方在现代临床的使用

（一）原方直接使用

讲到现在这个道理大家明白了，那么下面我就来谈谈经方和现代临床的使用。第一个，就是讲直接使用。直接使用就是我们讲的辨方证，大家知道中医辨证多种多样，有脏腑辨证、卫气营血辨证、三焦辨证，还有辨方证、辨药证……，比如说我辨他是个狐惑病，那么我就可以给他用甘草泻心汤；我给他辨是个百合病，那么我就给他用百合地黄汤。

《伤寒论》的方就是辨方证。小柴胡汤的方证、桂枝汤的方证、桂枝加桂汤的方证……，你在辨方证的时候应该熟悉它们的基本原则和最主要的证候。有了这个证就为治好这个病奠定了基础，这就叫辨方证。所以辨方证这个问题是证随方到，方随证走。你去看看《伤寒论》，里面有很多是这样的，它只讲方不讲证，或者是只讲证不讲方。讲方不讲证是告诉你这个方能够引导这些证，讲证不讲方是告诉你这些证应该去用什么方，只要我们把它贯穿起来看，就会发现它非常完美。我们教材的顺序不是张仲景当时的原著排序，是后人给他排的。张仲景当年是怎么排的这些序，给我们留下了像厥阴篇的千古疑案，我们希望什么时候再出土一本书，或者出土点什么东西把它搞清楚。我10月份到陕西去讲课，陕西有个宗教协会和省政府搞了一个很大的中医药活动，搞个系列讲座，请我去讲佛学和中医学。我当时就去侃中医了，佛学我就没有讲，反正走到哪都不能忘了中医。他们那里有一个农民企业家，是非常喜欢收藏古董的，而且他很懂经营之道。他拿出来一套东西给我看：西汉的度量衡，一个大盒子，最小的就是我们《伤寒论》里讲的一匕匙，从小到大一套全部都有，明年4月份他会盖一个很大的博物馆，就在陕西的大唐西市博物馆，到时候大家可以去看看。他现在不让我说，照片也不让我给别人看，他说有了这个东西，就可以把当时的度量搞清楚了，就知道《伤寒论》的方到底是多少了。现在关于《伤寒论》的一两是我们现在的多少克，看法不一：22g、25g，还是15g。22g也好，25g也好，15g也罢，《伤寒论》的方子量是很大的，而且量大到可怕。我的意思就是说这个出土文物会促进我们对一些东西重新认识，大家可以看一看徐灵胎先生的类方，可能会有所启发。

经方之所以是经方就在于其规范性、科学性、标准性、实用性和可操作性。西医经常垢弊我们中医有两点，一个是不可量化，一个是不可重复。但张仲景的方子不但可以量化，而且还可以重复，这是最伟大的一点。因为在公元2世纪的时候，中国从张仲景开始，就走进了一个宏观医学模式。而西方的盖伦，在那个时候写了一本解剖的书，从此就进入了分析医学这么一个领域，所以说中西文化的差异决定了医学的差异。那么我们要辨张仲景的方就不要用现在的观点去想它是什么病，你要去想它是什么病，你就不敢用这个方。

病例一　四逆汤治疗胆囊炎

我1983年看的一个病人，70多岁。西医诊断是胆囊炎，很确切，发烧，但是发烧不厉害，不到38℃。肚子痛也不明显，血象非常高，当时就已经有B超了，B超说是胆囊炎，但是不像现在彩超做得这样清楚。脉微细，但欲寐，身有微热，呕而不适，小便利，手脚凉，很简单，地地道道的四逆汤证，这个方证完全具备，那么四逆汤能消炎吗？胆囊炎应该消炎啊，敢不敢用？那是1983年，1981年我学伤寒毕业，成天拿着伤寒，满口袋都是，管他是谁，先给他试一试，胆囊炎怎么啦，胆囊炎也试一试。处方：制附子10g，干姜6g，炙甘草18g，病人吃了3剂以后，症状缓解，烧也退了。口服利胆片巩固，又见反复，仍用上方，6剂而愈。这就是疗效。但是我们中医看病还是要强调基本功的重要性，比如说脉诊，如果你心里面就是一笔糊涂账，那怎么可能识好脉！所以一定要学会这些基本功，学会了大家就会有事半功倍的效果。

识脉这个事情很有意思，我们山东李克绍老师的临床是很好的，他儿子和姜建国老师编的《李克绍文集》是值得一看的。李克绍学说可以说是我们近代研究伤寒的一大流派，他研究学问有自己的体系。当年他非常注重脉诊，天天跟我们讲脉学，也讲现代医学科技的发展。他对脉学的研究是非常到位的。所以我还是希望我们学伤寒的同仁，一定把脉学好。

还有就是伤寒原方特点是什么？咱得清楚，要找到用方原则，用方原则是什么？大家可以通过古人今人和自己的体会去找最要紧的扳机点，哪一句话是最要紧的，哪一个证是最要紧的，有了这个证就可以用这个方，这叫辨方证，这是第一。第二就是原方加减，张仲景老先生的方加减以后效果非常的好，因为时代在变，方剂也要加减化裁，这个大家可以随心所欲按照自己临床经验去做。原方不能尽表其意的你可以给他加药，病机虽然相似，但证多有出入的你也可以给他加药，这个加药的原则是什么？就是要解决问题。任应秋老先生曾经给西学中班讲课，他说要知道病机，要知道病位，要知道病势，然后你拿出几组药来就是一个方子，他的这个思想很好。我们现在治疗一个病，首先要知道病因是什么，像现在的 H1N1 流感病毒、SARS 病毒，搞清楚了病因就知道病位在哪里了。SARS 的病位在肺对不对，我们这次甲流的病位呢，也是在肺，在上焦。病势，疾病的发展趋势要知道，是转好还是恶化。还有一个是病症，这个任应秋老师没讲，是我加上的。病人是咳嗽、是发烧还是肚子痛，要搞清楚，那么我们用药不但能够消除病因，直达病位，还可以控制症状，严防传变就行了。其实“用药如用兵”，我们现在用的药比仲景多得多，他一共就 85 味药，111 个方子，你把药都了解得清楚了，转来转去就这几个方子。我们现在有几千种药，我们常用的药大概有 800 多种，我们可以变出更多的方子来，而且现在疾病确实跟过去不一样，所以这个临证加减是个技术，也是我们学伤寒的人需要提高的一个技艺。

你首先要知道伤寒方的原意是什么，然后你才知道这个病人的病症、病位、病势是什么，最后你再来加减。我经常给学生讲：“我开的方病人说有效，请李教授开方病人也说有效，李教授的学生和我的学生拿着我们的方放在一起一看，风马牛不相及。怎么李老师治上焦，你治下焦，病人都说有效呢?”这是因为这个人身体出现疾病的时候一定是内在生理功能出现异常，那么好的医生在治病的时候，他一定会找到这个病某一个异常的部分，然后他会去推动他一下，或者去打击他一下，那么这个部分就跟多米诺骨牌一样，踢倒了一个，其他的也跟着倒，引起了一个连锁反应，来进行整体调整。这就是为什么老师的方不一样，但对病人几乎有同样的效果，我这是苦思冥想得出来的，讲起来很简单。

1979 年刚刚改革开放，我有一个忘年交的朋友，他是个作家，叫宋萧平，笔名萧平，有老一点的同学可能看过他的书：《三月雪》、《墓场与鲜花》，得过全国小说奖第一名。这个老头哮喘，喘得很厉害，不行了就打吊瓶抗生素，甚至吃激素，折腾得简直死去活来的。他听说我读研究生，就跑去找我，他说你看我每年这么喘，这么个花销法，受不了啊！你读研究生，这些老师那么厉害，你能不能请个老师给我看看。我说太好了，今天下午老师上班，都在教研室坐着呢，我就领着他上了教学楼，找了周凤梧老师、李克绍老师、张珍玉老师、周世卿老师，四个老师，四个博导，给他开了四张方，连脉象的表述都不一样，前几个老师说是数，一个说是沉，你都不知道老师怎么识的脉，然后开了四张方以后我看着四张方犯犹豫：吃哪一张？李克绍老师基本上是十枣汤；周世卿老师基本上是用橘红化痰丸加减的；然后周凤梧老师是自己开的方，我看主要是用来补肾的。我就跟他说："你重的时候吃李老师的方，一般的时候吃这个方，开始要喘的时候吃那个，我给他分了分，回去过了不到两年，哮喘完全好了。20多年的哮喘叫四个老师一下全弄好了，然而为什么不同的方能把同一个病治好呢？这个就是多米诺骨牌效应。

（二）原方出入化裁

病例二　桂枝汤加减治荨麻疹

我们要学会的加减，也是对我们现代疾病的认识。2001 年有个病人到济南找我，40 岁，出麻疹，大块的风疹，一压迫马上就出现一大块，一抠就是一条，我用桂枝汤加白藓皮、丹皮，就加两味药。其实这是营卫不和，我们调和荣卫就可以，桂枝汤其实不发汗，如果发汗要啜热稀粥，要盖被子。中国古代人和现代人看病不一样，我们祖先的经验是怎么来的？是与病人朝夕相处得出来的。古代开始是巫、医不分，后来就分开了。这个部落里医生和病人天天在一起，他今早一看"哎哟，你脸色不好！"这是因为他昨天看见你了。我们中医发现人体的生命科学基本上是这样得出来的。我们现在坐在医院说病人脸色不好是假的，人家生下来就是这个脸色，你管得着吗。所以说我们现在看病人就一定要很认真的询问病史。古人对病人的情况很了解，有一本书叫《鶡冠子世贤》，里面有这样的记载：魏文侯问扁鹊，你们兄弟三人中，谁看病最好。扁鹊说我大哥看病最好，我二哥次之，我最差。我大哥最棒，他啊，一看到人家就告诉人家，你干点什么，他的病就好了，这叫"视色而知其愈"。我大哥名不出户，人人都说他不厉害，都不知道大哥会看病，就是告诉人家喝杯水就好了，他是这样看病的。我二哥次之，病发于毫末，就是这病人刚一打喷嚏，就发现问题了。赶紧治感冒，治感冒有一个好办法：可乐加生姜，煮开，可乐加生姜煮开一罐子下去，一出汗感冒就好了，非常好用，还可以治胃疼，驱寒。他说我二哥名不出村。他说我呢，一定是别人得病，下毒药，洗脏腑，所以"名扬于诸侯之间"，我看的病都是已经要死的病了，所以才在诸侯之间有名，我的水平最差。这是扁鹊讲的一个故事。这就是说我们在看病的时候要善于观察，这个病人最大的特点是什么？他不停的出汗，营卫不合，浑身大的风疹疙瘩，"病人脏无他病，时发热，自汗出而不愈"，桂枝汤是解表的，《伤寒论》讲"脏无他病，时发热"，用桂枝汤。这个脏无他病是什么呢，它包括了五脏六腑，这个病人出汗，而且是风疹过敏，我们再给他加点白藓皮，白藓皮可以祛风，祛湿，然后再给他加点丹皮，他很快就好了。这就是说中医的加减大家要放心大胆，因为病是不一样的，病变了，药也要变，方也可以变，只要你用得恰到好处就可以了。

病例三　五苓散加减治疗颅内肿瘤

还有一个病人，女，46 岁，1984 年就诊，是我在协和医院神经内科进修的事情。西医诊断为多形性胶质母细胞瘤，已经失去手术机会了，6 小时用一次甘露醇，中间两次交替用高渗糖，但仍头疼、恶心、呕吐，渴欲饮水，水入即吐，五苓散加减。为什么用五苓散加减？大家看看，她渴，但是不燥，口中和，《伤寒论》讲的喝了水就吐，颅压高她一定要吐。那个神经内科主任很好，一看你是中医研究生，好吧，你就给所有病号开中药吧！所以所有病人的中药都是我来开，这个病人我就给他开五苓散，然后重用猪苓，猪苓用了 60 ~ 90g，用了一周以后病人所有的降颅压药都撤掉了，病情非常稳定。过了一个月，这个病人可以满院子走了。主任就很惊奇，觉得不可思议。协和医院从来不留人住这么长时间，但为什么要留她原因很简单，她老头是煤气站的，那时候还是用煤气罐子，她老头是管这个的，所以医院得罪不起啊！另外主任也想看看中医的神奇能持续多久。当时协和已经有 CT 了，就去给她复查，复查以后肿瘤没有回缩，正好长在胼胝体上，就是大脑半球，一边一个，中间有一个胼胝体，这边长一块，那边长一块，但是肿瘤周边的水肿明显减轻，颅压不高了，既然不好手术，就带瘤生存，然后就吃着中药坚持着，3 个月以后因为情绪波动，死了。这个病案对我的教育是很大的，特别是她情绪波动以后，就打上吊瓶了，后来知道原因是家里出了点事。他的儿子很小，才十一二岁，发现他爸爸跟人家好了，哭着来告诉他妈妈，他妈妈一下犯病了，一个星期后就死了，这就是一个非常典型的情绪致病的案例。“渴欲饮水，水入即吐者，名曰水逆。”我告诉你五苓散可以治肿瘤的，因为有水逆，我们就是这么治病的，这个桂枝在本方中固然有解表的作用，还有加强四味药利尿的作用。但是五苓散终究利的是中焦之水，治疗颅内高压的时候，它的作用还差一点，所以重用猪苓。

处方：猪苓 60～90g　茯苓 15g　白术 9g　桂枝 3g　白茅根 30g　泽泻 15g　酒军 10～15g

病例四　甘草泻心汤加减治疗白塞氏病

这是个 30 多岁的女性患者，1996 年就诊的，她是白塞氏病。这个白塞氏病大家都知道，它反复出现溃疡，而且面颈部有毛囊炎。她在协和医院做的病理诊断是白塞氏病，经常低热，头晕，疲乏，咽干。我是用甘草泻心汤治疗的，还加了白花蛇舌草，另外用苦参外洗。白花蛇舌草清热解毒，能够提高人体免疫功能，在抗肿瘤的时候大家习惯用，她的病情很快就控制住了。这个白塞氏病只要不反复、不复发就算好。《金匮要略》上讲狐惑病，“状如伤寒，默默欲眠，目不得闭。”还说“蚀于下部则咽干，苦参汤洗之。”这个就完全按照《金匮》的方，所以学《伤寒》一定不要忘了《金匮》,《伤寒》和《金匮》是互补的，《金匮》治杂病，《伤寒》看的是六经病，大家一定要注意这个问题。

处方：甘草 6g　黄芩 6g　党参 9g　干姜 3g　黄连 1.5g　半夏 9g　白英 15g　大枣 6 枚　白花蛇舌草 30g　另予苦参 30g 煎汤外洗阴部。

病例五　柴胡加龙骨牡蛎汤加减治疗癫痫失神发作

这是个 6 岁的小女孩，2004 年就诊的。经常癫痫失神发作，就是小发作，有突然发生和突然终止的意识丧失，脑电图异常。后一直间断发作，常中断正在进行的活动，如吃饭、做作业等，服用丙戊酸钠不能完全控制。这时候呢，我用的是柴胡加龙骨牡蛎汤。大家可以去查，还有桂枝加龙骨牡蛎汤、桂枝麻黄各半汤都可以治癫痫，而且在临床上应用很多，这种病吃中药效果还真好，因为癫痫的治疗要持续一年半左右，就把药制成水丸，这个小孩吃了以后就好了，到现在已经上中学了，也没什么问题。

徐灵胎对柴胡加龙骨牡蛎汤这样评价："此方能治肝胆之惊痰，以之治癫痫，必效。"据我体验，用这个方子治疗心悸、胸腹悸动、恐惧、精神不安、狂躁、精神异常都有不错的疗效。用于小儿癫痫效果更好。

处方：柴胡 6g　黄芩 3g　桂枝 3g　生姜 1 片　党参 3g　制半夏 4.5g　茯苓 9g　大枣 3 枚　大黄 3g　龙骨 15g　牡蛎 15g　白矾 1.5g　郁金 10g

病例六　芍药甘草汤加味治疗中风后遗症

这是一个中风后遗症的 59 岁男性患者，1997 年就诊。他得脑梗塞数年，经治疗好转，主要的后遗症是什么呢？他出现的症状就是全身挛急疼痛，再一个就是凉麻不适，不舒服，舌质稍暗，苔白，脉弦。我用的是芍药甘草汤加味，加的是什么呢？加了豨莶草、鸡血藤、木防己这些药，而且效果也是比较好的。《伤寒论》29 条就提到"心烦，微恶寒，脚挛急"，而且芍药甘草汤用于肢体挛急、内脏痉挛等疾患效果较好，但本病数年不愈，恐单用芍药、甘草不能奏效，所以加味使用。我们在经方加减上可以解放思想，大胆加减。

处方：赤芍 30g　甘草 15g　豨莶草 30g　木瓜 15g　僵蚕 10g　制附片 6g　木防己 10g　鸡血藤 30g

（三）经方合用

现在很多人用这个办法，就是把两个经方放一起用。张仲景也用过，我们也可以把张仲景的两个方子、三个方子放在一起用。

病例七　大承气汤合小陷胸汤治食积

这是一个 80 多岁的独身老人，坚决不进敬老院，他说进敬老院没有自由，自己推一小车满街跑，到大年三十的时候只有他一个人。街坊邻居家家给这个老人送饺子，给他送了好多好吃的，老人摆得窗户上都是，这老人一高兴就吃多了，吃多了就食积，然后就心中烦闷，肚子痛，发烧，每天下午发烧，米水难进，舌红，苔黏而黄，然后到医院去看，因为他家离医院很近，给他开了药以后，我就跟着他回家去了，我帮他把药煎好了，又看着这个老人喝。张仲景就是这样，他给人喝桂枝汤时就坐在边上等着，看出不出汗，如果不出汗再捂上被子，如果再不出汗就再给喝。古代的医生出诊都是这样，看着病人把药吃下去心里才有底。因为他去看病的时候已经是大年初四，4 天没有大便，而且出现肚子痛，发烧，烧到 38℃多，我就给他用了大承气汤加小陷胸汤，吃了以后大约不到一个钟头，他就开始如厕，然后就觉得很舒服，我告诉他吃点清淡的，不要吃东西了，喝点稀饭，慢慢就好了。后来吃点山楂丸，最后一点事都没有了，当时已是86 岁了，也没问题。所以我们中医治病是很有道理的，只要你敢用这个药，肯定有很好的效果，我为什么用了小陷胸汤呢，是“正在心下，按之则痛”，其实单纯的大承气汤可不可以啊？现在想想也可以，但是当时加这个小陷胸汤好像更保险一些。柯韵伯说：“结胸有轻重，立方有大小，从心下至少腹，按之石硬而痛不可近者为大结胸。正在心下，未及胁腹，按之则痛，未曾石硬者，为小结胸。大结胸是水结在胸腹，故脉沉紧。小结胸是痰结于心下，故脉浮滑。”

处方：大黄 9g　厚朴 6g　枳实 12g　元明粉 3g　黄连 3g　半夏 9g　瓜蒌 18g　2 剂后，改用山楂丸调理而愈。

病例八　猪苓汤合真武汤治肾病综合征

这是一个 20 岁的小伙子，1992 年就诊，得了肾病综合征。颜面四肢浮肿，头眩心悸，小便不利、涩痛，少腹胀满，口渴，心烦，舌淡白，苔水滑，脉沉。他是明显的阳虚水肿，属于“阴水”的范畴，我就给他用猪苓汤和真武汤，大家知道真武汤是个很好的方子，在《伤寒论》第 82 条、316 条都有论述。真武汤和五苓散都能够利水，泌别津液，但前者主下焦，后者主上焦，这里患者是小便不利，以下焦的情况为重，所以选用真武汤温阳利水，而没有用五苓散。《伤寒论》中第 223 条里写道“若脉浮，渴欲饮水，小便不利者，猪苓汤主之。”柯韵伯将 221、222、223 条称为“阳明起手三法”。猪苓汤有利水的作用，治小便不利效果很好。小伙子吃了 1 付药小便就顺畅了，5 付药以后，已经完全不肿了，而且各项化验指标都已经正常。大家也可以在临床上试一试，把伤寒的方子放在一起用，只要它们的原则是相通的，就可以合用，之后一定会有非常好的效果。

处方：猪苓 15g　茯苓 15g　泽泻 10g　阿胶 15g（烊化）　滑石 10g　制附子 6g　白术 9g　茯苓 9g　赤芍 9g　生姜 3 片

病例九　瓜蒌薤白半夏汤合抵当丸治疗冠心病

还有一个 50 岁的冠心病病人，胸闷憋气，时有胸痛，窒息感，伴口臭，大便秘结。舌暗有瘀斑，脉沉弦。我就用瓜蒌薤白半夏汤同抵当丸一起合治，然后加点防己，很快症状就缓解了。《金匮要略》说“胸痹，不得卧，心痛彻背者，瓜蒌薤白半夏汤主之。”《伤寒论》说“伤寒有热，少腹满，应小便不利，今反利者，为有血也，当下之，不可余药，宜抵当丸。”瓜蒌薤白半夏汤是治疗胸痹的经典方，虽然胸痹不等于冠心病，但是只要符合胸痹的病机，就可以应用。但是瓜蒌薤白半夏汤所治并不能涵盖本病病机，其关键问题是瘀血，仲景用水蛭、虻虫的方剂一共有 3 个：大黄蛰虫丸、抵当汤、抵当丸，可能后世治疗瘀血的方法都起源于张仲景的法度吧！抵当丸是治疗蓄血的方子，蓄血就是瘀血，从方证来看，用抵当丸很符合病机，所以我选用了瓜蒌薤白半夏汤合抵当丸。我们中医治病的时候还是要学孙思邈讲的“胆欲大而心欲小，智欲圆而行欲方”，用药的时候要敢下药，有的药量大一点不要紧，但你一定要负责任，就怕你开完药然后就不管了，这就容易出毛病。

处方：瓜蒌 15g　薤白 10g　半夏 10g　水蛭粉 3g（分冲）　虻虫 10g　桃仁 15g　酒军 6g（单包）每剂加黄酒一杯煎服

病例十　茵陈五苓散合大黄䗪虫丸治疗黄疸

这是一个酒精性肝硬化伴肝细胞性黄疸的男性患者，57 岁，所有生化酶全都升高，身目发黄，头重身困，嗜卧乏力，胸闷痞闷，纳呆呕恶，厌食油腻，口黏不渴，小便不利，便稀不爽，舌质暗，有瘀斑，舌苔厚腻，脉濡缓。我用的是茵陈五苓散和大黄䗪虫丸，把两个方放在一起来用。我们《伤寒论》治黄疸的方子是非常好用的，从我在消化科治黄疸到现在，还没有发现哪个方子更有效。但是一定要辨好证，阴黄还是阳黄要分清。还有茵陈的用量，应该用到多少。我们现在的茵陈也不如过去的了，所以现在医生用的药量很大。有的时候药味并不在多少，而是在药量。在调整疾病的时候，药量可以不用很大，但是在驱邪外出的时候，量一定要够。我读大学的时候，上山采药挖回来的防风大约也就是筷子头那么粗，把它捻碎了满屋子都是香的。现在人工培植的防风是捻不碎的，即使踩烂了屋里也没有一点香味，但送化验室去检测结果是一样的，它含的东西相同，但是在临床上完全不一样。所以在这里和大家讲用药的剂量，就是要用得狠。但是病人是肝硬化患者，仅仅治疗黄疸是治标，想要治本，还得“缓中补虚”，所以又加了大黄䗪虫丸，以延缓病情的进展。

处方：茵陈30g　猪苓60g　茯苓15g　白术9g　白茅根30g　泽泻15g　白蔻9g　炒麦芽15g　并嘱同时服用大黄䗪虫丸成药

（四）经方与他方合用

病例十一　酸枣仁汤合朱砂安神丸治失眠

有个病人失眠，60岁，女性。她失眠多年，常辗转反侧，难以入眠或眠后易醒，甚至彻夜难眠，伴有头昏、心烦，躁扰不宁，口舌生疮，舌尖红，苔薄黄，脉细数。我给她用了酸枣仁汤合朱砂安神丸。“虚烦不得眠，酸枣仁汤主之”，是《金匮要略》里的。酸枣仁汤清热除烦，是治疗虚烦失眠的良方，但是这个患者心火炽盛，力量稍显不足，所以又合用了朱砂安神丸。酸枣仁汤加上朱砂安神丸，效果就很好。关于朱砂的问题，很多人不敢用，说朱砂含汞，对人体有毒。水飞朱砂只要不加热就可以大胆地用，而且是一个很安全的药物，不存在中毒的问题，这个也是希望大家知道的。

现在这个西医看中医就和美帝国主义看中国一样，双重标准。他对我们采取了不公平、不公正的眼光。比如说流感来了，大家去注射疫苗，死两个人，很正常，老百姓不说，卫生部还继续用，这两个死的就该死。如果说大家喝中药喝死两个，坏了，全国都说谁也不许喝中药了，我们中医自己也会说千万别喝中药了！对中医采取双重标准。“关木通事件”就充分说明这一点。前一阵子我看见一个院士，北京协和医院的名誉院长，现在退休了，70多岁。我说你不是前段时间说我们中医的关木通把人家肾搞坏了嘛，全国一共两三例，所有的资料不过20例，你知道那个对比剂的肾病出了多少毛病吗？他说还真没有统计。打造影剂造成的肾衰竭，叫“对比剂肾病”，西医就不说，他一个也不说。就好比人家是美帝国主义，咱是中国，这是没办法的事，他跟自己不讲人权，倒跟我们讲人权了！但是我们用药还是要谨慎，不过朱砂大家可以冲服，是没有问题的。

处方：酸枣仁30g　川芎6g　知母6g　甘草6g　茯神15g　黄连3g　生地10g　朱砂1.5g（分冲）　当归10g

病例十二　茵陈蒿汤合利胆排石汤治疗胆结石

说起胆结石的治疗，姜春华老师的利胆排石汤效果非常好。姜春华老师是上海的名医，他的学术论点是什么？就是截断法。温病有一个特点，入营才能清营，在卫就可清卫，他就是早早地用上苦寒药截断，当时引起了很多争论。姜春华老师是个很有看法的人，他的排石汤一共有五味药，大黄、金钱草、枳实、虎杖、郁金，大家回去可以试一试，排石效果非常明显。这个45岁的男性患者，胆石症多年，近数月出现黄疸，色泽鲜明，心中懊恼，恶心纳呆，小便赤黄、短少，大便秘结，胁肋胀痛拒按，舌红苔黄腻，脉滑数。我用茵陈蒿汤，茵陈能够祛湿退黄，栀子除热，大黄泻瘀，苦以泻热，热泻黄散。但病人毕竟胆结石形成，所以合上姜春华老师的利胆排石汤。后来患者的石头掉了，黄也退了，不疼了。

处方：茵陈30g　栀子10g　酒军6g　金钱草30g　枳实10g　虎杖15g　郁金10g

还有一个老太太，70多岁了，胆绞痛发作，她儿子上午把她带到我这里，我也是用姜春华老师的利胆排石汤。到了晚上她儿子到我家来，说老太太肚子痛得不行了，我说你赶快往医院里搬！他说不行，你先去看看。等我们赶到她家的时候，老太太已经好了，那个石头已经打出来了。因为那个石头正好嵌顿在胆总管里头，很危险，她一定会疼。但是也给大家一个经验，给了药病人可能会出现剧烈的腹痛。所以大家一定要明白，中医就是靠临床，没有临床的中医药院校就不叫中医药大学了，我也不用当校长了。中医就是要看病，这才是发展的根本。

病例十三　小青龙汤合自拟方治疗喘息性支气管炎

这个病人26岁，是个喘息性支气管炎的男性。他患病多年，近日来因受凉诱发，求治时哮声辘辘，喘息不止，张口抬肩，痰多而稀，鼻流清涕，小便不利，舌淡胖，苔水滑，脉沉。我用的是小青龙汤加自己的一个方。自己的方里，我用了合欢皮、穿山龙这一类的药物，这个大家以后可以试一试，还是有一定效果的。他服了半个月后，这些症状就再也没有复发过。《金匮要略》里面讲到“咳逆倚息不得卧，小青龙汤主之。”小青龙汤解表散寒，温肺化饮，用在这个患者身上非常适合。但喘息性支气管炎往往有过敏因素存在，应本着“伏其所主，先其所因”的原则，抓住抗过敏和化痰的关键环节，使支气管痉挛得到缓解，黏膜分泌物得以解除，所以又加上自拟方。

处方：麻黄3g　桂枝6g　赤芍6g　鱼腥草30g　干姜3g　甘草6g　细辛3g　五味子6g　地龙10g　川贝6g　合欢皮30g　穿山龙15g　炙杷叶10g　葶苈子15g

病例十四　枳术汤合摩罗丹治疗萎缩性胃炎

患者是一个35岁的女性，患有慢性萎缩性胃炎，胃脘痞闷，纳呆，体瘦力弱，偶有泛吐清水，自觉心下坚硬如盘，舌淡苔水滑，脉沉。但是患者不愿意吃中药，一直吃摩罗丹，也没有什么起色。我就给她用枳术汤，把枳实和白术磨成颗粒用水冲服，当时只给她用了两付枳术汤，第一是患者不愿服中药，二是此方也不便久服，再配合摩罗丹服用，这回效果就很好了，她胀满的感觉没有了，以后她这个病就好了。

处方：枳实15g　白术6g

（五）经方与西药合用

大家知道现在单纯用中医中药比较少，经方都是和西药一起用，两种办法一起治。当然这个也是中西医结合治疗的思路之一，现在病房的病人几乎都是中西药并用，特别是在三级甲等医院里面。比如说桂枝汤是调和营卫的，用于外感表证的发热就要发汗退烧，这时候就可以加阿司匹林。张锡纯的医案里就有桂枝汤加阿司匹林的这种做法，因为桂枝汤发汗的作用不强，它是以调和营卫为主，而阿司匹林在退热的时候还伴有汗出，所以他加阿司匹林以后病人一发汗马上就好了。张锡纯是近代河北名医，也是中西汇通派的主将，大家有空可以看看《医学衷中参西录》，那本书写得很实用，而且非常好用，特别是他对黄芪、石膏、山药这三味药的使用非常到位。大家认真看了以后，就会发现有的时候看病不需要很多虚玄的东西，实实在在就会有效果。治疗大气下陷，很简单，就是用山药煮稀饭，喝上两碗当天晚上就好了。这是张锡纯的原方，所以我跟大家讲有些书还是要看，张锡纯的用方是我们最早看见的经方和西药的联合运用。再比如说酸枣仁汤治虚烦不眠，我们可以再加一些其他的药，比如加扩张血管治冠心病的药，也可以加治疗心律失常的药，如果这个人心脏不好，晚上睡不着觉，我们完全可以这样治疗。还可以用酸枣仁合猪心来炖，这就是说我们在治疗病人的时候，一定要尽可能多想办法，只要治好病就行了。还有用栝楼瞿麦丸合氟哌酸（诺氟沙星）治疗泌尿系感染，大家回去可以试一试，效果非常好，比单纯的中药和西药效果都好。但是大家注意：西药不能乱加，有一些是有副作用的。含有人参皂苷的药不能和抗抑郁药一起用，用了病人会头疼，银杏、当归、丹参、大蒜不能和华法林联合用，会有出血倾向；噻嗪类药和利湿药在一起用会引起高血压，槟榔和奋乃静、氟哌啶醇一起用会引起锥体外系症状；番泻叶和二甲双胍一起用，有些病人会出现尿少。中西药搭配不好，一样能吃出病来。那么经方和西药的使用还需要各位同仁在临床中发现问题，哪一些药和经方同用会出现什么样的症状。其实中医基础理论的发展完全靠临床医生，实验室是做不出来的，大家想一想，张仲景是一个大临床家，金元四大家都是临床家，温病学派也是在临床中建立的，所有临床医生总结出来的经验再升华，就凝练成了我们的中医理论，才称之为中医基础。它和西医基础完全不是一个概念，西医基础可以离开临床去研究，它可以让受试对象背上长出个耳朵，可以去研究基因，可以去研究神经再生，能够支持临床也行，不能够支持就研究生理病理。中医没有，中医所有的基础必须从临床来，没有临床就没有基础，一个人看的病终究是少数，我们在座的将近400个医生，你们每人开一个经方联合西药，把经验总结出来，大家汇总起来，哪一些药可以和经方用哪些不能用，用上会出现什么症状，我们就很了不起了，中医就有了长足的发展。总之从张仲景的方剂问世以来，使用就没有间断过，而且所有的名医都是从《伤寒》、《金匮》中吸取营养，来提高自己的临证水平，来训练自己的临证技巧。

我们都离不开伤寒，这里有一个很有意思的事情，在十多年以前我们山东烟台有一个医生叫“王一帖”，他就是用伤寒治病，我专门去看过，我这个学伤寒的研究生吓死了。他一般就开一付药，所以叫“王一帖”，而且他的剂量就像现在的火神派，他开了一个小青龙汤细辛是90g，他的炙甘草汤中生地黄用500g、甘草120g、麻子仁250g、阿胶60g、生姜90g、大枣30枚、人参60g，但治心律失常效果非常好。他细辛用90g人家没死，附子用250g人家也没死，他就是告诉人家回家煮三钟头，煎煮时间特别长，煮三个钟头然后再喝，一天不能喝完喝两天，这叫“王一帖”。这个老医生现在不在了，他的这一套经验现在也没有了，我上次跟他们医院新任的院长说，你们是不是把王医生的经验总结一下，他告诉我说王医生用的量就是张仲景的量，张仲景用多少他就用多少。其实我看他用的量比张仲景都大、都多，他用了以后就在那个地域里成了名医啦，而且口碑非常好，声望非常高，他就已经有了法律保护了，没有人跟他打官司，他就用这个药，你要吃就吃，好了就好了。这就成了他自己的一种品牌。所以我说我们在研究伤寒方的时候，伤寒的药一定要搞清楚，剂量也一定要搞清楚。现在我一个同学出了一本关于伤寒剂量的书，就是经方剂量的书，这本书就是关于伤寒的方到底用多少量，我觉得在座的老先生很多比我经验还丰富，你们知道应该用多少，那么我们在自己的习惯上注意。这个王老先生要求煮药要三个钟头，我估计煎煮三个钟头是开锅了以后水不够就要添水了，可能是消除药物毒性最好的一个办法，所以他才治不死人，而且还能治好病，这是仅供大家参考啊。

用了这么长时间给大家简单地讲了讲伤寒的用药，其实还有很好的病例、很多的怪病，我们以后有空再说。在中国古代有一个故事，也是一个成语，叫“龙生九子”，大家可以回去查一下，龙生的九个孩子没有一条是龙，大家知道文殊菩萨座下的狻猊，那个大狮子就是龙的儿子；还有驮着大石碑的赑屃是龙的儿子；二胡顶上的囚牛是龙的儿子；在衙门口的门楣上的狴犴，跟老虎头一样的是龙的儿子……龙的儿子有九个，但是却没有龙。我们中医学院是条龙，可我们培养出来的却是西医或者是中西医结合，没有培养出真正的中医，这是一个很大的遗憾。我就是希望我们中医自己能出龙，培养出我们自己的龙来，希望在哪里？在李老师的这个经典班，经典班一定能出龙。因为它秉承了中医的传统文化，真龙就从这里出来了。谢谢各位啊！

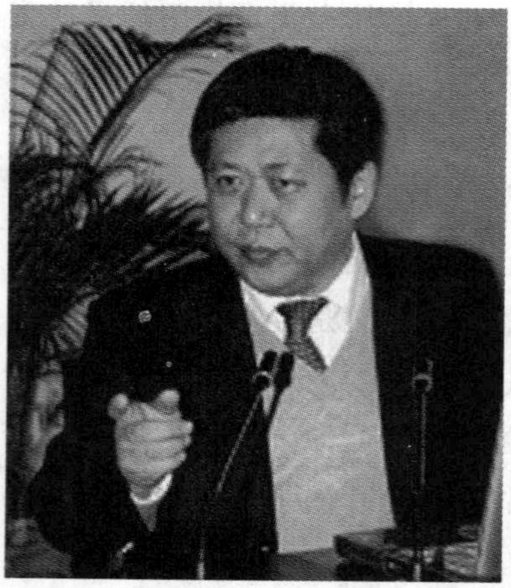

【名师介绍】

陈明，北京中医药大学教授，中医临床基础专业博士研究生导师，中华中医药学会仲景学说分会秘书。长期从事《伤寒论》六经辨证规律的研究。已发表“《伤寒》三论”、“《伤寒论》小便异常辨析及临床实践”、“《伤寒论》治略与兵法三十六计”、“《伤寒论》课程教学法探讨”等学术论文60余篇，主编出版《中医四大经典临证指要》系列著作、《刘渡舟伤寒临证指要》、《刘渡舟临证验案精选》等学术专著9部。

读中医经典作品的一点体会

北京中医药大学　陈　明

感谢广州中医药大学，感谢李赛美教授给我这么好的舞台，也是我学习的机会。我们说广州中医是非常有实力的。所以说我来这里是诚惶诚恐，好像就是信心有点不足。今天咱们也可以交流，我把我学习中医经典的一些体会举例给大家来说明。大家不要看我在台上，你在台下，其实是讲座的交流，下了课也可以做朋友。现在我就开始说说我的体会。

这题目叫做“读中医经典作品的一点体会”。咱们学中医，我也是从学生过来的。上课时学生总是问，说老师你要我们背的经典我们也背了，但还是不知道什么时候用，尤其是《内经》的问题最多。背完了一样又一样，也不知怎么使，这是一个问得最多的问题。毕业以后就留意什么了？我看许多学生毕业后成为大夫，他们总想涉猎一些很奇怪的方子。比如这药治糖尿病也好，治浅表性胃炎也好，说别人没用过，他发现别人极少使用就把它拿过来，猎奇的心理很强。其实以我临床体会来看，我觉得最有效、用得最多、最得心应手的是经方。对经方指导意义最大的是内经理论。所以想跟大家在这方面谈谈，这里面我们说一下《黄帝内经》。因为这内容太多，我就简单跟大家举一些例子。《黄帝内经》我们都再熟悉不过了，这个我不用再说了，包括《难经》，都是秦汉以前的一些中医总结，也是那时候经方派、易经派代表。张仲景写《伤寒杂病论》就是参考《内经》、《难经》的理论。所以说内经理论的临床指导意义非常大。

一、《黄帝内经》理论运用举例

阴阳五行

因为我上《伤寒》的时候，学生《黄帝内经》已经学过了，所以有些学生就问，《黄帝内经》我学过了还不知道怎么用，问得最多的就是阴阳五行的条文。《素问·阴阳应象大论》，还有《金匮真言论》，都讲一些阴阳升降消长的理论，《内经》认为天人是相应的，生活在自然界就应该跟其他动物、植物一样，不可避免地要受自然界气候的影响。阴阳有消长变化的规律，人体也有。一年四季有阴阳消长，一天之内也有阴阳消长。你看这段描述的理论："平旦至日中，天之阳，阳中之阳也"，就是早上起来到中午，这一段阳气上升最快，达到顶峰就到日中；然后阴气开始产生，阳气开始下降。"日中至黄昏，天之阳，阳中之阴也"，然后"合夜至鸡鸣"，阴气上升最快，然后"天之阴，阴中之阴也"，到半夜 12 点，阴气到达顶点。然后阳气开始产生，下一个循环又开始了。这一段怎么去用？我们常常理解起来很容易，怎么用这东西啊？实际上这讲的是阴阳五行交接的一个问题。这里面提到四个点，平旦、日中、合夜、鸡鸣，拿现在钟表来说，早上 6 点、中午 12 点、晚上 6 点、半夜 0 点，这是四个阴阳交接的关键。那在这四个关键点里，阴阳交接消长最明显的转折点就是子时和午时，也就是说如果阴阳出现不平衡或失衡，最容易在这两点上出现问题，所以往往会导致一些病症的发生。

咱们光讲理论可能太枯燥，我给大家举个例子，这个不是我的病例，是北京一个名医的医案。他治疗一个病，一个小孩一到中午 12 点左右就昏厥，就这么个病。她家人很着急。而且这孩子很有时间点，开始不太明显，后来越来越明显，而且非常准，上课的老师一看孩子趴到桌上，就说下课吧到点了，正好是12点。你说在家还可以，如果在外面旅游这些是很麻烦的。所以家长很着急，到处检查，查不出来阳性体征。其实我们都是做门诊的，在门诊上查不出原因的疾病是非常多的，有的即使查出来可能从形态学方面治疗也没有很好的办法，还需要调理。所以人家说我们没有阳性体征，没法用药。那这样吧，到中医院看看吧！到老中医这来看病，各方面都正常，你说这怎么辨证？我们唯一抓住的就是时间点的问题，午时就是阴阳交接的一个关键点，就像《内经》里讲的，这是两个关键点之一。午时说明在阴阳顺承上出现了一些变化，因此经验丰富的老大夫一下子就抓住了这个问题，就像我们值班一样，接班的没来，值班的已经走了，空了10分钟。昏厥就是这个道理。你说《内经》到底有没有用啊，用到临床上就有用啊，这就叫阴阳气不相顺接啊。实际上张仲景在《伤寒论》337条说过："凡厥者，阴阳气不相顺接便为厥。"当然原文这个"厥"说的是手足逆冷。我理解张仲景在这里讲厥也包括昏厥。《内经》里的厥有昏厥的意思，昏厥也可以阴阳气不相顺接。所以这不相顺接的点容易发生在顺承、承接的关键点上，它在顺接阴阳嘛，这阴阳怎么顺下去啊？所以我们要找到阴阳顺接的枢机，这枢机就在少阳。所以这位大夫就给她用小柴胡汤，最后这个病成功治愈。小柴胡汤可以顺接阴阳，桂枝汤也可以调节阴阳。就是这种有时间点的疾病，也有报道用柴胡桂枝汤来治疗的。这就是《内经》阴阳顺接的问题在这里小小的应用。我们就根据这个理论选方子治疗。你看中午好多人都要打个盹要不然下午没精神，哪怕5分钟，下午精神就来了，为什么这时候睡一下会好点呢？因为这个点正是阴阳交接的时候，你顺承阴阳，阴阳平衡了，就有精神了。所以现在阴阳不平衡的时间点往往发生于午时与子时的比较多。半夜胃脘疼痛，还有凌晨时候出汗，要顺接阴阳，用小柴胡汤比较好。

还有一些半夜磨牙的病人，一到半夜12点以后，跟闹耗子似的，我曾经碰到一个病人磨牙磨去三分之一。他白天不磨啊，到晚上子时就出现这种情况，这些就是阴阳不相顺接的表现。当然磨牙是胃热，我们也要注意，这个半夜磨牙的是个女的，他爱人、孩子都因其磨牙睡不着觉。最后就用小柴胡汤加石膏、知母这些，因为我们说上牙是足阳明，下牙是手阳明，如果阳明没有热，用小柴胡汤就可以。所以这就是在时间点上的辨证治疗，在顺接阳明上是有一定道理的。还有一个网瘾少年，一上网就几天几夜，一睡也是几天几夜，生活极不规律，最后出现一到中午就没精神，我还是给他用小柴胡汤，当然这孩子出汗，我又给他加了桂枝汤。实际上是柴胡桂枝汤，两个调节阴阳的方子。所以我们能抓住这枢机，是理解了小柴胡汤能和解少阳、和解枢机的特点。我们还可以把它衍伸到更宽的领域里面去，多琢磨一些条文会有无穷的收益。我们引申出来一些时间点气机失调的问题，小柴胡汤有疏调气机的作用，同时跟他的胆也有关，它应用的范围很广。由于时间关系我不展开这个问题。《内经》的阴阳理论，跟经方结合起来就有一些非常典型的医案。我们除了读一些经典，还要读大量的医案，尤其是清代的一些医案，对我们特别有启发。同时读医案还要读误案，这是不亚于读医案的，多读医案会使我们思路宽广。像这个小儿午时昏厥对我启发很大，老中医就是把朴素的理论运用到临床。我们不要总想着找大家都没使用过的药物，很新奇的药物，而是一定要有理论指导。我所拜访的这些名医，他们的理论没有一个学的不好的。而且《内经》、《伤寒论》念的都很熟。所以这就是理论指导临床的一些问题。

我还举个例子，《素问·阴阳应象大论》还有一条："故清阳为天，浊阴为地，地气上为云，天气下为雨。"非常的朴素，可能很好理解。清阳往上即为天，浊阴下沉形成地，地气往上走形成云，然后再下降到地上来。《黄帝内经》以云雨为例，讲阴阳的交感与互根，就是阴阳谁也离不开谁，这就是交感与互根。云要下来需要天阳蒸发地气才可以，要不你下不来雨啊！这一条就是告诉我们阴阳是互根的。我们在调理阴阳或者补阳补阴时不要忘了对方，张景岳才华特别好，他说"善补阳者必于阴中求阳，阳得阴助则生化无穷。"补阳时加以养阴的药物，阳气才容易补上来。同样的道理，补阴的时候加点升阳的药，这个阴津就更容易滋生。意思非常好理解，但是你更要运用这道理，比如阴中求阳，我们都知道肾气丸，都说它补肾气补阳气，但实际上它里面滋阴的药物很多。什么道理呢？这就是从阴中求阳。就像你光补阳不加补阴的药，这病人可能会上火。广州没暖气，北京有，如果直接烤火的话很干燥，所以暖气要靠流动的热水供应，水暖的道理就是阴中求阳。补阳补阴现在还有一个误区，尤其在冬天，好多病人要求补阳气，但是如果不科学的补，不讲阴阳交感互根的道理，阳气不一定补得上去。有个病人很有钱，一到冬天，就吃一些补阳的药，鹿茸这些吃了很多，但吃了后口鼻冒火，原来的症状包括性功能方面没什么改善。他问我开这么好的药还补不上去，怎么办。我一看全是补火的，问上火到什么程度？他说："甭提了，七窍生烟，就这么说吧！我抽烟不用打火机，嘴一张，啪，着了，就这么厉害，满嘴都是火！"其实这里面就缺一个阴阳交感互补的道理，你起码加点养阴的药，你看张仲景滋肾丸补阳气，他把桂枝、附子量用得很少，而以山萸肉、地黄这些养阴的药物为主打，就是要阴中求阳。所以肾脏很特殊，我们一般说水火不容，在肾这里就融合的非常好，而且这火是水中之火，越有水火就越旺，后世把这火叫做"龙雷之火"，就是打雷下雨时才看到的火，越下雨火越重，这火是生于水中的。所以你要补肾里边火，不加养阴药火是起不来的。我说这些例子是比较典型的，还有张锡纯的《医学衷中参西录》，主要观点是大气论，讲的是"大气下陷论"，这种情况临床非常多。我们提得最多的是中气下陷，小肚子下坠，有时甚至大便稀，拉不干净还脱肛。我今天上午门诊看了3个这样的病人，前面也有给他补中气的、补脾气的。但还是觉得气短不够用，老是要深吸一口气。这实际上就是张锡纯讲的"大气下陷症"。

现在慢性疲劳的病人特别多，做检查又没明显的形态学疾病，所以大夫就说这是"亚健康体质"，到底是健康还是不健康也说不清楚。我的体会是临床上这类病人用张锡纯的升陷汤特别好，这升陷汤一共五味药：黄芪、知母、桂枝、升麻、柴胡。黄芪、升麻、桂枝、柴胡全是升提的药，但值得一提的是这里面有知母，什么道理呢？我的体会还是阴中求阳，原来我读时印象不是很深，但是有一个病例让我对这个认识加深了。我们下去巡诊时看的一个男性患者，中年丧妻，有四个小孩。你说一个男人带四个小孩，他瞅着孩子问自己，这四个孩子怎么办？他天天为生计而奔波，所以操劳过度。他感觉呼吸不连续，他给我形容好像头和身子不是一个人似的，他指挥不动自己的身体。开始他老讲胸中闷，好像咽喉有东西堵塞一样，气短不连续，晚上睡觉有时不能平卧，只能半躺着。但是检查心肺都没什么问题，他觉得他得癌症了。我当时看他脉象无力，胸闷、气短、心慌。因为我搞伤寒，总往伤寒方向想，就给他开桂枝去芍药汤，我考虑他主要是胸阳不振，去掉阴寒的芍药。桂枝汤就变成温阳的药物了。说实话这方子治疗胸闷包括冠心病的初期阶段，比如心肌稍微缺血的胸闷都挺好的。但是喝完3剂以后病情没有减轻，我考虑这是不是一个中气下陷呢？这病人老说头和身子不在一块，呼吸不连续，需要长呼吸去接这个气，后来我就给他用张锡纯的升陷汤，想让他赶紧见效。我开升陷汤的时候就把知母去掉了，我想用药物给他尽快升提起来。喝完1剂病人主动找上门来，他说喝完这药就堵在嗓子眼了，直往上顶，原来是不连续，现在是顶的蹲下都很困难。我考虑再三，可能是没加滋阴的知母，就再给他加上了，加上知母以后，第二天我主动去找他，他喝完这一剂后觉得是最平稳的一天，当然还是有一些气短的现象，但总体是好转了，前后服一周升陷汤。症状基本就消失了。有时错一味药就关系到整体的成败。你看《伤寒论》也是这样，里面有很多特色配伍，比如说桂枝新加汤里为什么生姜量用这么大啊？温阳非要用生姜吗？比生姜效果好的药太多啦！炙甘草汤里为什么滋阴药非要用火麻仁？滋阴药比火麻仁有效的也很多啊！张仲景都是有他的用意的。所以说一药之差就是差到阴阳互感互根的理论。

张锡纯的《医学衷中参西录》里有一段对《黄帝内经》的评价，他说黄芪就相当于把地气给蒸上去，然后才能下雨，云雨的变化就是阴阳互根的变化。他告诉你阴阳是配对的，你要补别这样单补，包括我们大寒大热的病也是这样。大寒大热的病你要用一些大热大寒药物不一定好，这方面我也有教训。我治过一个大热的病，你从哪判断他热？他从头到尾说的都是热，我心里头高兴了，可见着一个典型的了，我的临床体会没几个典型的病。要不寒热错杂，要不虚实互见。他说胃痛，问是吃凉的痛还是吃热的痛，他说吃凉的就疼得厉害，而且拉肚子。大夫一听高兴了，可让我逮着一个寒证，伸舌头一看傻眼了，黄苔。你为什么不是白苔呢？你要是白苔我多好办！临床就是这样，哪有那么典型的让你看到，问着问着就出岔，高兴一下又愁眉苦脸一下。当然我们临床大夫在诊断上体会深，学生说老师诊断上告诉我们热，他里面一派热，这人是不是染苔了？我说什么染苔，他就是黄苔，他就是寒热错杂！当时我就用大寒的药物，而且量用的很大，心想这效果一定好。结果第二天病人打电话来，听不太清，仔细一听原来声音沙哑了，几乎说不出话来。什么原因？这就是寒热相激。不懂阴阳交感互根的理论，下手太狠了。就像一个烧红的热锅，一对凉水“喳”的一下肯定烂，金破不鸣啊！这就是一个教训。所以即使见到大热证的时候，我的体会是在寒凉药的基础上也要加一味温阳的药，反佐一下。越是热大、寒大，就越应该注意反佐药的使用。张仲景这点做得最好了，一味药之差效果真是差太远了。这是阴中求阳，还有一些阳中求阴的，像白虎加人参汤证。《伤寒论》里描述的每一条都有口渴，“大烦渴不解”有好多描述。在口渴的前面都给你加上形容词，喝完水他还不解渴。我讲课有点渴，喝完水马上就不干了。起码会缓解一段时间，要是现在就下课可能我就不喝水了。但这种人他喝了也不解渴，为什么？他不是一般的阴虚问题，也不是简单的热伤阴，只有伤到气的时候，导致阴不连续，所以他才出现口渴不解的。所以张仲景不是加一般的养阴药，要加人参，一定要加补气药才行。所以气阴伤得越重，越要加补气补阳的药才行。

白虎加人参汤是治疗口渴为主的疾病，现在一些糖尿病的典型表现就是口渴。我们再举一个例子。这是一个2型糖尿病男性患者，他的空腹血糖达到19.5（mmol/l），口渴，频繁饮水。每天4000ml以上，喝水多小便也多，但吃饭正常。他舌质红少苔，这不就是体内燥热伤阴的典型表现吗？我给他用白虎加人参汤，人参比较贵我就给他用党参代替，而且还加上花粉、麦冬、生地、乌梅这些滋阴药，开了一周的药，一般这种慢性病在国医堂都是一周过来调方子。一周后，他口渴减轻不明显，并愁眉苦脸地把化验单往桌上一摔，“大夫你瞅瞅比上次还高一点呢！”有些病人病久了自己都会看化验单，他对这病的了解不亚于你专家教授，网上有关的资料他都收集，而且有时他讲的名词你不一定懂，这种病人不可小看。他说你看我这都多少“mmol”了，他起码很不高兴啊。当然你也可以解释说才吃一周，恐怕大部分大夫都这样讲。不过这也得找原因，这么多滋阴药物，还有清热的石膏、知母应该见效才对的，而且这症状很典型：舌红少苔，白虎加人参汤应该没跑的，但是为什么口渴减轻的不明显呢？还是补气药加少了，气少不能化生阴津，我当时用党参代替贵的药。病人就说大夫我开始就跟你说了我不怕贵，你总替我省钱，我知道这病省不了钱啊！还有的病人会直接说大夫您直接给我开贵的药吧！当然我们心中有数，不是贵药就好，不对证也不行，所以我考虑的还是加补气药。第二次用黄芪30g，而且加淮山药40g。这次吃完药后，他刚到门口，我就知道他见好了，因为他笑的特别开心，口渴症状解除了。血糖一下从19（mmol/l）降到10（mmol/l）。所以血糖开始高，降的速度相对会快，最后到8、9

(mmol/l) 就很难弄。又过两周血糖降到7 (mmol/l) 以下。后来我给他制成丸药，量身定做，这方子就给他固定。现在有些药行帮我们做丸药，出差时就带着，所以病人很高兴。好家伙，后来给我介绍一大堆1型糖尿病的，他就介绍这方子。我跟他说我可不敢保证这方通治糖尿病，你是白虎加人参汤证，别人可能是另外一种情况，所以这就是一些阳中求阴的道理。

我还是特别欣赏张锡纯的《医学衷中参西录》，它里面的方子确实好用。大家如果感兴趣，就要深入透彻的看《医学衷中参西录》，而且还要把它的方子在临床上试一下。张锡纯一般滋阴时知母、生地是必备的，另外往往配上补阳气的黄芪。对阴虚发热来讲效果非常好。所以现在我治疗一些有阴虚现象的发热都给他加黄芪，用阳气来化生阴津。实际上我们中医补阴是怎么补呢？一种是直接补阴，一种是间接的补，主要是通过它自身的生化能力，就像给灾区捐款。中国地方大，每年都要受灾，受灾全国人民就会给他捐款，但实际上很被动，你支援了，他用了一阵又没了，重点是重建家园，自己恢复生产，这是治本。你血虚除了用补血的药物，还要加补气的，气能生血，还要开补肾精的，因为精气相互化生。这里面都是阴阳交感、阴阳互根的道理。《医学衷中参西录》里介绍了好多三个药物的配对，用来治疗阴虚发热的大病。大家有没有注意到，为什么广州下雨比北方多呢？为什么夏天雨多呢？因为阳气多的地方，阴津反而充沛，就是这个道理。治病也是这样，离不开阴阳。这些都是阴阳五行朴素的道理在临床上的应用。

大家经常在晚上学习的时候想想白天看的东西，琢磨临床遇到这样一个病人用这方行不行，下次再遇到要怎样用，用成功了就是你的最大体会。古人还有好多方子的配伍，研究的很透。你看俞昌的清燥救肺汤里面有人参，清燥救肺汤治肺燥，肺燥阴虚他同样用人参、甘草来益气。李东垣的当归补血汤更明显了，其中重用的不是当归而是黄芪。而且大于当归四倍，道理也是气能生血，阳能生阴的道理。有些贫血的病人你补血是没有用了，也补不上去，这时候就得另图他法。我给大家介绍一个病例，是一个再生障碍性贫血的28岁小伙子。他全血都有问题，化验总是不好，有时还要输血。辨证时确实也是属于血虚的病人。我给他用四物汤、圣愈汤、八珍汤、十全大补汤、人参养荣汤，但效果一直不好，后来用什么？

用四逆汤，少用一些补阴血的药。开始附子用15g，用的是炮附子，是熟四逆不是生四逆。附子后来用到30g，附子先煎，这个血就升上来了，血色素上来的很快，当然这是严重的贫血，贫血越严重阴津越少，阳气的生化能力就越弱。这是我的体会。所以这就是阴阳五行理论在临床的应用。

脏象

我再说一些脏象，我给大家举个例子，《内经》里面讲“肝生于左，肺藏于右”，这个是我讲课时学生问得最多的。好多西医同志对中医感兴趣，他们去读《黄帝内经》，有时真不理解。有一次开中西医结合会议，我正好跟一个西医同仁住同一房间。我行李还没放下，他就问我是不是中医，我说是啊，北京中医药大学的。他说哎呀，中医不太好学啊！他说有一些糟粕的东西，错误知识，你们还在讲啊！我说何以言之啊？他说“肝生于左，肺藏于右”，你们《内经》是这么说的，这句话不就是错误的吗？怎么古人写错你们还要继续坚持不改呢，肝哪里在左边？就是高中生学完生理卫生也知道肝在右边啊，肺怎么藏右呢，一边一个嘛！所以你们也该接受一些现代的知识啊！我当时还没往下说，他就滔滔不绝讲个没完，我真是满脑子冒火，这人说话怎么这样呢，素昧平生一见面就抬杠。

我说这个问题我得好好给你说说，中医在这里讲的不是解剖的东西，而是一个功能的状态。中国古人都是最阳光的，他祭拜天地父母的时候要面向南方，你看房子都是朝阳的，我们买房子也是朝阳的贵，朝阴的就便宜。当人面南的时候，你左侧就是东方，右侧就是西方。按五行方位，东方是木，木主升；西方是金，金主降。如果对应五脏的话，木是对应肝，金是对应肺。所以木气主生，就内脏来讲肝生于左，是肝气主升。肺藏于右是讲肺气主降，这实际上讲的是肝升肺降的一个气机循环。人体有好多这种小周天，我们提得最多的是脾胃的升降枢机，脾主升胃主降。心肾相交，心火要下行，肾水要上升，这都是小周天。肝肺之间也是这样，肝把气机从左升上去，肺气必须把他降下来，否则的话就像没有回路的灯泡。这理论怎么用呢？就是相应的气机升降问题。在一些气机郁滞的疾病里确实好用，特别是一些胁痛的病人用这个理论来指导特别好。你看《素问·阴阳应象大论》一篇就说：“左右者，阴阳之道也。”左右是气机阴阳升降的道路。拿肝脾来讲，实际上就是一个阴阳升降的问题。

有个老太太的病较多，她可不一般，还是张仲景的老乡，有中医知识。她得的是什么病呢？胁痛，而且正好是肝区的位置，治疗一段时间效果不太好。而且那个疼的地方特别红，我说你这块怎么跟别的皮肤不一样啊？他儿子说我妈天天拿手揪，往外揪这东西。病人包括家属不经意的说法，我们辨证，可能就会用上：喜温喜按是虚啊，像桂枝甘草汤的描述一看就是虚证。这往外揪一般都是实证，跟喜温喜按相反，她怀疑自己是癌症，说肯定是肝癌。她儿女比较孝顺，说妈你没事，一点问题都没有，越说她就越不信，越怀疑，她说肯定是不行了。没办法上当地医院做 CT 检查，大夫拿她的片子与肝癌的片子对照着和她说，这老太太很有学问，相信自己不是肝癌了，但说我这不是肝癌，应该是肝硬化吧！反正就是有病，要不这么长时间胁痛怎么不好呢！儿女说妈你别老呆家里，国庆节我们上北京转转去，10 月 2 日到我这，就讲这问题。我看她以前的药方：逍遥散、四逆散，这开的挺规整，人家用的方挺漂亮，她说吃完不是没效果，但就是不能彻底。这病人疼起来有时晚上睡不着觉，越晚越厉害。有时得吃止痛片才能入睡。如果我们接下来再开四逆散或逍遥散、柴胡舒肝散，恐怕跟这些大夫一样，只能解决部分问题，顶多你把芍药量用大点，可能止痛效果会好一点，能减轻症状。但还是不能彻底解决。我想为什么她这胁痛一直不除，其实大夫的注意力全放肝上了，把肺给丢了，气机升降需要有个回路，你只疏肝理气把左边清洁了，可是右边却堵了。这病人正好右胁痛，即使肝气升上来，肺气不降同样解决不了胁痛。这病人大便不好，容易干，而且平常就拉得不太痛快，当然有气滞的情况，但我想肺与大肠相表里，就更加确定这病人胁痛不愈的关键不仅仅是肝气郁结，还有肺气不降的问题。我还是用四逆散，不过又加了降肺气的药，什么方子呢？《金匮要略》里有个旋覆花汤，是治肝着病的。是说“肝着，其人常欲蹈其胸上，先未苦时，但欲饮热。旋覆花汤主之。”方里有旋覆花、新绛，新绛就是古代拿来染布的染料，现在多用茜草根，茜草是入肝的，还有青葱，葱和旋覆花是干什么的？是降肺气的。大家看张仲景治这病的名字很有意思，他用降肺气的旋覆花治的是“肝着病”。他没说治“肺着病”。这实际上是“肝生于左，肺藏于右”的一种具体用法。我就给她用旋覆花汤加瓜蒌，瓜蒌入肺也往下降，往下降就顺肺气，就要给它回路，否则气机还是打不开。后来给病人留了电话，她回去后给我打电话，一听声音就知道她好了，那是非常高兴啊！但是当时这病人疑心很重，其实有时劝病人吃药也是问题。我是这样，问她知道这是谁的方子吗？这里有两个方，有四逆散……“四逆散我知道啊，有柴胡、枳实、芍药、甘草。”老太太抢着说。你看患者都能背下来了，她知道什么组成。我说还有旋覆花汤，这还是张仲景的方。她说你真有意思，张仲景我知道，我经常去他的墓摸那四个羊头，还拿胁痛部位往上蹭呢！都说摸那四个羊头能治病。看来这病人什么方法都用了，我又跟她说，煎这药方不能用自来水，你得用泉水。能不能找到泉水？她说可以，结果还真找到了。其实自来水也行，我这么讲就是让她有喝药的兴趣，否则她不喝你的药。后来喝完确实马上好了。她说大夫，我以前老是觉得这里面塞了抹布一样，我老是想把它揪出来，现在算是舒坦了。后来不得了，她逢人就给我吹，她说北京有一个陈大夫，那才叫中医，你们喝药用自来水根本不对，应该用泉水！

这就是用《内经》理论来指导临床，很朴素吧，但是很管用。有时我就想这个理论，一个从左，一个从右，如果左右得病不一样的是不是也可以用这个理论？有一个老太太，开始耳鸣，接着跟媳妇吵架争执以后，一下子就聋了。一般我们见到这样的病想得最多就是龙胆泻肝汤、小柴胡汤，或者六味地黄丸。我开始也是这样想的，结果一看人家都用了，所以看病人治疗经过很重要，这病人左耳还有些听力，右耳是完全失聪的，而且还有心的症状，失眠多梦。如果再用那些清肝火，补肾的方药，可能效果还是不明显。我们在临床碰到耳鸣恐怕都是这样的，特别难治。我也有一部分耳鸣治不好的，不是中药没效，是我们没找到方法，没找到解决问题的理论指导，任何问题都有一个解决的办法，只是我们没找到而已。当时我给他开了一个《温病条辨》的翘荷汤，连翘、薄荷、桔梗、黑栀皮、绿豆皮、香附、木通，还有通气散的意思，她有堵的现象，老觉得左耳堵，这些药是干什么的？她实际上是清阳郁滞不利，所以通肺气也是清阳气。连翘、桔梗、薄荷都是入肺的。肺中的清阳郁闭了，就在右侧出现问题。在清窍上表现了耳聋耳鸣，所以耳朵是最复杂的，五脏相关。后来效果还可以，这也是肺藏于右的理论指导结果。我再举一些常见的例子，肺“通调水道，下疏膀胱”这个理论很好解释，肺为水之上源，喝的水到胃后再通过脾的升清到肺，肺通过宣发肃降，一部分宣发到皮肤变为汗；另外一部分肃降到膀胱里随尿排出，但是由于肃降水液的方面更明显，所以在《内经》里只讲“下输膀胱”，实际上它包括肺宣发到皮肤的代谢过程，所以我们把肺叫“水之上源”。我们怎么用这个理论治病呢？肺不能通调水道会出现什么情况，比如小便不利就可能发生，包括一些急性肾炎，其实我们治的不是肾，而是肺。通过宣发肺气来达到利小便的目的，后世总结叫“提壶揭盖”，这膀胱就是壶，肺就是盖，如果你把盖子拧的很紧，下面的壶嘴即使是通畅的也倒不出水来，如果把盖子打开即使壶嘴很细，倒水也容易。

我接着举例，这是北京怀柔的患者。北京的病人我总结一下，看病有四部曲。首先在家找药，吃了就挺过去了，家里不行上药店吧，药店买的药再不行就要找大夫了，但是找西医的多，到那里就是挂吊瓶了，不管三七二十一先挂上吊针再说，有时病人还没说完呢，吊瓶已经插上去了。烧还退不下来，最后找中医吧。现在好多大夫感叹说麻黄汤、桂枝汤不常用了。是因为开始没找中医，早过这阶段了。如果初始的话百分之九十我敢说是寒引起的，就是麻黄汤证、桂枝汤证。你看这四部曲他已走了三部了，到你这还能是麻黄汤证吗，早就变了。原来即使是寒证也变成其它了。病人打完吊针，往往舌苔特别厚，舌头一伸出来，这不是雪糕嘛！厚的看不到舌底。你还再用桂枝汤、麻黄汤，不用清热的药物行吗？不行。所以往往达原饮、三仁汤就上去了。必须用化湿药，否则这热藏在湿里根本发不出去。这个病人也是，受寒感冒了，晚上也没做饭，吃了一碗剩的凉饭，后来就感觉冷，恶寒，家人熬了碗汤，喝完出了汗觉得舒服了。她觉得自己体格还可以，家里找了些药胡乱吃上了，等到第五天，突然感到浑身发胀，起来一照镜子，自己不认得自己了，头、脸、身上都肿了，怎么回事呢？第二天就到我办公室，我说赶紧化验去，其实像这样应该住院。她说你还是先给我开方，我就是住院也吃中药，有些铁杆病人就这样，但是相信你是以取得疗效为前提。你开的方好，但没机会服务病人那也不行，这病人就这样，穿很厚的衣服，小便还是茶色的，几乎点滴不下。化验尿蛋白“＋＋＋＋”，急性肾炎。一个感冒怎么能引起肾炎？如果按《伤寒论》讲就是少阴病，太阳病可以很快传到少阴病，因为太阳少阴相表里。少阴还有一个脏，心脏。所以感冒也容易引起心脏病，心脏病也怕感冒。这种病人就得赶紧宣肺发汗，用提壶揭盖法，尤其小便少就用麻黄汤合五苓散，宣发肺气麻黄汤最好，再合上五苓散加蝉衣、浮萍、白茅根和车前子，麻黄的发汗作用还是值得肯定的，一剂就出汗。只要“开鬼门”，那浮肿肯定会消，就是程度不同而已。结果喝完 3 剂水就消了，所以中医治疗急性肾炎并不慢。当然后面我就给她变方子，一个多月后，各项化验结果都比较正常了，如果变成慢性肾炎就麻烦了。这就是提壶揭盖法，打开肺的盖子麻黄汤最好，所以谈伤寒别只说麻黄汤是治太阳伤寒表实证的，也可以治内伤病啊！你看麻黄汤的组成多精致，麻黄、桂枝、杏仁、甘草，麻黄发汗又平喘，做两项工作，是主要负责人，后面两个各分管一项工作，桂枝帮助麻黄发汗，杏仁帮助麻黄平喘肃降肺气，甘草调和诸药。就像一个单位，每个人各司其职，所以这叫经方，少一味药都不行。

治则治法

张仲景开的方子一两千年了还是有这么多人用，现在我要是开个方过几百年，是不是也是经方啊。可能是，也可能不是。如果你开的不怎么样，不仅不是经方还要遗臭万年。我碰过一些大夫，开方连头都不抬，没有望诊，甚至病人是男的女的他可能都不清楚，我就在旁边站着，病人刚说一个字，他的方子开出来了，开的药很多，药锅要大才可以。这病人说：大夫我头疼。好，柴胡、细辛、羌活、独活、白芷、白前、刺蒺藜一大堆，已写满两行。病人又说：大夫我胃痛。陈皮、半夏、木香、砂仁、白豆蔻又两行进去了。这病人再说几个症状，满了，回去吃去吧！你所有症状我都给你治，病人走到门口想起来：“大夫我忘了还有腰疼呢！”“你真麻烦也不一次说完！”大夫提笔又写：桑寄生、川断、菟丝子、杜仲四味药又开下去，写不下了，写背面吧。最近一个胃痛的病人拿着这方给我分析，我一数，65 味药。我看有温的，有清的，有补的，我说这我分析不成了，我自认中医也入门了，但我解释不了，你还是问那个大夫吧！他说问过了，怎么解释呢？说水走水路，旱走旱路。好家伙，这种方子能叫经方吗？这得被后代骂死了。你看《伤寒论》，就说桂枝汤，有辛甘化阳，也有酸甘化阴。桂枝、芍药，一个调卫，一个和营，一个补阳，一个补阴，后面还跟着一个助手呢，生姜帮助桂枝，大枣帮助芍药，甘草在中间协调，你看五味药可以分出好多对药，桂枝、芍药一对，生姜、大枣一对；横着分呢，桂枝、生姜一对，芍药、大枣又一对；再横着分，桂枝、生姜、大枣一对，辛甘化阳；芍药、大枣这一对，酸甘化阴。可以分解出五六对药来，这就是经方。你说桂枝汤里面能拿掉谁吧？就像人走路，阴阳平衡，你抽掉一条腿就不平衡了，瘸了。所以有人说经方不可加减，当然这话有点绝对，也说明经方组方的严谨性。就像我们现在开方，东一下西一下，永远成不了经方。

所有的小便不利我都用提壶揭盖法，都用麻黄汤吗？也不是这意思，小便不利还有其他原因，因为肾虚的问题就不能用麻黄汤，这就要辨证啊！当然麻黄汤也不光治小便不利，还可以治遗尿。这也是由于壶盖太紧引起的问题，像水龙头坏了一样，可能是一点水不出，还有可能是滴滴答答关不住。肺不通调水道，有可能导致遗尿。我治过一个遗尿的患者，这病例使我对麻黄汤开宣肺气、提壶揭盖的认识又加深了认识。35 岁的女性，这病人就是遗尿，遗尿的常规治疗就是补肾，但病人拿出病例后，不行了。为什么？全是补肾药：金匮肾气丸、桑螵蛸散、缩泉丸等，人家都用了，症状也可以减轻，但没真正解决问题。再从肾虚考虑是行不通的。《内经》的理论，是临床上实实在在总结出来的，你看这还是水液代谢的病，总跑不出《内经》所讲的那几个脏：肺、脾、肾、三焦、膀胱，通过前面的用药我首先排除肾，再补也未必能有好结果，脾虚没有，重点考虑肺。我问遗尿什么时候开始的，她说很久了，她 20 岁左右得一次重感冒，当时治疗半个月高烧也降不下去，最后好不容易不烧了，但遗留下尿频、尿急的情况，开始不重，后来越来越重，连水管声都不敢听，一听哗哗水声就想上厕所，后来一听笑话，哈哈一笑就尿裤子。而且出去旅游看到厕所就想去，逢厕所必进，还有早起咳嗽，所以这个容易想到肺，感冒后引起的跟肺比较密切。实际上是感冒后遗症。在《伤寒论》里就是变证啊！张仲景用大量篇幅描述的不是本证，而是变证。感冒好了，咳嗽留下了，今天咳一下，明天咳一下，有的一个月，最长治过感冒咳嗽 5 年的，张仲景为什么讲这么多太阳病变证啊？就是临床病例多。现在也是这样，所以我决定用麻黄汤，因为在这之前我看过麻黄汤的报导说可以治遗尿。麻黄汤是利尿的，能够开宣肺气，这实际也是肺通调水道功能的体现。所以我用麻黄 9g、杏仁 12g、甘草 3g、桂枝 6 g，共开 3 剂。我说你如果出大汗告诉我，由于用的是生麻黄嘛！这病例提升了我用麻黄汤的信心。她说喝了以后出汗不是那么重，开始是背部，接着是腿，但是很轻，另外她晨起眼皮肿也消失了，小便正常。3 剂药后就没有尿频、尿急了。遗尿在临床上看还是肾虚占多数，这个只是特殊情况。这就是《内经》朴素的理论应用。

我曾经看到一篇文章，讲中医的膀胱藏的就是尿，《内经》里有“膀胱者，州都之官，津液藏焉，气化则能出矣”的记载，古人认为膀胱是藏津液的，只有气化才能够排出尿液。中医认为膀胱并不是简单的尿袋，它还要在肾的协助下进一步气化，真正没有用的水才形成尿排出体外，甚至《内经》里找不出“尿”字。这当然跟西医的认识不一样，这气化又怎么讲呢？膀胱的气化只跟排尿有关吗？膀胱有腑，别忘了还有经，膀胱经主表，张仲景特别重视膀胱经。所以膀胱的气化不利会出现小便异常。那会不会影响膀胱经出现一些表证的问题呢？比如出汗异常，完全可以啊。《伤寒论》里有五苓散证，太阳蓄水，是由于感受外邪，太阳经受邪不愈传到膀胱腑，进而影响到小便，那完全可以反过来啊！先有膀胱的气化不利，再影响到膀胱经恐怕也会造成一些腠理的变化。我这里有个出汗的医案，又是一个老太太，汗出3 年，这病人一动就出汗，睡觉也出汗，盗汗、自汗分不清，反正就是出汗。我也给她误治几次，桂枝汤用过，桂枝加附子汤用过，玉屏风散用过，还有治盗汗的当归六黄汤，招用完了，江郎才尽，黔驴技穷了。有时候大夫看到病人都害怕，这病人一直来，大夫又治不好，我干脆撞墙得了。这病人说了一句话，我特别感动，她说：“大夫您别急，我这病西医找过，中医也找过，我中医吃完了，西医也吃完了，我就吃您的药，我谁也不找了，您慢慢给我想办法，一年不行就二年！”我感动的同时压力非常大，你要再治不好，愧对病人。功夫不负有心人，我终于问到个重要诊断，就因为这出汗有个特点，头、后脑和腰部比较重，恶风，小便不利，我猛然省悟，这不是太阳经的循行路线吗，有小便不利就代表膀胱气化异常啊，这个汗出异常会不会是因膀胱造成的呢？我们精力全集中在腠理表层，却把这个给忘了，五苓散证讲的是由表入里，那也会由里影响到表啊，这是膀胱经循行路线上的出汗，这说明她膀胱经的经气运行不畅，那膀胱气化异常是五苓散啦。考虑这个病人出汗时间长了，表气必定虚弱，腠理不固。就像当归六黄汤治疗阴虚盗汗，滋阴不就得了，为什么还要加黄芪？当然一个是阳能生阴的道理，另一个是用黄芪固表，三年多的病人，长期出汗甭管什么原因，一定有表气虚的现象，就合上玉屏风散下去。这老太太下次再来的时候，说我没白找你，我就吃准你的药了，喝完3周基本上这汗就止住了。这就是把膀胱气化的功能，应用到临床上的案例。所以你别老想着五苓散证是太阳表证引起的，最后到腑，不单单这样，还可以再回到表。

二、学习《伤寒论》体会例举

谨守方证辨病机

还有一些治法，因势利导，我们不要把中医想得太复杂，古人有两大特点值得我们学习。一是朴素，别嫌中医土，它讲的都是实实在在的，是从生活里面体验出来的；另一个特点就是实在、诚信。不像现在有些人，满嘴跑火车。我相信《内经》里讲的都是实话，我们能够看到是最大的财富。你看因势利导法则就很朴素："其高者，因而越之；其下者，引而竭之；其在皮者，汗而发之……"非常简单，邪在表我就把你散出去，一发汗就出去了，就像人刚进门把他往外推，等坐稳了就不好往外推了。说病在上者，用吐法，膈上有痰要是用泻法，你试试，泻不下去！病在下，阳明腑实证，燥屎内结你肯定要通大便，要从下走，近啊！你要是用吐法，燥屎你吐的出去？这是理论的代表，《伤寒论》把这些理论继承以后，然后用方子应对：吐的用瓜蒂散；泻的用承气汤；"其在皮者，汗而发之"就更多了：峻汗是麻黄汤、缓和的是桂枝汤、小汗是桂麻各半汤、微汗的用桂二麻一汤，张仲景这个更加伟大。所以我的体会是《内经》、《伤寒》必须读透，不要看不起《内经》理论，有些同志还说看古书就想打瞌睡，说讲的出入太大。我说也许这就是最精华的地方，《内经》里记载许多特殊疗法，像梳指法，我们没认真研究，有些博士研究生就是做实验，做的指标比美国人都先进，答辩的时候指标说得天花乱坠，问个中医问题就栽了。有个学生下来时说："陈老师对不起，我在这小阴沟里翻船了。"我说这可不是阴沟，这是大河，你把本忘了，你虽然搞这方子却连方子几斤几两都不知道，我要是给你个台阶，提实验的问题那就挡不住，但就在中医这摔下来了，你说这种实验有意义吗？垒得越高塌得越快，首先得把自己这套东西掌握好才行。伤寒我的体会是抓病机，这很重要，112个方证基本病机必须一个不剩的抓住，不管伤寒还是后世方剂都这样，逍遥散什么时候用啊？我们说肝郁脾虚，什么时候肝郁啊？引起肝郁的原因很多，是肝血不足的前提才用逍遥散，不是所有肝脾不调都用，有些肝脾不调用逍遥散就不好使。怎么老师用得好好的，到我这用就不行？是认人吗？不是，是认理。为什么里边有芍药、当归？人家养肝血，肝脏的功能，一是疏泄，一是藏血，柴胡主疏泄，芍药主藏血。血藏的不好，肝的疏泄就不好，所以血虚的时候容易肝郁，所以血虚情况下的肝郁脾虚才可使用逍遥散，这就是它的基本病机。

我举几个例子。这是个郊区的病人，我当时快下班了，来了一个五十几岁的小老太太，一进门就把衣服拉起来，不打招呼就先拉衣服可把我吓一跳，她说大夫我这两圈疼，我一看她确实在身上划了两个圈，胁肋一个，后面一个。问她现在哪疼，她说有时先胁痛，然后到后背；有时先后背痛再到胁，反正最后两圈一起疼，她怀疑自己得肝病了，但查来查去只有脂肪肝，我说脂肪肝算什么？谁没脂肪谁没肝啊！我先开个玩笑让她知道这大夫平易近人，我问吃饭怎样？她说可以，吃太多了不好意思，别人还笑话。睡觉呢？她说睡觉不疼还好，一疼就睡不着。这得给她好好看看，看她病历本全是些疏肝理气的药物，你看这怎么辨证？她不是单纯的胁痛，如果单纯的胁痛可能又想到疏肝降肺的方法一起用，那这两个点疼是什么呢？这是太阳、少阳经的走行，她有太少合病，所以她一疼就两个点对着疼，把病机抓住以后我就在找哪个方可以解决太少合病的问题，《伤寒论》146 条有柴胡桂枝汤，张仲景讲这方时，说“发热微恶寒，肢节烦疼，微呕……”等等，你不要单纯去对这些症状，有发热吗？有！有恶寒吗？有！你关节疼吗？不疼。那你走吧，你症不够。是这样吗？不是。我们要通过症状挖出病机啊！这是两组症状“发热恶寒，肢节烦疼”是一个，代表的是太阳病经气不利；“微呕，心下支节”是少阳的经气不利，所以是太少合病。这时候用小柴胡汤和解少阳，桂枝汤调和营卫，那我推而广之，凡是太少合病我都可以用柴胡桂枝汤，这病人两圈疼，张仲景没说，但病机相同，所以我用柴胡桂枝汤。因为久病入络，我给她加了地龙、茜草，就是使这个入血分的药领着柴胡桂枝汤往里走，疼得时间长了，就会有积血，就是营卫气血的传变方式。一定要加入血分药才可以把里面深入的邪气搜出来，这个病人痊愈的很快。你看像这种病就是抓病机，抓病机就是学习《伤寒论》方证最重要的方法。后世的脏腑辨证、八纲辨证，包括卫气营血辨证都是来自伤寒，伤寒的卫气营血层次很分明，六经都有血分证，讲得很明白，只不过吴鞠通、叶天士他们聪明，一看《伤寒论》这些规律张仲景没明说，那就帮他挑明了吧！就给他总结出来卫气营血辨证。你说六经辨证里的每条经，要么对腑要么对脏，阴经对脏，阳经对腑，六经病不光讲经络，它也包括脏腑，所以后人脏腑辨证都来源于六经辨证。

还有高血压的患者，这位是我们广东这边的病人，高压有时达到200（mmHg），低压也有130（mmHg）、140（mmHg），最好的也是95（mmHg），很有钱，吃药都是进口的，国产的不吃，这段时间药换来换去血压也降不下来，想来看中医，他不知找哪个大夫看的，开的都是镇肝潜阳的药，高血压就跟肝阳上亢对起来了，拼命地开石决明、石膏、龙骨、牡蛎……好家伙，吃得全身发抖，凉啊！这病人觉得是伤寒证，到处找《伤寒》的书，条文还真没少看，正好有本我写的书被他找到了，按图索骥请个亲戚来北京，正好在大厅里碰上，他亲戚就问我："陈明教授你认识吗?"我说："有点熟，跟我来办公室吧。"他说："陈明教授是谁啊?"我说就是我啊！他第一句话就是："我以为是个老头子呢，我有个亲戚，天天打电话要找你，要看高血压。"我说行啊，我今天没门诊，但办公室也行，叫他来吧！他说："对不起，他腿不方便，你得亲自去一趟。"我就去了，我想正常思路这高血压一般都是肝阳上亢多见，但是到了他那里看了以后，我印象就变了：他住的套房进去后就感到一股热浪，北京五一节都穿短袖了，广州更热。他呢，把窗户都关了，空调也关了，再看他穿着夹克，衬衣，背心，再往里就是"真皮"了，穿这么厚。通过望诊确定这人肯定怕冷，否则大热天谁闷这里面能受得了！血压还是160（mmHg）、170（mmHg），大便经常不成形，就是成行也比较散，漂浮水面上。临床上碰到这种病人也是脾虚的比较多，实际上这病人是外内皆寒呀！我一看他的方，确实是镇肝潜阳的比较多，外内皆寒的方伤寒也有，像桂枝人参汤，表里皆寒。这是一个误治的病人，屡用下法造成中焦虚寒，下利不止，外面的寒没去掉，最后表里都寒了。桂枝人参汤用理中汤加桂枝，理中汤温中，加桂枝汤解表寒。这个病人容易怕冷，特别是出汗怕冷，我用桂枝人参汤加玉屏风散，玉屏风散里有白术，桂枝人参汤里也有，实际上等于桂枝汤加黄芪、防风。黄芪用了30g，而且人参给他用高丽参，我就认定他是绝对的寒，舌苔白腻，心里就有谱了。他虽然血压高但是病情比较单纯，不那么复杂，有些病人症状不重但是病机复杂，开药还真是一时间不好出方。方子一开问题来了，病人看过好多书，他说："教授，人参、黄芪可都是升血压的呀！"我说没错，单拿出来补气药对血压都有一定影响，但是得结合个人状况，你这是外内皆寒，你寒透了，这么热的天我汗流夹背，你一滴汗不出还觉得很舒服，为什么？寒啊！人家高血压是热，你是寒，越寒血管越收缩，血压就越高，你是虚寒性高血压，比较特殊，我开的方你就这样吃。我给你留电话，3剂以后一定给我打电话。我走了以后3天没来电话，等一周还没电话，我坐不住了，后悔没留他电话。毕竟黄芪这么大量，血压很高，会不会出问题脑出血住进医院去了？两周以后我下班要走了，有人敲门，他和他太太来了。我说老先生你可把我吓坏了，怎么不给我打电话？他说吃完3剂全身一暖和，血压就掉的很明显，现在继续服西药降压，当时血压150（mmHg），低压有时90（mmHg），我就继续喝了两周你的药，才到北京来。后来我就用这方子给他调，中间还有几次变化，后来他到处说这方子降压好，我说你可不能这么说，这方不是降压的，真要是肝阳上亢、肝火上炎的吃了非出事不可，像你这样大寒的少见，虚寒性的高血压用温药反而降得很好，因为中药是双向调节的。所以中医辨证真是太重要了，这是我最大的体会。

主症和病机结合

另外我想说说抓主症和抓病机二者结合。怎样才能抓病机，就是通过症状来抓。不仅是《伤寒论》，其他方也是这样。每个方证都有标志性的临床表现，这表现可能从原文里读到。但也可能是原文以外的东西，需要琢磨的东西，或者有时病人的主述并不是他病机的所在，当然像桂枝汤这样的就很明显，汗出，恶风，脉缓，不管外感内伤，只要有这些症我都可以用桂枝汤，这就是辨证。我老师刘渡舟先生，他什么时候用柴胡桂枝汤？凡是肩背不舒服的都用，他就抓住这主症，因为肩是少阳，两个少阳都从这过；背是太阳，所以肩背酸痛，肩周炎酸痛，包括颈椎病出现酸痛，他用柴胡桂枝汤治的特别好。这就是太少合病。通过抓主症找到太少合病的病机，所以二者结合起来，当然其他方还有很多，像桂枝可治更年期烘热汗出，烘热汗出有时不一定是阴虚有热，还有一些是阳虚有寒的，用桂枝汤就比较好。他汗出又恶风，本身桂枝汤治这些内伤杂病就有很多条文。还有我老师的一个医案，一个肾病综合征的男子，尿里有蛋白、红细胞、白细胞，还有尿素氮、肌酐都高出一倍。前面也用过好多方子，像真武汤、实脾饮、五苓散等等，都用过。最后刘老师给他用柴胡桂枝汤。我记的当时我们几个给他抄方，他问我们该用什么？回答真武汤的比较多，因为肾炎水肿阳虚水行不利的比较多，老先生摇摇头指着我，说："你给我背146条!"老先生对学生在生活上处处关照，就像慈爱的父亲一样。但在学术上要求很严，有时当着一屋子病人训你。我写论文改了十几遍，也流过泪，焦虑到不行，但就是没达到他要求的水平。跟这样的老师真是三生有幸！幸亏我条文背得熟，否则那天估计又够呛，他说就用柴胡桂枝汤啊！我当时没敢说"何以言之?"下来后我就问老师为何用这方？他说为什么前面的人用温阳利水的都不行？说明另有玄机，他这肩背酸痛是太阳病合少阳病，太阳有个膀胱主水，少阳有个三焦啊！你看柴胡汤治肾病综合征的很多，这人肩背酸痛说明他有太少合病的过程，还有他上半身出汗明显，半身有汗半身没有这是营卫不和的表现，就是桂枝汤啊！所以他通过这样辨证就想到太少合病了。用柴胡桂枝汤加半支莲，半支莲调节免疫，老先生还懂这个！抓主症辨病机的同时加了半支莲。7剂后尿蛋白降了2个"+"，红细胞几乎没有了，病人就觉得舒服，他说我吃了这么多药，就这次肿消的快！病人看病久了喜欢拿着方子找药典，一味味的找，说您开这方跟别人不一样，人家是大量利水药，你这方没什么利水药我的小便却很痛快，水肿消得也很快。这就是抓病机的关键，所以你看老先生就是通过肩背酸痛来抓太少合病的病机。中医这些大家们用方真可谓出神入化！小柴胡汤主症多吧？四大症也好，八大症也好，关键的三个症状值得注意：一是"口苦"，反应少阳胆火上炎；一是"往来寒热"；一是"胸胁苦满"。但见一证便是，不必悉具。这就是标志性的，见着口苦首先用小柴胡汤，见到胸胁苦满也是，寒热往来就更不用说了，所以这些标志性的症状值得我们去抓。

我再跟大家说说桂枝加附子汤。有时这些病例你一辈子都不会再遇到第二例，特别典型，特别特殊。也是北京大热天来的病人，穿薄棉袄。我问他你是不是怕冷啊？他瞪我一眼："废话！不冷我穿这个?"都什么天了，接下来首先看看他为什么这么冷，一看他汗特别多，手背都是汗，到处往外渗。问他怎么回事，他说吃发汗药吃的，按他的心得体会是必须吃比别人高出几倍的药才会好：别人两片他得6片、8片才可以，没想到吃坏了，汗出不止。我一听高兴了，当然不是因为病人生病高兴，这病情太单纯了，这种病人不好碰啊！我体会病不怕重就怕病机复杂，他汗出恶寒这么重，但病机非常单纯，就是表阳不固。桂枝加附子汤证，治漏汗的，我说我能给你治好。就按张仲景写的病“太阳病，发汗，遂漏不止，其人恶风，小便难，四肢危急……”我说你抽不抽筋？抽！小便怎么样？不太痛快。就是桂枝加附子汤。我附子给他用24g，汗出恶寒这主症用桂枝加附子汤特别好，严重的可以合上玉屏风散。卫气从哪来的？肾阳啊！《内经》讲“营卫皆何道而来？营随中焦，卫随下焦。”卫气来源于下焦肾阳之气，老人家肾阳不足就容易感冒，肾阳不足了卫阳肯定不足，咱们叫免疫力低。所以像这种桂枝加附子汤，重用附子特别好。

我再说个病案，这是位外国人，瑞士的学生。我给他们上过课，他们把中医叫自然疗法，化学药物吃不好的找自然、天然药物治疗。一共40个学生，德国20个，瑞士20个，尤其德国学生让我非常感动，周一到周五自己诊所都有工作，只能周六、周日上课，周五晚上坐飞机到瑞士，周日晚上再飞回去。而且西方人比较实在，有问题就问，这个我不懂你得给我说说，或者他把诊所病人拉来让你看，看完跟他讲这方怎么开的，吃一周再拉回来跟大家讲教授的药有没有效，真枪实弹不跟你客气，每周都有学员带病人来，后来都打成一片了。我也不用国内的教学方式，我就跟他们交流，上了一个月课后，一个年纪很大的瑞士女大夫说老师我报告一个病例，是一个皮炎，有20多年，怎么都治不好，她用葛根汤解决了问题。没想到皮炎消退的比原来快很多，她很高兴。因为我曾经讲葛根汤什么时候用，一个是脖子背不舒服，有点紧，有点疼，不爱出汗的人基本就用这个，这皮炎病人就是不爱出汗，这位女大夫记住了，用了之后很有效。瑞士人很务实，我告诉她怎么用，她就不折不扣地执行。说起瑞士人务实，举个例子，瑞士的公交车站牌上写几点就是几点到，我带的破表都用火车发车来对时间，这跟他们的理念有关。我们觉得很木讷，他们是守规矩，完全遵照游戏规则。有次我碰到不准的，那天起大雾，两班公交车赶到一块了，这些排队的都上了前面那车，我觉得很奇怪，都挤一起没座，我就上了后面那车。问司机他们为什么都上前面那车，司机说人家等的就是第一辆车，你不应该上来，该上那一辆，照规矩办事。现在回到葛根汤治皮炎的病例。这个瑞士学生就问我，葛根汤能治皮炎，道理在哪里呢？我说这说明皮炎在表啊！我们怎么理解太阳表证？没那么窄，不仅是感冒、流鼻涕、流泪、咳嗽，病在太阳经的都可以叫表证。皮炎、皮癣把太阳经气运行都破坏了，可能会出现颈背的问题，用葛根汤调达了太阳的经气，皮炎皮癣就会随之而愈。她说中医原来是这样，后来她们整个班到北京中医药大学临床见习，特地在我门诊上看了两天。

还有个病人浑身起牛皮癣，晚上肚子胀的厉害，大便溏泻，实际上是太阴虚寒，我给他用理中汤，吃了两剂给我打电话，说吃了药干死了！我说一定要坚持，干就少喝点水，你就是太阴虚寒证。他还说报告一个好消息，说我腿上的牛皮癣光滑了，你这里面有没有治癣的呀？我说没有，你的病根就是太阴虚寒。前面我用理中汤治过白癜风，道理是一样的。本质就是抓主症，你有腹胀，有便溏，就是太阴虚寒证，就用理中汤。当然这病还要进一步观察，所以伤寒也好，后世的方剂也罢，我最大的体会就是病机跟主证结合起来。另外就是一些方子配伍的特色和配伍的思路一定要抓住。谢谢大家！

【名师答疑】

问：《伤寒》82 条，“太阳病发汗，汗出不解，其人乃发热，心下悸，头眩，身瞤动，振振欲辟地者，真武汤主之。”病人已具备“诸风掉眩”的条件为什么不从肝治？

答：这问题提的特别好，很深入。第 82 条讲的就是中风的病，一提到中风我们马上想起肝血虚，血虚生风，肝阳上亢化风，热极生风等等。教材上就分三型，我觉得还有水饮这一型，你看 82 条给了五个症状，有四个是动的：心下悸是动，头眩也是动，身瞤动、振振欲辟地，动的都站不住了。怎么不可以理解为肝风内动呢？但为何不从肝治？我觉得他是肾水泛滥引起的中风病，中风的病机是肾阳虚，水邪泛滥。这就牵扯到肝肾的问题：肝是木，肾是水，一提到肝肾关系就有乙癸同源，精血同源，肝肾同源，说“水涵则木荣，水竭则木枯”，总之一棵树浇不到水就死了，水多了同样会死。所以这方面我加一句话，“水盈则木浸”，就是溃烂，通过同源关系同样可以使肝风内动，这就是水饮所形成的肝风内动，有次开诊断方面的学术论坛，我提到现在肝风内动应该加水饮这一型，怎么不可以？《伤寒论》提的很明确，结果遭到群起而攻，我说你看看是不是动的啊？因为水饮是动的，别忘了化水饮啊！真武汤，我专门写了这方面的医案，找出了好多证据，治中风的也不在少数，就用真武汤，前提就是有水饮，舌苔白滑。肾水动，肝不动，还有不一定等到动风出现。

还有眼皮跳，我治过一眼睑震动的病人，她还跟我幽默，她说我要左眼动就不治了，右眼动不好，跳的脸都跟着动，这是不是肝风内动？肯定是身瞤动的一种，人家是肝风内动，风胜则动，但这个病人舌苔白滑，我就用真武汤合上牵正散，这病例也是很成功的。有时这病确实不容易治。还有个小男孩两眼动，最后也没治好。当然可能有另外一些原因没有找到。有的病人几剂药没疗效就没耐性走了。我刚说的铁杆老太太还是少数，大多数病人几副药没效就不找你了，不给你机会再试，所以强调抓主症抓病机就是这样。所以82条我认为是水饮型的肝风内动，所以治病求本，要治肾不治肝。

问：右耳聋是肺藏于右，左耳聋是肝藏于左，请问双耳聋呢？

答：我刚才讲的不是绝对的问题，但在临床上确实有规律，包括鼻子出血，左鼻孔肝的关系大，右鼻孔肺的关系大，在用药上右鼻孔出血就是泻白散加引血下行的药，左边就是清肝的，两边出血肝肺一块治，清肝火加清肺热，严重的用龙胆泻肝汤合上泻白散，轻的用小柴胡汤合泻白散，我都用过。耳朵也一样，但这不能绝对化，别太死。是有规律，但不是绝对的东西。

问：黄褐斑的治疗如何抓病机？

答：这是不好治的病，临床上也是广大女士们就诊比较多的，没有其他病就是长斑，我发现女士对两大病比较精心：一是黄褐斑，一是减肥。我门学校药厂有个职工减到什么程度？她从门口进来我都没看清是怎么进门的，飘然而至，腰那么细。我问她怎么减的，她说就靠不吃饭，一天两根黄瓜，一个西红柿，她还想减，说最近小肚子往外鼓。我说我都不知道你是怎么进来的，你再减我都看不见你了。我给你调调脾胃吧！该吃多少吃多少，生命在于运动，你就多活动，每天靠两黄瓜、一个西红柿，活着还有意义吗？

她黄褐斑也很多，从我老师的经验讲水饮型的很多，这叫“水斑”，你看刘渡舟先生的著作，包括我替他整理的医案，他对小青龙汤认识特别深刻。他使用小青龙汤证候群，其中一个就是水斑，水环和水色。水色就是面部发黑，水环就是眼圈发黑，熊猫眼。他的辨证眼圈发黑不一定是肾虚，有可能是水饮，当然治水的很多，因为水是黑色，所以黑色沉着如果舌苔白滑就要从水治。《伤寒论》治水有化饮的，有利水的，有逐水的。化饮有苓桂剂：苓桂术甘汤、茯苓甘草汤、茯苓桂枝甘草大枣汤；利水的有猪苓汤、真武汤、五苓散；逐饮的有大陷胸汤、十枣汤、牡蛎泽泻散，都是治水的。湿邪少的时后候用化湿法，太阳一出来就干了，有一坑水的时候日晒不干，我就用渗湿法，往哪渗呢？就是往里填土啊，让水渗到土里就是健脾了。再就是利水了，一大坑水我得多少土填，填不够啊！挖水道排水，这是利水的方法。要是水道堵了，洪水泛滥、水道不通怎么办？逐水啊！《伤寒》里每个层次都有。如果黄褐斑属于水，水的本色外露的话，可以用治水的方剂。当然不仅是这样，也可以是肾虚，可能肾阴虚，也可能肾阳虚，或者是阴阳两虚，那就要补肾了。也可能有瘀血，黑色嘛！相当于瘀斑，尤其耗肝血的时候，特别容易长这些东西。那就得活血化瘀啊！我想这病机是很复杂的，一个病到底用什么方治就得看具体病机，抓病机才能开方子。

有些病人打电话来就要我开个降转氨酶的方，我怎么开啊？我给中央电视台做过节目，刚化完妆，编导跑来说：“教授，先给我亲戚开个方，她转氨酶高。”我说你拿药典来自己就能开，他说怎么这样讲，我说我怎么开这方？我连你亲戚什么病，什么病机引起的都不知道，你要肝胆湿热我就清利肝胆，但转氨酶高就是肝胆湿热吗？现在慢性肝炎好多是脾胃虚寒或者既有脾胃虚寒又有肝胆湿热，我还要两头治呢！我有时用柴胡桂枝干姜汤清肝胆热又温太阴虚寒，有些寒性的转氨酶高你越清热它越高，病人都跟你翻脸了，所以这时候反而用温药就下来了。这就是辨证。我给你开不出方就因为这个。你知道他什么病机吗？他问什么是病机，我说那这就免谈了。我没有降转氨酶汤。还有病人打电话说我浅表性胃炎，你给我开个方吧！我说对不起我没有浅表性胃炎汤。两病人做的胃镜结果一模一样，用的方却截然不同，看是寒是热，包括螺旋菌感染，病人问中药到底有没有杀菌的，我说中药不杀菌但比杀菌还准，中药可以改变它的生存状态。人有寒热，细菌、病毒也有寒热，寒性细菌、病毒容易找寒性病人，热性细菌、病毒就找热性病人，所以同样螺旋菌感染，两个人表现出来的症状完全不一样，这个要用理中汤，那个要用清胃散，目的都是改变细菌、病毒的生存环境。你不是喜欢寒吗？我就用热药，使环境改变不让你生存，不就完了吗？因为我治脾胃病比较多，螺旋菌感染的特别多，一两周的中药就可以治好，很快的。我说中药治疗不是杀菌，是改善环境，这就是辨证辨病机，说来说去中医就是辨证论治。

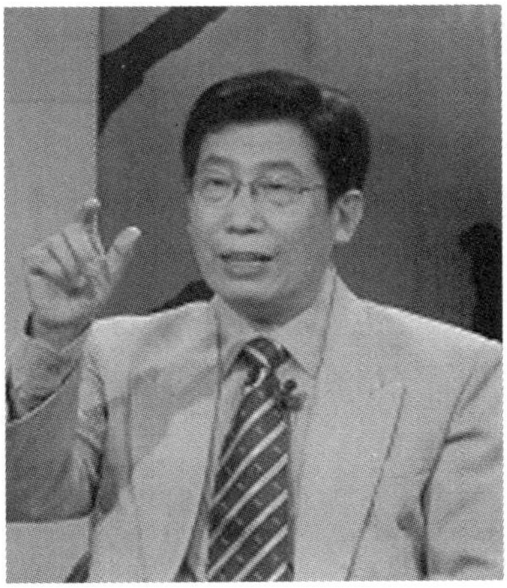

【名师介绍】

郝万山，北京中医药大学教授、主任医师、博士研究生导师。主要从事中医经典著作《伤寒论》的教学、应用和研究，为国家中医药管理局选聘的全国中医经典著作示范教学主讲人，中央电视台《名医讲堂》主讲，讲授的《伤寒论精讲》（VCD）出版发行后，推动了海内外中医界学习中医经典的热潮。编著有《郝万山伤寒论讲稿》、《伤寒论选读》等12部著作。

读经典　多临床　访明师　勤思考

——浅谈学习中医经典著作的体会

北京中医药大学　郝万山

这些年来，我们国家很多地方出现了令人担忧的现象：中医队伍在萎缩，很多省市的西医院取消了中医科，中医的疗效在滑坡，很多地方的中医大夫不会治疗急症，中医的名医在减少，中医的创新不见增多。出现这些现象的原因很多，但是我们作为中医队伍的一员，应该从我们队伍内部进行检讨，从我们的中医教育、思路方法进行检讨。几年前，从事我们中医事业的同道们，研究了历史上名医的成才之路，他们的学习道路是什么？最后大家一致认为：熟读经典，多临症，明师指点，有悟性，这是一个临床家成才的基本道路。有一个老师说："郝老师，你那个'明师'的'明'字是不是写错了？"我说："我没写错，我这里所说的'明师'是'明白的老师'，也许这个老师并没有多大的名气，但是他明白中医，或是在中医的某一个病上比较明白，那就值得我们学习，值得我们请教。"

熟读经典是中医临床家成才的必由之路，没有一个临床家不读经典的。上课之前给大家放了个片子："经络是怎么证实的"。我放这个片子的目的就是想让大家认识一个原本是搞解剖学和生理学教学的专家祝总骧。在25年前，国家相关部门找他研究经络，他当时想：我教这么多年的解剖学、生理学，从来没有学到过"经络"，如果叫我去研究的话，我就用生物物理学的手段去证实经络根本不存在，这叫'证伪'。"结果他就用我们刚刚看到的非常简单的声学、电学方法，找到了经络在人体体表的确切循行线。十四条经脉，他都能测得到。

有一次他问我："郝老师，你说咱们中医书，是古代的准确还是现代的准确?"我不假思索的告诉他，"人类在发展，科技在进步，应当是越发展的越好了。"他说："郝老师不对，我证实的是经络，我们中医的东西，越古老的就越好。"我说："你怎么证实的?"他说："在《灵枢经》里，记载足阳明胃经是从足三里那个地方分了两支下来的，到了宋朝王惟一的针灸铜人图，从足三里穴那个地方，拐个弯还是一条下来了。老师，你说哪个准确?"我说："宋朝在后，《黄帝内经》在前，应该是王惟一的准确。"他说："我测的结果就是和《灵枢经》上记载的一模一样。所以说中医的书是越古的越准确。"这是一个现代的生物物理学专家、解剖学教授、生理学教授所说出的话。当然，他所测试出来的经络，仅仅是现代经络研究的一小部分，但是我支持他。他去中央电视台做节目，我陪他去，他举行大型讲座，我帮他做主持人。从这个角度来看，经典著作，不仅有中医的基本知识，基本章法，更主要的是它给我们提供了很多思路。通过这些方法，我们就可以举一反三，触类旁通。

但是要读好经典，必须要多临床、访名师、勤思考，这是读好经典的重要途径。经典离我们现在少说也有1800年的历史了。它们文字古奥，意喻幽深。如果我们不接触临床，就不能够很好的理解里面的描述，只有你临床实践验证了，有了深刻的体会，你才能一辈子都不会忘记。这正是"纸上得来终觉浅，绝知此事要躬行"。还有的时候自己想不明白，向一个明白的老师请教，常常能够豁然开朗。这正是"听君一席话，胜读十年书。"但是我们还要深入思考，才能够做到融会贯通，真正理解。因为我一直记得毛主席的话："感觉到的东西，我们常常不能够立刻理解，只有理解到的东西，我们才能够更好的感觉它。"所以我有一个习惯，无论学什么东西，我都要理解，如果我理解不了的话，我就会一直研究下去，思考下去。

我记得曾经有一个年轻老师上课，他讲完后问同学：“同学们懂了吗?”同学们异口同声地说：“懂了。”他回头偷着一笑，我觉得他笑得很诡异。下课我就问他，我说：“你笑什么?”他说：“他们懂，我还不懂呢。”我说：“你不懂，你怎么讲的?”他说：“我就照本宣科呀，书上怎么说我就怎么讲，但到底说的是什么我不理解。”我说：“你从事一个不理解的职业，讲你自己都不理解的课，你这样愉快吗?”他说：“老师，你一句话就点中了我的要害，我也害怕上课呀!”我说：“你要不想理解的话，那就辞职吧。你要是想理解，那就深入研究，这样才能把知识融入你的血液中，你才会觉得你从事的事业是非常有趣的。”我就举一些我当时学习的例子，看看我的老师们是怎样教导像我这样的笨学生的。

一、甘缓药物的应用

我们研究生的教育，在文化大革命前是没有的。中医的研究生教育是“文革”之后的事情。我们北京中医药大学著名的中医教育家任应秋老师招研究生的时候有面试，找我给他做记录。在诸多的问题中，有这么一个问题，他问学生：“十枣汤里哪个是君药?”这个学生就想了：十枣汤治悬饮，方中甘遂、芫花、大戟是泻下逐水的，主病者为君，那这三味药都是君药？三个皇帝怎么治理一个国家呢？大枣又不泻水呀，也不能说它是君吧！这个学生迟疑了2分钟，说：“老师，我放弃。”其实我过去也没想过这个问题，复试完了之后，我就问任老：“老师呀，十枣汤哪个是君药?”“你回去看书嘛!”我们任老师是四川人，说的是四川的普通话。我说：“老师，我看哪本书啊?”“看《史记》!”任老告诉我。我想：《史记》我都浏览过，没有什么医学知识呀！我说：“老师，《史记》那么多文章，我看哪一篇呀?”“看《淮阴侯列传·韩信传》!”我中午回家就翻《韩信传》，我迅速的从头翻到尾，并没有找出“十枣汤哪个是君药”的答案，而且连一个医学知识都没有。下午刚一上班，我就到办公室了，说：“老师，《淮阴侯列传》我看完了，没有说十枣汤哪个是君药的。”我们的任老比较胖，肉肉的手点着我的脑袋，说：“你这个人，没有悟性，你再回去看!”我又回去仔细地看。

《淮阴侯列传》就是《韩信传》，韩信为刘邦打天下立下了汗马功劳，功高盖主。当刘邦做了皇帝之后，就对韩信失去了信任，把韩信软禁起来。但是又舍不得杀他，毕竟是为自己打天下的爱将，还经常非常从容的找他聊天……我把《淮阴侯列传》这段话引用过来，他从容的和韩信讨论什么呢？他问韩信："像我这样的人，能带多少兵？"韩信说："陛下不过能带十万。"刘邦问："那你能带多少呢？"韩信说："臣多多而益善尔。"你说刘邦怎么想？你小子既然那么能耐，为什么现在被我软禁起来了？你再看韩信怎么回答："陛下不能将兵而善将将，此乃信之所以被陛下擒也，且陛下所谓天授，非人力也。"当我看到这里的时候，我就想到了十枣汤。十枣汤治悬饮，悬饮是胸中积液，这些水怎么排出去呢？只能通过大便、小便。胸中的水首先通过胸膜吸收，然后经过血液循环，通过肠壁渗入肠道，最后通过泌尿系统排出体外，路途遥远啊！如果只用甘遂、芫花、大戟这三味泻下逐水的竣烈药，大约在40分钟左右就会直下肠胃，那就根本来不及通过刚才我所描述的途径渗入肠道跟泌尿道，当然也达不到泻胸水的效果。于是用十枚大枣煮汤，使药力和缓，药物作用持续时间延长，从而达到驾驭这"三员猛将"的效果。后来我又去找任老，把我的想法告诉他。任老点点头，表示满意。

我又接着想：用甘缓药调和竣烈药，最后达到药效温和、持续时间延长的效果，那其他方子里的甘缓药，是不是也有这样的作用呢？于是我就想到了《伤寒论》第61条，"下之后，复发汗，昼日烦躁不得眠，夜而安静，不呕，不渴，无表证，脉沉微，身无大热者，干姜附子汤主之。"描述的是病人在经历过不恰当的治疗以后，突然肾阳虚衰，虚阳与阴寒奋力抗争，但又不能战胜邪气时的表现。所以这个人出现了躁动不宁的现象。这里的"烦躁"指的是肢体躁动不宁，就相当于临床上休克前期的躁动、肝性脑病的躁动、肺性脑病的躁动、糖尿病酮症酸中毒的躁动等等……这是个极其危重的证候。上面说"不呕"，是排除了少阳病胆热扰心的心烦，"不渴"是排除了阳明里热上扰心神的烦躁，"无表证"排除了寒邪闭表、阳郁化热、不汗出而烦躁的大青龙汤证。"脉沉微"，沉主病在里，微主阳气虚，一锤定音——这是里阳虚衰的证候。仲景用了干姜一两半、附子一枚，煮完后一次喝下去。至于后面怎么办，他一概没说。干姜附子汤和四逆汤在药物组成只有一味药的差别。四逆汤有甘草，而干姜附子汤没有。

那么有没有甘草又有什么区别呢？我引用一个动物实验的例子来说明这个问题。

实验是在青蛙麻醉的状态下，开胸之后，把蛙心拿出来，并立刻在动脉端和静脉端接上一个闭路管道，在管道里灌注林格氏液，为青蛙的心脏提供能量，使其不停的跳动。然后把蛙心搏动的频率和幅度用指针记录在滚动的纸筒上。用干姜附子汤的水煎液灌注到林格氏液里以后，离体蛙心的搏动幅度迅速增大，搏动频率增强，但是持续时间很短，而且随后出现了离体蛙心停止跳动的现象。我们再看看用上甘草的效果，用上四逆汤以后药物作用后延，同样离体蛙心的搏动幅度增大，搏动频率增强，但没有心脏停止跳动的现象。这就是用甘草和不用甘草的区别。因此干姜四逆汤不能常吃，用不了两次，心脏肯定就跳不起来了。那第61条仲景为什么不用甘草？这是因为用干姜附子汤救急，随后就应该用四逆汤善后来巩固疗效。我们的教材说甘缓的药物可以缓解竣烈药物的毒性，可以保护脾胃，这个说法固然没有错，但是并没有把使整个方剂药效温和、药效持续时间长的这个配伍关系表达清楚。

我们再想想调胃承气汤。调胃承气汤、小承气汤、大承气汤都是治疗阳明腑实证的。大承气汤既泻热又通便，而调胃承气汤是以泻热为主的，小承气汤是以通便为主的。那么调胃承气汤为什么以泻热为主，它又是通过什么途径泻热的？调胃承气汤中芒硝的用量比大承气的还要大。芒硝溶于水，但它不被肠壁所吸收，它进入肠道以后，就在肠道里形成了高渗状态，这样就刺激肠壁分泌大量的液体进入肠道，于是就把体内的毒素、毒液通过肠道排出体外，这就是芒硝的作用。我想在座的各位都包过饺子吧！包饺子的时候我们要用上一些肉馅，还要用上一些蔬菜馅，这样吃起来爽口而不腻。蔬菜里面有很多水，如果你直接剁进去搅成馅的话，那肯定很不好包。所以我们通常是要把蔬菜中的水浸出来，而把水浸出来最好的办法就是要撒一把盐。撒了盐之后，水还是挤不出来，还需要倒在面板上轻轻的剁，大约5分钟左右，蔬菜里面的水就慢慢地流出来了。我们现在用芒硝，等于在肠道撒上了盐，使得肠壁流出很多的液体，体内的毒素、毒液就随着这些液体渗入肠道排出体外。我们再想想中医的汗法，其实发汗就是通过皮肤这个半透膜，把体表的毒素、毒液排出体外；同样利尿也是把体内的湿热邪气通过肾脏这个半透膜排出体外。如果只用大黄和芒硝，那不到40分钟就拉出来了，根本达不到泻热的效果。因此，加上一味甘草，使得药物作用更加温和，持续时间更长。

北京一个最大的西医院的ICU病房，收了一位90岁的老年人，这位老人是北京公安系统的一个老前辈，是因为“病毒性感冒”收入院的。到了医院自然就要用抗生素，结果又合并了细菌感染，而且感染的细菌就是医院的耐药菌，老人出现了高热。医院的做法是继续用更高级的抗生素，最后老先生的肾功能严重破坏，全身浮肿，像吹气球一样。一天只有二、三百毫升的尿液，肌酐、尿素氮都升高，而且痰排不出来，肺部的感染无法控制。ICU的医生就跟家属说了：“老爷子也就是两、三天的时间了，如果老爷子走了，你们就打哪个电话去买寿衣。”你看，医院都有一条龙服务，从治病到办注销户口，再到联系火化。家里人都说：“难道老爷子就因为一个病毒性感冒就走了吗!?”他的家人就找我去看。我说：“那个医院是中国最有名气的一个西医院，而且是ICU，那里的大夫怎么能让咱们中医去看啊!”他儿子说：“我跟那个主任说了，主任一乐，说：‘西医都没有办法，还找中医？那就试试吧!’”我到那里一看，老爷子全身浮肿，尿量少，没有大便，肚子胀得难受。精神状态非常差。我就开了调胃承气汤和生脉饮。其中芒硝用到15g，这个药房就给我打电话：“老师呀，这是90岁的人，芒硝用15g行吗?”我说：“就得这么用，你放心拿药。”两付以后，水肿就消了。4付以后，痰减少了，变清稀了，肺部的阴影也缩小了。大便也通了。一个星期之后，老爷子能下地坐着。以后这个ICU的主任，把自己的熟人病人都介绍给我看。

还有一个中年人，车祸以后一直处于高热昏迷状态，痰多，没有大便，住在一个西医院的ICU病房里。他的儿子找到我说：“郝教授你去看看吧，能用药就用，不能用就算了，也算尽了做儿女的孝心了。”我被做儿女的孝心所感动，去了之后，发现这个病人也是插着胃管，上着呼吸机，处于昏迷状态。我仍然用了生脉饮和调胃承气汤。两付药患者就清醒了，两天以后就转回普通病房了。现在这个人已经康复了。

调胃承气汤中的甘草可以使药效温和，持续时间延长，那么我们以此推理，如果要提高大承气汤的泻热效果，就应当加甘草。刘完素的《宣明论方》中有个“三一承气汤”，作用是泻火解毒，组方就是用大承气汤加甘草，还要加生姜做引子。我们再来讨论《伤寒论》中的另一个方剂——

大陷胸丸。

大陷胸丸治疗热实结胸，病变部位偏高，临床表现为胸痛，短气，汗出，项亦强如柔痉状，很像现在的急性渗出性胸膜炎，或者是急性肺水肿。大陷胸丸的药物组成是大黄、芒硝、甘遂、葶苈子、杏仁、白蜜。如果单纯用一些峻烈药是不能够把胸部的水热邪气通过二便排出体外的，那只会直下肠胃。所以仲景用到一味甘缓的药来驾驭这些峻烈的药物，这个时候不能用甘草了，因为里面有甘遂，所以仲景用了白蜜。我讲这个思考的过程，不是说调胃承气汤甘草是君药，大陷胸丸白蜜是君药，但是我们应当知道，甘缓的药在这些方里不仅仅起到保护正气的作用，还起到协同治疗、协同排除邪气的效果。

任应秋老师并没有直接告诉我大枣是君药，他也没有费口舌给我讲这个问题，只是让我去看《史记》。这就是“明白”的老师，而且是会教育的老师。

二、栀子豉汤治哮喘

栀子豉汤是治疗热郁胸膈证的，临床症状可见“心烦不得眠，若剧者必反复颠倒，心中懊侬”，火郁气机，火热内郁，热邪不能外越，身上没有汗，但是“头为诸阳之会”，阳热上蒸，可以见到头部有汗，它的病机是无形邪热留扰胸膈，蕴于心中，郁热扰心。我大学刚毕业的时候，申请跟着老大夫抄方，我们领导说：“你要跟谁抄方啊?”我把医院十位老大夫的名字都列上去了。他说：“你每个老师跟多长时间?”我说：“我每个老师跟 3 个月。”他说：“这时间太长了，这样吧，你不是也能够出门诊嘛！我就把你和老大夫排在一个房间，你病人少的时候，就跟着老师抄方，病人多的时候或者病情简单的时候你就自己看，这样你就能够跟着老前辈们抄方了。”我最先跟着宋孝志老师，宋老师是南方人，他说话大家都听不大懂，所以他很少说话。我跟他抄方，来个小伙子，过敏性哮喘，已经喘了 3 年了。老师说：“你最初怎么引起的?”他说：“3 年前，五·一节我们有个大型的活动，那天我们走了很远的路，走得又热、又累、又渴，我就嘴对着自来水笼头喝了一肚子水，然后又吃了一些凉油饼，结果我们活动还没有结束，我就喘起来了。”老师思考了半天，就开了两味药，焦山栀 15g，淡豆豉 15g。小伙子一看，说：“老大夫，找你看病不容易呀，别的大夫都把处方纸写满了，你就写了两味药，能不能再多写点呀？”老师说：“试试吧。”小伙子没多一会儿又回来了，手里还拎着7包药，说：“老大夫呀，我在你们医院看了3年病了，别的大夫的药我都拿提包提呀，你这7包“茶叶”能行吗？”老师还是那句话：“试试吧。”小伙子无可奈何地走了。7天以后小伙子复诊，说：“老大夫，我吃了你的药什么感觉都没有，该喘还是喘，你给我多开点药。”我们老师还是这个药方，小伙子又无可奈何地走了。第三天他又来了，他先跟我说：“你跟你老师说说，给我换换方。我该喘还是喘，什么感觉都没有。”我们老师照旧是这两味药，小伙子从此不再来了。我也纳闷啊，栀子豉汤没说治喘，不是治心烦嘛。这个人过敏性哮喘，没有心烦啊！这两味药怎么能治过敏性哮喘呢，而且开了3次也不换方，小伙子再也不来了……一年以后，夏季都快过了，我在医院楼道走，突然看见前面一个小伙子很像那个人，走路一瘸一瘸的，我追上一看就是他。我说：“小伙子，你怎么样啊？”他也认出了我，对我说：“我的脚崴了，我来看脚来了，到骨科拍个片子看看有没有骨折。”我说：“你的哮喘怎么样了？”“我的喘好了。”他说。我说：“谁给你治好的？”他说：“宋大夫啊，你不就在他旁边抄方嘛。”我说：“你来过3次都说没有效。”他说：“开始是觉得没效，该喘还是喘，可是吃了3个星期以后，我发现没有胸闷了，心里也不烦了。”我说：“你原来可没说心烦呀！”他说：“原来我是以喘为主啊，哪还管烦不烦呢，现在都不用静脉推药了，也不用气雾剂了。”我说：“那既然有效你为什么不来了呢？”他说：“我也会呀，我就写焦山栀15g、淡豆豉15g，自己开药吃，去年夏天我吃了2个月的药，就完全好了。”小伙子接着跟我说：“我们村里过敏性哮喘的人很多，都知道我吃了这两味药好的，他们都来找我抄方。”我说：“他们有效吗？”他说：“没有一个有效的。”然后我就去找宋老，我说：“宋老，咱们去年夏天看的那个过敏性哮喘的小伙子，你用的是焦山栀、淡豆豉，这个小伙子吃了两个月的药，他就不喘了，这是什么道理呢？”宋老记性很好，他说：“哦，那个小伙子呀，你见着他了？”我说：“是。”“他不喘了？”他问我。我说：“是。”他说：“你想想，他在发病之前喘过吗？我说：“没有啊。”宋老接着说：“他对灰尘、尘螨、花粉等等都过敏，为什么以前不过敏呢？”我说：“我不知道。”宋老说：“肯定是由于那年他又热又渴的时候，喝了大量的凉水，把热邪郁在胸中了，因此他内环境发生了变化，对原来不过敏的东西也过敏了。我们不管他过不过敏，只是把他的体质调好。如果是胸中郁热扰心，他会有心烦，那胸中郁热扰肺会不会有喘呢？所以我就试着用这个方子。但是他已经喘了那么长时间了，要把他的体质调好是需要一段时间的。所以让他一两付药就见效那不可能。所以我守方不移，好在这个小伙子吃药的过程中，心烦胸闷逐渐减轻，因此他坚持下来了，所以他就好了。”如果不和老师学习你能想到这个问题吗？所以跟着老师学习是有好处的。

三、人参四逆治高热

《伤寒论》第11条说：“病人身大热，反欲得衣者，热在皮肤，寒在骨髓也；身大寒，反欲不近衣者，寒在皮肤，热在骨髓也。”我们不难理解这句话的意思，前面是阴盛格阳，真寒假热；后面是阳热内伏，阳气内郁，而不能外达，真热假寒。但是到临床上看病时，还是未必会用。我刚入大学的时候，老师带我们到病房参观。病房有个小伙子，是我们同龄人，他得的是再生障碍性贫血，因为大家都是同龄人，所以感触很深。我毕业后发现这个小伙子还在病房，倒不是他几年来一直住院，而是病情反反复复，这次住院是因为疾病已经到晚期了，血色素极低。白细胞每高倍视野只有几百个，血小板也很少，牙龈经常流血，根本不敢刷牙，又合并肺部的感染，体温一直在39℃以上。医生每天都在给他用大量的抗生素。中药用的什么呢？银花、连翘、公英、地丁、丹皮、石膏、赤芍、知母……但就是高热不退。病区的主任跟我说：“这个小伙子的病到晚期了，要不咱们请个老大夫看看？”我说：“老师咱请谁呀？”他说：“你跟哪个老大夫最熟悉呀？”我说：“我跟宋老最熟。”他说：“那你就请宋老吧。”我就把宋老请来了，说：“宋老，这是个再障的病人，白细胞很少，合并肺部感染，高热不退。”宋老一直在观察病人，当时是五月末、六月初，北京已经很热了。但是这小伙子盖着一套棉被，棉被上还有一条毛毯，毛毯上还有一条棉大衣，他就蜷缩在被窝里。宋老对小伙子说，“伸出手来我摸摸脉。”小伙子慢慢地把手伸出来了。宋老摸完了脉，看看舌头，舌干嫩。宋老问：“你口渴吗？”小伙子说：“口渴。”“那你想喝热的还是想喝凉的？”宋老接着问。这个小伙子迟疑了半天没说话。宋老就跟我说：“你去给他倒半杯热水，半杯凉水。”我倒好后，小伙子慢慢地去够那个凉水杯，一碰到手就迅速的缩回来了。然后再去够那个热水杯，而且把热水杯攥得很紧，慢慢地喝了一口，含在嘴里良久才咽下去。宋老说："我看完了。"回到办公室，随便拿了一张纸，写了前两味药：红人参15g，炮附子15g（先煎）。我忍不住了，我说："老师啊，这是个再障的病人，白细胞特低，合并肺部感染，高热不退。"老师回头问我："你是中医大夫还是西医大夫？"我心想：我前些日子还跟你抄方呢，你怎么问我是中医大夫还是西医大夫呢？但是我没敢说出来。后来我才明白，我说这话没有一点中医的味道。第三味药，干姜10g，第四味药，炙甘草10g。开完方后，宋老说：你们要敢用就用，如果不敢用就当我没来。"说完，扬长而去。然后我们病区主任来了，我说："老师，您让我请宋老，宋老开了这么一张方，我们能用吗？"老师也是一愣，他说："既然我们把老大夫请来了，那就试着用吧！你不要下长期医嘱，要一天一天的用。随时观察体温，血液分析，如果出现差错马上停药。我就一天一天的用，做好记录观察，高烧照样烧，只不过每天降半度，没有出血倾向。一个星期以后体温正常。我说："老师，怎么办？"他说："再用一天。"再用一天，体温维持正常。我说："老师，还用吗？"他说："不用了。"这时抗生素也撤了，这个小伙子再也没有发烧。主任跟我说："你去找找宋老，问他为什么用这个方子能退热。"我就去找宋老。我说："老师啊，我们十多天前找您看过一个病人，再障的病人，他合并了肺部的感染，高热不退，你竟然用了人参四逆汤。"老师说："现在怎么样？"我说："他体温正常了，这是为什么呀？"他说："你学过《伤寒论》吧？"我说："老师，我大学二年级的时候学过。"宋老问："你现在还记得吗？"我说："现在记不清楚了。"他说："有一个条文写到：身大热，反欲得衣者，热在皮肤，寒在骨髓。你记得吗？"我说："我好像有印象。"他说："你看看这个小伙子，这么热的天，盖了那么厚的棉被……"我说："老师，他是贫血呀。"他说："你能不能用中医的脑子想想啊!？他高烧还要盖那么厚的被子，碰到凉水杯又迅速的缩回手，你们给他用的什么药？"我说："老师我不敢说。"他说："你说吧。"我说："银花、连翘、公英、地丁、丹皮、赤芍、石膏、知母。"我们宋老哭笑不得，说："你们是想治病呢？还是想让他快点死呢？"后来这个小伙子还是死了，是死于脑出血，不过他一直没有发烧，这正像《黄帝内经》所说"善治者治皮毛，其次治肌肤，其次治筋骨，其次治六腑，其次治五脏，治五脏者，半生半死也。”所以当疾病到了这个程度的时候，就等于深入骨髓，深入五脏。从某种意义来讲，我们医院现在所从事的都是下工的工作。所以还是要强调预防保健的重要性。

四、新加汤治身痛

《伤寒论》第62条说，“发汗后身疼痛，脉沉迟者，桂枝加芍药生姜各一两人参三两，新加汤主之。”这是因为汗后营血不足，肌肤失养，从而出现了身疼痛。我们学的时候，好像挺明白的，但到了临床上，自己又不会用了。有一年，我们老师带着学生在京西的门头沟矿区为工人兄弟看病。我们都是到病人家里送医送药。有一个工人的太太刚生了小孩子，全身疼，那个时候我就想，这肯定是气血不足啊！我先用的八珍汤，3付没效。当地人就是吃三付药，没效也就不再吃了，所以你也不用给他多开。我立即换人参养荣汤，3付还是没效。当时正好刘渡舟老也和我们一起带着学生在矿区。我说：“老师啊，我遇到个产妇，身上疼，我用了八珍和人参养荣汤都没有效。”他说：“你用新加汤。”我开新加汤的时候，用芍药量大，生姜只用3小片，因为我考虑到这个产妇出汗特别多，生姜又偏燥。又用了生晒参10g。吃完3付还是没见效。我说：“老师，我用了新加汤，这个病人还是身上疼。”老师说：“你把方子给我看看。”刘老一看：“生姜3片，多大的3片？”我说：“我特意告诉她姜要用3小片。”刘老说：“方子说生姜要加量，加到4两，你为什么用3小片？”我说：“老师，咱得根据情况来办事。她是产后，出汗那么多，我怎么能用大量生姜呢？”老师说：“生姜在这个方子里的作用是引药达表，你用了人参养荣汤、八珍汤为什么没有效？那是养内脏的气血，你要想引药达表，必须把生姜的量加重。”我说：“生姜用多少？”他说：“你必须标明，最少15g，要我就用20g。”我说：“老师，那会不会太辣？”老师又批评我说：“你是给他做饭呢还是开药呢？”后来我生姜加到15g，3付以后这个人身上就不疼了。这就是“纸上得来终觉浅，绝知此事要躬行”。跟老师学再加上临床实践，真是获益良多。

五、腹满辨证之思考

《伤寒论》第66条，“发汗后，腹胀满者，厚朴生姜半夏甘草人参汤主之。”这是个虚中夹实的腹胀，其特点是上午轻，下午重，到了傍晚更重，这时轻时重是虚证的特点；肚子胀的时候不喜温按，因为按着他会疼，这又是实证的特点。基本病机是脾阳虚、脾气虚，运化失司，水湿内留，湿聚为痰，痰湿阻滞，壅滞气机。所以用厚朴、生姜、半夏燥湿行水化痰，用甘草、人参补脾气。那个时候我在病房，有个女士的病已经好了，我就劝他出院。我说：“你的病好了，化验指标都正常，你可以出院了。”结果她把衣服掀开，拍拍肚子，嘣嘣响，她说：“郝大夫，我这肚子胀成这个样子怎么出院？”我说：“我早上查房的时候你怎么不说？”她说：“早晨查房我肚子不胀，到了傍晚就会胀，晚上也吃不了东西。”我就按她肚子，她说：“你轻点，按的时候我肚子疼得厉害。”我说：“我明白了，给你开上3付药就好了。”我胸有成竹的开了厚姜半甘参汤，我用了厚朴6g、半夏6g、生姜6g、人参（我开了半支）15g、甘草10g……3天以后我查房，这个病人说：“郝大夫，你的药很厉害。”我心里一阵高兴，认为是有成效了。她说：“原来我晚上可以吃一小碗粥，吃了你两付药以后，我这一小碗粥都节约了，我比以前胀得更厉害了。”我说：“这是怎么回事啊？”可能是她看我年轻，说：“要不你去找找你老师？”我就想到了找胡希恕老师，当年我跟胡老抄方笔记是记得最好的。我就把情况跟胡老说了，又把我的方子给他看，老师就笑了，他说：“你这个辨证不错，立法不错，用方不错，只是药量有错。”我说：“老师，什么叫药量有错？”胡老说：“你知道原方的用药剂量比例吗？”我说：“我知道这几个药，但是我记不清楚药量比例了。”他说：“厚朴半斤姜半斤，一参二草也须分，半夏半升善除满，脾虚腹胀此方真。”厚朴和人参的比例是8 ∶ 1呀！我肯定是用错量了。老师说：“就把剂量改一改吧，厚朴20g、半夏15g、生姜20g，那个党参用6g、甘草用6g。”就是这个方子，还是这几味药，病人吃了3付，说：“郝大夫，这个药比上次的药辣多了，我的肚子不胀了，明天可以出院了。”我说：“还是我那几个药，只是颠倒了一下剂量嘛！”她说：“不对，我觉着这药不对。你还真得好好向胡大夫学习。”在《伤寒论》里还有实证的腹满：“腹满不减，减不足言，当下之，宜大承气汤。”说的是24小时持续胀满不缓解；还有虚证的腹满：“太阴之为病，腹满而吐，食不下，自利益甚，时腹自痛。”虚实又如何鉴别呢？《金匮要略》说：“病腹满，按之不痛为虚，痛者为实。”“腹满时减，复如故，此为寒，当用温药。"

小时候，在家看我父亲给病人扎针。有一个老大爷，胃冷痛，疼得直冒汗珠子。我父亲就在足三里上扎针，提插捻转，过了一会老大爷脸也红了，腰也直了，高兴地说："郝医生，我这个胃暖暖的。"我说："爸，你不就用了一段针法么，他的胃怎么能变暖呢？"他说："我用的是一种手法，叫'烧山火'。"我说："什么叫'烧山火'呀？"他说："进三退一烧山火。就是把针扎到皮下，分三次扎到深肌层，这叫'进三'；然后一下提到皮下，但不能拔出来，这叫'退一'，这就是'烧山火'。"又过些日子，有一个中年女士，腹股沟长了个疖子，红肿热痛，青霉素打了两个星期，疖子既没破溃，也没消退。我父亲就在胳膊上扎针，至今我也不知道是什么穴位。提插捻转，这个病人说："郝医生，我那个地方凉凉的，很舒服，不疼了。"我说："爸，你是用的什么手法？"他说："我用的是'透天凉'。"我说："什么叫'透天凉'啊？"他说："退三进一透天凉。入针后，分三次提到皮下，再一下扎到深肌层，这叫'退三进一透天凉'。"我把这两个病例联系起来就笑了，我说："老爸，这有区别吗？就像喂猴子栗子，'朝三暮四'和'朝四暮三'不是一样的吗，反正都是七个。这'进三退一'和'退三进一'有什么不一样吗？"我父亲说："这就是不一样。进三退一的效力是让他热；退三进一的效力就是让他凉。它的机理我没研究过，但是我的临床实践就是这样。"我上大学以后，就问我的老师这个问题，老师说："这是古书上的记载，现在基本上没有人这么用！"但是我的爸爸分明就是这样用的啊！直到有一次中山医科大学的侯灿老师到我们那里开讲座，讲的就是"烧山火、透天凉的实验研究"。我当时坐在第一排，恨不得站到台子上去，侯灿老师说我们做的实验很简单。就在生理容积仪里盛上水，在仪器上钻个孔，孔上接个管子，管子接在标有刻度的玻璃柱上。人的胳膊就放在容器里，当胳膊的毛细血管收缩，供血减少，容积降低，水柱就会下降；如果毛细血管扩张，血流增加，水柱就会上升。然后就找一个有经验的医生扎胳膊，用"烧山火"的方法，那水柱就慢慢往上升；用"透天凉"的手法时，过上几分钟，水柱就往下降。侯灿老师说，"烧山火"的手法使毛细血管扩张，血流增加，代谢旺盛，产热增多；如果是血管冷痛、虚寒的病症，那说明肯定是缺血的，毛细血管痉挛，供血减少，代谢降低，表现为肤温下降。用"烧山火"的手法恰恰使机体产热增多，缓解冷痛的症状。如果用"透天凉"的手法，就正好相反了，它可以使血管收缩，供血减少，产热减少，代谢降低，所以对于一些红肿热痛的症状疗效很好。我又问侯灿老师，我说："为什么进三退一就是'烧山火'，而退三进一就是'透天凉'呢"？侯灿老师说："进三退一是以按压为主，使得毛细血管扩张，供血增加；退三进一是以提拉为主，使得毛细血管收缩，供血减少。"我就联想到有的病人头痛，他是按着来的，这是个虚证。如果他是揪着来的，头上都是血印，那肯定是个实证。我们班有个同学胃痛，医务室的老师给他开了归芪建中汤，吃了两个星期，脸上痤疮就起来了，而且胃更疼了，晚上睡不着觉，血压还高。我看他的手总是在衣服里面捂着，以为是虚寒型的胃痛呢，结果我一看，是肚子上揪出一条血印，他正揪肚皮呢。我说："你为什么揪啊?"他说："我这样揪着舒服。"我说："你赶快到医务室换方，你这是个热性的胃痛，所以才喜欢揪。"后来换了三黄泻心汤，两周以后胃痛就逐渐缓解了，脸上疙瘩也消失了。所以通过"烧山火"和"透天凉"的联想，按压和提拉的联想，虚证和实证的联想，就会有很大的收益。

六、时间节律的研究

《伤寒论》第8条说，"太阳病，头痛至七日以上自愈者，以行其经尽故也。"提示了外感病的七日节律。七日节律，在生物界中普遍存在：那个鸡蛋放在暖箱里，三七二十一天可以孵出小鸡；兔子怀孕要四七二十八天；人怀孕要四十个七天，这些都是以七日为节律的。现代医学的器官移植手术并不困难，困难的是排斥反应。第一次排斥反应的高峰发生在第七天，第二次高峰发生在第二个七天，也是以七日为节律的。白血病骨髓移植的配型大约是在第六天、第七天时，新生的白细胞才能出现。如果七天之内出现不了新生的白细胞，就要等到十四天。美国的哈尔贝克教授，年轻的时候致力于研究人体的生理节律。他把受试者的尿，一次次、一天天、一年年都留起来，化验尿中激素的含量变化，观察时间上的节律。他发现尿中的激素含量变化不但有昼夜节律，还有七日节律。凭借这个发现，他创立了时间生理学、时间药理学、时间病理学、时间治疗学、时间医学。他主办"世界时间医学杂志"，号称为"世界时间医学之父"。1982年，他到我们大学做讲座，他说他请了一个人，从20多岁就配合他做实验，这个人的尿留了整整两大冰库。他发现二十多年的尿，保持着激素分泌的昼夜节律和七日节律。我问他说："那后来为什么实验终止了?"他说后来发现尿中激素含量的七日节律消失了。他就找来那个小伙子问原因，不过这个小伙子也已经有50多岁了。小伙子说他当初为了实验，为了不使药物干扰内分泌活动，我按您的规定做了严格的限制：十一点上床睡觉，饮食不吃用激素喂养起来的动物。可是他前几任女朋友都离他而去了。因为美国人喜欢过夜生活，他十一点上床睡觉，那些女朋友都不干。他最近又找了个新的女朋友，三十来岁，总认为小伙子的性机能有点低下，所以他没有征求教授的同意，就用了一片雄性激素，放到肛门里慢慢释放。并把他的生活日记给教授看，教授发现正是用上这片雄性激素一个星期后，他二十多年尿中激素分泌的七日节律消失了。你看看现在药物多厉害。

当哈尔贝克教授讲完之后我就说："在一千八百年前，我们中国有个医生叫张仲景，在他的《伤寒论》里就提出了外感病的七日节律。在两千多年以前，中国有一本书叫《黄帝内经》，在那里就提到了人体的生理节律，昼夜节律，四季节律，年节律，还有六十年的节律。"我接着问他，我说："请问教授，您认为控制人体时间节律的因素是什么?"他是站起来回答我的，他说："这个问题我们研究了很长时间，发现动物的内分泌活动，也有昼夜节律，也有七日节律，松果体、肾上腺素的分泌具有七日节律，但把这些腺体摘除之后，动物的其他内分泌活动仍然具有七日节律。因此，我只能非常遗憾的告诉你，我们还没有找到动物体内生物钟所在的位置。"他又问我："既然中国医学有那么多的时间节律，你认为控制这些节律的因素是什么?"我说："很简单，天人相应。"那时候东西方的文化交流刚刚开始，那个翻译足足说了3分钟，教授还是没懂。其实我们生命活动的昼夜节律，不就是地球自转一周的结果嘛；女性的卵巢出现月节律，不就是月球绕地球一周的反应嘛；我们脉象的春弦、夏洪、秋毛、冬实，不就是与地球绕太阳一周出现四季而相关的嘛。月球对地面上江河湖海的影响我们是不能忽略的。而这种影响，它就蕴含在地球上所有生物的基因之中。这个事件就是从事物本身的开始作为启动点。比方一个女孩十四岁的某天来月经了，那么她的节律就从这个时候开始启动，虽然这个节律和月球不同步，但是却蕴含在其中。那七日节律是怎么来的呢？七日节律是月节律的四分之一。因为在黑月和满月的时候，对江河湖海的影响是不一样的。上弦月是阴历初七，下弦月是阴历二十三，一个朔望月是二十八天多一点，就在一个朔望月中，江河湖海的水出现了四次强天文潮汐现象，就是四次大潮，四次小潮。因为这二十八天多出的一点又可分成四份，一份正好是七天。所以七日节律就蕴含在所有生物体的基因之中。

七、柴胡桂枝汤证之疑惑

《伤寒论》146条说，“伤寒六七日，发热，微恶寒，支节烦疼，微呕，心下支结，外证未去者，柴胡桂枝汤主之。”仲景准确的描述了一个外感病的七日节律。“发热微恶寒”，这是一个太阳表证；“微呕，心下支结”，呕吐是胆热犯胃，胃气上逆的表现；心下是胃脘部，是少阳经脉和少阳分支所过的部位，有支撑节制的感觉，这是少阳经气不利，少阳经脉受邪的表现。于是我们的教材和很多注家就说这是少阳和太阳同病，因为少阳和太阳病都不重，因此把柴胡汤和桂枝汤合起来用。那疑惑就来了，《伤寒论》101条说，“伤寒中风，有柴胡证，但见一证便是，不必悉具。”太阳伤寒或者太阳中风证的病程中只要出现小柴胡汤的适应证，不必出现那么多的症状：口苦，咽干，目眩，往来寒热，胸胁苦满，默默不欲饮食，心烦喜呕……只要有一两个症状，能够提示邪入少阳经腑，我们就可以用小柴胡汤。那我们把146条解释成少阳不和兼有太阳表证的话，就可以用小柴胡汤治疗，那为什么用桂枝汤加减呢？这是第一个问题我们要思考。第二个问题，“支节烦疼”，“支”是“四肢”的“肢”，“节”是关节。“烦”是什么意思，做“心烦”讲肯定不行。汉代郑玄注《周礼》说：“烦，尤剧也。”“烦”字在特殊的背景下，它可以当“剧烈”的“剧”。这样这句话就非常通顺了，就是四肢关节剧烈的疼痛。按照教材所说，如果四肢关节剧烈疼痛归属到太阳病的话，应该属于太阳伤寒，太阳伤寒应该有头疼，身疼，腰疼，骨节疼痛，还应该伴有严重的恶寒啊！而原文却说“发热微恶寒”，所以不应当是太阳伤寒的表现。

那么在《伤寒论》中有没有类似的描述呢？在太阴病篇的274条，“太阴中风，四肢烦疼，阳微阴涩而长者，为欲愈。”太阴脾主四肢，风寒邪气侵袭四肢，导致肌肉关节剧烈疼痛，仲景就把它叫做“太阴中风”，并没有列入太阴虚寒兼有太阳中风证的范畴。四肢是人体的外周，正气抗邪于表，气血浮盛于外，脉应当浮。现在脉是阳微，轻轻一摸脉，由浮而转微，这就是《黄帝内经》所说的“大则病进，小则平。”脉转微提示邪气转弱，“阴涩而长”，“而”字是表转折的，沉取由涩脉变成了端直以长，“涩”是气血不足、脉道不充的表现，转变为“端直以长”是气血恢复的表现，正复邪退，太阴中风可以自己好。275 条接着说了，“太阴病，欲解时，从亥至丑上。”这个太阴病欲解时不是指太阴虚寒的，而指的是太阴中风证，夜里手脚不疼了，胳膊腿不疼了，就好了。因为夜半子时一阳生。如果不好怎么办？276 条接着说了，“太阴病，脉浮者，可发汗，宜桂枝汤。”有人认为这是太阴虚寒证兼有太阳表证，所以采用桂枝汤发汗。如果这样理解就不符合仲景的一贯做法了，仲景主张“虚人伤寒建其中”，如果是太阴里虚寒又兼有太阳表证的话，他可能先用理中汤，即使不用理中汤，他可能会用桂枝人参汤，在温中补虚的基础上加一味桂枝兼以解表。而这里说仲景直接用桂枝汤，所以并不是太阴脏虚寒兼有太阳表证，而就是太阴中风。当我们明白了这个意思之后，再翻回来看 146 条就不难理解了。

“发热微恶寒”是太阳表证不重，“微呕，心下支节”是少阳经腑受邪、枢机不利的证候，也不严重。要命的是有个太阴中风，四肢关节有剧烈的疼痛，这时候只用小柴胡汤就不行了，必须把桂枝汤加进来。而且在《金匮要略》里用柴胡桂枝汤不仅可以治疗四肢烦疼，还可以治疗“心腹卒中痛”，我们知道桂枝汤是治疗四肢关节剧烈疼痛非常好的方子，这就是为什么现在很多人用桂枝汤加减治疗各类痹症的依据所在。

我们再来看大柴胡汤证，103 条，“呕不止，心下急，郁郁微烦者，为未解也，与大柴胡汤，下之则愈。”165 条，“伤寒发热，心中痞硬，呕吐而下利者，大柴胡汤主之。”不少注家认为这是少阳不和，兼有阳明里实，他们认为“心下急”是热邪深入阳明胃腑的表现。阳明燥热，胃气上逆，所以出现了“呕不止”。那我们就要思考了，阳明病有呕吐吗？阳明病的病变部位是在心下吗？我们看看阳明病篇，“伤寒呕多，虽有阳明病证不可攻之”。那就是说明阳明病本身不应该有呕吐，如果有呕吐的话，你不能贸然用承气汤泻下。那刚才提到的这两条呕吐代表什么？它的病变部位还是没有离开少阳，是少阳病“喜呕”的症状加重。少阳胆腑郁热伤津液，津伤化燥，热邪和胆腑中的胆汁相结，就形成了胆腑的热实证。所以少阳病有胆腑郁热证，也有胆腑热实证。“心下急”的部位也不在心下，因为阳明病讲“腹满痛”、“绕脐痛”、“腹大满不通”，可见其病位在腹。那“心中痞硬”、“心下拘急疼痛”又说明什么？我们刚才讲柴胡桂枝汤适应证中有个“心下支结”，这些症状就是“心下支结”的加重，上腹部的拘急疼痛实际上就是胆绞痛。“郁郁微烦”是热郁在内，上扰心神，所以这里描述的症状和阳明腑实证无关，而是我们临床上看到的急性胆囊炎，胆道结石急性发作的病人。

讲到这里，可能有人立即想到了少阴三急下证：“少阴病，自利清水，色纯清，心下必痛，口干燥者，急下之，宜大承气汤。”教材上和许多书上说“心下必痛，口干燥”是阳明里实所致，我认为这不是阳明里实，这是少阳胆腑热实证，伤及少阴阴液所致。临床上急性胆囊炎的病人有没有水、电解质紊乱？所以仲景看病人的时候，发现病人脱水很厉害，皮肤弹性消失，精神萎靡不振，脉搏细数，所以他就诊断为少阴病。“心下必痛”指的是胆绞痛，自利清水的“清”字不能当形容词，而是名词活用为动词，当上厕所讲，是排便的意思。“清水”就是便水，意思是拉的是水样便。《伤寒论》里还有“清血”，“清脓血”，就是便血、便脓血的意思。“色纯清”，有的注家说这叫黑水泻，如果是黑水泻的话那不相当于上消化道出血吗？而且他又是水样便又是黑水泻，这出血也太凶猛了吧！那病人岂不是很快就死掉了吗？其实这个清色是青绿色或者是黄绿色。这是胆道梗阻突然畅通之后，大量胆汁进入肠道拉出来的。

我就遇到过这样的病人，他是梗阻性胆管炎。可能是用了什么药，畅通了之后就有大量淤积的胆汁排入肠道，结果他上厕所的时候就排出黄绿色的粪便。所以仲景看到的“下利清水，色纯清”，就是个胆道梗阻的病人胆汁进入肠道又排出体外的现象，这个现象就是胆绞痛。“口干燥”就是胆腑实热邪气下伤少阴阴液，造成脱水，所以就“口干燥”了。那大家又会提出疑问：那应该用大柴胡汤而不应该用大承气汤啊！对，仲景也不全是用的大承气汤。在《辨可下病脉证并治篇》：“少阴病，下利清水，色纯清，心下必痛，口干燥者，可下之，宜大柴胡、大承气汤。”这里仲景首选的是大柴胡汤。实际上《伤寒论》有22篇，我们的本科教材只是选用《辨太阳病脉证并治上第五》到《辨阴阳易瘥后劳复病脉证并治第十四》，只选了中间这10篇，这里面包括112方，398条。其实前面还有四篇：《辨脉法第一》、《平脉法第二》、《伤寒例第三》、《痉湿暍第四》；后面有八篇：《辨可发汗病脉证并治》、《不可发汗病脉证并治》、《发汗后病脉证并治》、《辨可吐病脉证并治篇》、《辨不可吐病脉证并治》、《辨可下病脉证并治》、《辨不可下病脉证并治》、《辨发汗吐下后病脉证并治》。临床事实也证明，用大柴胡汤治疗急性胆囊炎、胆道结石的急性发作极有疗效。《金匮要略》里面的“按之心下满痛”不就是莫菲氏征阳性吗？这不正是胆囊炎的表现吗？描述的多么清楚啊，这和阳明腑实证是没有任何关系的，所以我们读书要善于思考。

八、热入血室之见证

热入血室在《伤寒论》中有四条原文，描述得很清楚，就是经期发外感，或者外感病期间来月经，或者是月经刚刚干净发外感。这个时候血室空虚，外邪乘虚入血室化热，与血相结于胞宫。胞宫是奇恒之腑。它的正常生理功能和肝经、胆经、任脉、冲脉都有密切的关系。所以我常常把肝的经脉比作一条河流，在这条河流上，眼睛是一个湖泊，乳房是一个湖泊，肝脏是一个湖泊，下面的胞宫精室也是一个湖泊。一个河流连着这么多的湖泊，这些“湖泊”的病变都要通过肝经来治疗。一个湖泊被污染了，就会通过影响到和这条河流相关联的脏器。在开课之前，我给大家播了祝总骧老师经络研究的视频，不过那仅仅是一小部分，我今天没有时间给大家讲经络的现代研究。

热入血室虽然热郁胞宫，但所影响的却是肝经、肝脏和胆经。临床表现有两种，一种叫做“胸胁胀满如结胸状”，这就是在肝经的循行部位上出现了气滞血结，胀满疼痛，难以忍受。另一种就是肝不藏魂的精神症状，“昼日明了，暮则谵语如见鬼状”。治疗要“刺期门，随其实而取之。”期门在锁骨中线第六肋间，左边扎下去是脾脏，右边扎下去是肝脏。你如果要是毫针深刺的话，随着呼吸膈肌的运动，针尖正好在肝脏、脾脏的地方划来划去，那是不行的。很多年前，我随一个小医疗队到偏僻的农村去巡回医疗，有一天当地一个老乡敲我的门，说：“我老婆犯病了，她一到月经期就说胡话，肚子疼。”我就和另外一个医疗队员一起去，路上我就问老乡：“你老婆这个病多长时间了？”他说：“半年了，当时她来月经的第二天得了重感冒，从此以后只要月经来之前她就烦躁，到了晚上就说胡话，白天好好的。”我说：“她发烧吗？”他说：“不发烧，就是肚子疼。”

我们到了他家之后，他老婆正盘着腿坐在炕上，面对着墙滔滔不绝地说个没完。说的都是当地的方言，我有些能听懂，有些听不懂，但是我发现她话与话之间根本没有任何逻辑性。她眼睛瞪得圆圆的，用手不断的捶这捶那，我们到了屋子里她也不知道。我就问她丈夫她在那捶什么，叫她丈夫把她衣服掀起来看看，结果她的乳房下也就是期门穴的位置有瘀滞的经脉血管团。我就想起小时候父亲给人家放血，他用三棱针直刺经脉，血流成行，直到不流了，又在局部拔一个小火罐，把留在皮下的瘀血都拔出来了。我就想到原来刺期门穴是要放血。我立即给她碘酒消毒，酒精脱碘，然后用三棱针一扎，顿时就出了很多血，然后又给她拔上个小火罐。她丈夫看到流了这么多血也是很心疼。病人这才转过头来看我，问："你是谁?"她先生赶紧给解释："这是我们北京医疗队的，专门来给你看病的!"她说："哎呀，我这怎么不疼了，好舒服啊。你再给我拔个罐吧。"她并不知道我给她放血。我们说行了，见好就收吧。我就和那个医疗队员回去了。我当时就想，原来刺期门就是要把瘀血、实邪泻掉，那病自然就好了。

回到北京，一位母亲带着她 20 岁的女儿找我看病。这个女儿看见我说："大夫救救我，你们要不要血啊，从我这里抽。"我说："为什么要从你这里抽?"她说："我这胀得不得了，血都瘀在这里了。"说着，就要掀衣服，她妈妈赶紧给她盖上，告诉我孩子的情况：大约 3 个月前，这个孩子在大学搞艺术实践，因为穿得太少，回来腿都冻僵了，第二天就发高烧，当天晚上来月经，两天就干净了，然后烧也退了。大家认为什么事都没有了。结果上次来月经之前她又烦躁的不得了，就想找人吵架，她还跑到街上骑自行车撞人，那人家当然跟她吵了，一看她的眼睛瞪得圆圆的，冒着怒光，就吓跑了。然后她就站在马路上拦汽车，司机刚想下来和她吵，一看她的眼睛，就绕着开走了。她说："我怎么连个吵架的人都找不到。"她后来跑到一个医院的急诊室，说："大夫，我献血，你抽多少都行。"说着就把衣服掀起来准备献血。大夫说我们这是急诊室，不能献血，另外抽血也没有从乳房下面抽的啊！她就跟医生吵架，吵得不可开交，医生最后打 110，通过警察又联系到她妈妈，医生说："赶快把你的孩子送到精神病院去!"回去后孩子就睡着了，睡到夜里快 12 点的时候，突然坐起来，眼睛瞪得圆圆的说胡话，一直说到将近凌晨 3 点。她妈妈就在旁边守着她，叫她也不答应。到第二天又照样上学，对晚上的事情一概不知。我问她都说的什么呀？她说没记下来。这就是“昼日明了，暮则谵语如见鬼状。”我想她说胡话应该是“肝不藏魂”，“魂”就是一种整合能力、控制能力。因为肝不藏魂，所以就出现了“昼日明了，暮则谵语”的情况。我看她的期门的位置也是静脉血管瘀血，我就给她刺期门，用小柴胡汤。她下次月经来的时候就没有犯，直到今天。现在她在另一个国家的艺术学校读博士。

热入血室另一个表现是“寒热发作有时，其血必结，故使如虐状，小柴胡汤主之。”瘀热互结影响到了少阳，瘀血和阳气相争互有进退，所以发作也是在夜间。不仅热入血室证会有这样的症状，严重的外伤造成瘀血，产后恶露不尽、恶露排泄不畅的时候，手术之后的当天晚上都会有寒热交作。小柴胡汤没有血分药，所以应用时要酌情加入血分药，只有你接触过临床，见过几例这样的病人，你才知道经典描述的证候，都是古人亲眼所见的。看到了这样的病人，你绝对不能把他送入精神病院。刺完期门之后，症状缓解之快、疗效之好，真可谓“效如桴鼓”，这就是经典的魅力。熟读经典，多临症，明师指点，有悟性。我认为这就是中医临床家成才的基本道路。

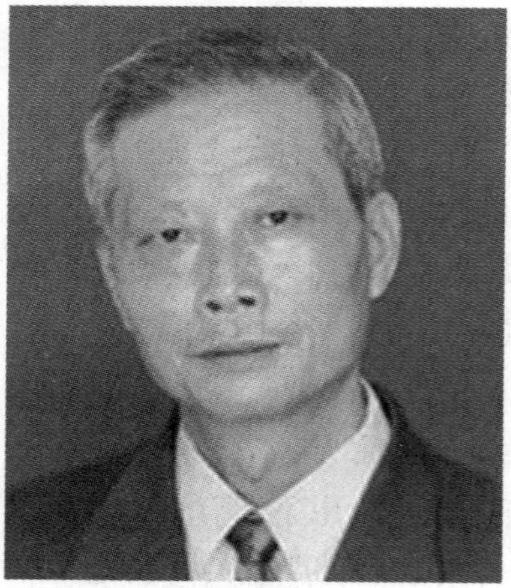

【名师介绍】

梅国强，湖北中医药大学教授，博士研究生导师，全国知名的伤寒学家。临床擅长六经辨证为主，结合卫气营血及三焦辨证，灵活运用经方，以经方化裁运用为主，结合时方运用。在心血管、消化系统疾病及其他疑难病证方面有丰富经验。主编21世纪课程教材《伤寒论讲义》、《伤寒论多选题库评述》、《伤寒论多选题库》、《乙型肝炎的中医治疗》等多种著作。

仲景方治疗肺系疾病临床撮要

湖北中医药大学　梅国强

各位同志，今天非常感谢广州中医药大学以及伤寒教研室的李主任给我这次非常好的机会，我想借此机会跟大家交流交流，也谈不上什么学术讲座，就是把自己临床上所碰到的问题，给大家汇报一下。我今天汇报一共分八个方面，其中因为第六、第七这两个方面过去在写“柴胡陷胸汤”、“柴胡温胆汤”这两篇文章已经发表过了，也在广州中医药大学这个讲台上讲过，所以实际上是讲六个问题。我在来广州之前，接到李教授的电话，说这一期是以“经方结合肺系疾患”为主，因此我就选了这样一个题目。

肺系疾患不管哪一种病，咳喘是必然的主症，这与肺气的宣发与肃降功能失调有关，因脏腑功能联系密切，故咳喘之病因、病机、治法、方药十分复杂，正如《素问·咳论》所言：“五脏六腑皆令人咳，非独肺也。”

张仲景在《金匮要略》里有两篇是集中谈到咳喘的，一个是《肺痈肺痿咳嗽上气篇》，再一个就是《痰饮咳嗽篇》。尽管有这两个专篇，尤不能尽其意，大量相关治疗咳喘的内容，还是散见在《伤寒论》和《金匮要略》当中。仲景学说的独特优势，在于辨六经与脏腑、气血的关系。我们讲的六经辨证，并不是指经络辨证，是以六经为纲，包括六经所属的脏腑，以及运行于脏腑经络中的气血、津液、阴阳，所以其独特的优势在于辨这几者的相关性，从而阐发咳喘之病因病机及其进退出入。关于进退出入的问题，当然主要是在外感热病当中，内伤杂病有没有？也有的，后面我在讲到具体问题的时候再提示一下。证候是可以相互转化的，你今天的咳喘可能是这种证候，时间一久，证候类型就可以发生变化，所以要讲相互转化。《伤寒》和《金匮》这两部书，能包治所有的肺系疾患吗？我可以大胆地说："不可能!"然其所论，虽然不能尽愈肺系诸疾，但《伤寒》和《金匮要略》的思想以及治疗原则，可以有普遍的指导意义。因此我认为，若能循其所论，思过半矣。那治疗咳喘，可以得其大半了。至于经方的运用，仍然离不开前面的辨证关系。如果就原理来讲，它可以普遍的指导临床。因为阅历有限，一个人不可能把所有的病都看到，我这是坦白的说话，因为我的专业主要是搞心血管，肺系病患当然也看一些。由于阅历所限，我只能就我自己感受比较深刻的，择其要者论述一下。

一、肺寒气逆咳喘

第一个是肺寒气逆的咳喘，因为肺受了风寒，肺寒使肺气上逆而发生咳喘。大家都知道，《伤寒论》第 18 条："喘家，作桂枝汤，加厚朴、杏子佳。"这一条条文很简单，大家都知道，但是，如果你没有用过这个方子，未必能相信它可以治喘。我是这么想，你没用过它，未必相信它，我们要大家相信，是要讲事实依据，讲有关的理论。这一条是素有喘疾之人，肺受风寒袭击在先，或因治疗得当，或因调理得法，而使枢机暂伏。因为这个病，咳喘有发作的时候，也有相对平静的时候，也有不发作的时候，所以暂伏就是不发作。当他不发作的时候，如果起居不慎，触冒风寒，则使寒邪内外相合，引动伏疾，肺寒气逆，续之哮喘发作。这就是过去有哮喘这个毛病，只是你暂时没有发作，感受风寒之后，可以激发它发作。既然说是新感，必然风寒表证明显，我们讲这个桂枝加厚朴杏子汤证有哪些临床表现呢？有鼻塞，清涕，恶风，自汗出，舌苔白薄而润。应用桂枝加厚朴杏子汤治喘，舌苔一定是白薄苔，舌质基本正常，或者偏淡，如果舌质鲜红，比正常的还红一些，或者是绛，那就要谨慎。尽管前面讲的症状都和桂枝加厚朴杏子汤相符，但是要慎用，有时候可能就搞错了，因为舌质边尖红，舌苔薄白，或者有点干燥欠润，这可能就是肺热津伤。在《伤寒指掌》以及俞根初的《通俗伤寒论》里面，已经谈到了这个问题。“白而薄润风寒重，温散何妨液不干。燥薄白苔津已少，只宜凉解肺家安。”白而薄润的苔，舌质比较正常或者是淡红，表明风寒较重，可以用温散的药，如果病邪伤阴化燥，那就应该用滋阴润肺的方法。所以用哪一个方子，如果按照教材上面写的，那很明显，风寒是如何、风热是如何。实际上在临床上，有不少病人，区别用甲方或用乙方，这个区别只在某一、两点上，这是我个人的体会。关于发热的问题，尚有口干发热的问题，如果是新感引动伏邪，就是感受风寒了，那很可能有发热的。可是有些内伤杂证的哮喘是呈发作性的，不曾感受风寒，也没有风寒表证，可不可以用桂枝加厚朴杏子汤？也是可以用的。

我这里举的第一个病例赵某，这个病人就是有哮喘宿疾的，自幼哮喘，来诊时 35 岁。自幼犯哮喘，西医诊断为支气管哮喘，并且检测过敏源有十多种，例如灰尘、絮状物，甚至寒、热都可能诱导他发作。他开始是用激素治疗，激素治疗可以在较短时间内控制病情，可是激素用时间长了，副作用太明显，有时西医也被迫减量，还没减完，哮喘就发了，用量少又控制不了。所以反复如此，反复发作，有时一年要住那么一两次医院。农村人啊，住院也是相当困难的，所以非常的苦恼，就找中医治疗吧。来诊的时候因为感受风寒而发，哮喘明显，喉中戛然有声，鼻翼微煽，轻度紫绀，伴咳嗽，白痰清稀，难以咳出，恶风寒，自汗，鼻塞流清涕，喷嚏，精神不振，纳差，脉缓，舌苔白薄而润。如果苔白薄而干燥，就像我刚才念的察色辨证歌一样，“燥薄白苔津液少”，这就不宜温散了，“只宜凉解肺家安”。这两个是对立的，我这是白薄而湿润，舌质固然没有写，这个舌质是不红的。那么根据它的病机，既有哮喘的宿疾，又感受了风寒，属肺寒气逆而发生咳喘。当然这个病人，我说只是他受了寒就喘，并没有发热恶寒之类的表证，那么正如前说，照样是用桂枝加厚朴杏子汤，这个方子我就不念了，每天 1 剂，7 天以后复诊，哮喘明显减轻，咳嗽好转，因而第二次加减，治疗将近2个月，以至哮喘平复，精神好转，可以正常工作。到了这个时候，病情基本上控制了，就改汤作丸。汤者“荡”也，当病情比较重的时候，用汤剂，当病情已经控制下来之后，就用丸剂，丸缓图功。这个丸子的处方，只是剂量不同，而实际上，看到每味药200g，这200g不是一天就吃这么多，做成一粒丸子，熬成膏，1天只吃3次，1次1调羹。他每年基本上来3~4次，就吃这膏，大概到现在有10多年时间，激素完全丢掉了，也不曾住院，病情控制比较好。那我这里敢不敢讲这个病人连膏剂也不吃了，他就从此治好了？我不敢这么说。这种病人是不能停药的，好在一年做4次膏剂，大家刚才看到的这个方子相当便宜啊！所以说中医治疗，当然经济效益是不高的，但是如果运用得当，在临床上是会见到比较明显的效果的。他一直到现在，还坚持在吃这个膏剂，10多年了。

处方一：桂枝10g　白芍10g　炙甘草6g　生姜10g　大枣10g　厚朴25g　杏仁12g　苏子10g　紫菀10g　款冬花10g　百部10g　前胡10g　炒黄芩25g　鱼腥草30g

处方二：上方改为膏剂。桂枝200g　白芍200g　炙甘草100g　厚朴300g　杏仁200g　苏子200g　紫菀200g　款冬花200g　百部200g　前胡200g　白前200g　炒黄芩300g　鱼腥草300g　加白蜜2600g收膏

另外就是《伤寒论》第43条说：“太阳病，下之微喘者，表未解故也，桂枝加厚朴杏子汤主之。”这两条基本相似，病机和症状类同于前者。只是这一条是由于误治引起的，前一条他有哮喘在先，而风寒感冒使哮喘发作。这条是病人过去没有哮喘，只是这次感受风寒之后，或者是延误时治，或者是因为误治，以致风寒迫肺，那就不再是表证了，是肺寒气逆引起的咳喘。例如丘某，55岁，来诊时诉经常咳嗽，此次病起于感冒之后，已咳嗽半年未愈。咳了半年没有治好，这种情况，如果大家在门诊或者在病房里，多待一段时间，咳嗽半年不愈的不稀奇啊，这种病人常可以碰到，甚至还有比这个咳得久的，长时间不愈。此次病虽然是起于感冒之后，但是已经咳嗽半年未愈，时而干咳，时而咳唾白黏痰，不易咯出，咳引胸痛，恶风寒，自汗出，清涕，喷嚏，脉缓，苔薄白。当然薄白也是湿润的，薄白干燥就不属此类了。这个病人是以咳嗽为主，并没有怎么喘。此例并无宿疾，没有哮喘的老毛病，也是感受了风寒之后，拖了半年时

间，以至于咳嗽不愈。大家说，桂枝加厚朴杏子汤两条都是治疗喘的，你这里怎么用来治疗咳呢？我们说咳也好，喘也好，都是肺家之病，都因肺气上逆而发生，只是有的表现为咳，有的表现为喘。用桂枝加厚朴杏子汤所治疗的喘气和咳嗽，都是肺寒气逆，所以我在这里特别要说明，《伤寒》和《金匮》凡是说某方可以治喘，绝大多数都能够治咳。只要病机相同，治咳的效果就会很好。能治咳的方剂，在一定的条件下，也可以治喘，这是我个人的引申。那么这个咳嗽半年的病人，也是给他熬膏，熬膏的处方用药和前面的汤药基本相似。因为他还有其他的病症，所以比开始用的汤药药味多一点。他有胆囊炎、高血压，考虑到这些因素，所以膏剂药味多一点。这个膏剂，每天3次，每次一匙，此膏剂先后各有加减，这个病人一共熬了3次膏剂，按照这个剂量，熬一次膏可以吃三个多月。他连续吃了三料膏子，从夏天一直到第二年的春天，没有再咳嗽。那么后来咳不咳？因为他没来，我也不知道，我只知道从夏天到第二年的春天，他没有发作。

处方一：桂枝10g　白芍10g　生姜10g　炙甘草6g　大枣10g　厚朴25g　杏仁10g　浙贝10g　桔梗10g　百部10g　前胡10g　炒黄芩25g　鱼腥草30g

处方二：上方改为膏剂。桂枝200g　白芍200g　生姜200g　炙甘草200g　大枣200g　厚朴300g　杏仁200g　黄芪300g　浙贝200g　桔梗200g　百部200g　前胡200g　炒黄芩300g　鱼腥草300g　紫菀200g　冬花200g　钩藤300g　茺蔚子200g　僵蚕200g　金钱草300g　加白蜜4600g，收膏。

有人要问，前二例既云肺寒气逆而致咳喘，方中何以用黄芩、鱼腥草之类草药呢？这两样是凉药，你这不是自相矛盾吗？我的回答是，大凡咳喘而久，就是咳嗽的时间比较久的人，纵然以寒邪或寒饮为主，而多兼化热之象。此种热象常被主症所掩盖，不易发现。为什么呢？因为这个病人的主体病机是肺寒气逆，你在当中有一点化热的问题在里面，它就被主症掩盖了。就是矛盾的主要方面掩盖了次要方面，这时候你就不容易发现。但不容易发现不等于不能发现，我们还是可以通过细心的观察发现一些蛛丝马迹的。例如白痰黏稠，不易咯出。你感受风寒的人不一定都是白清稀痰，也不一定是白泡沫痰。反过来说，白泡沫痰还可能是热证。病人讲：

"我的痰清稀，像白泡沫一样，就是不容易咳出来，如果咳出一口痰来，我会轻松好多。"这种在我看来就是内有伏热的象征。有的病人长期咳嗽，咳得昼夜不眠，心烦者多。《伤寒论》以心烦为热证表现的条文有很多，后面我可能还会涉及。脉象是数，不要以为风寒迫肺，肺寒气逆，他的脉一定是缓，或者是迟，不一定的，咳嗽患者可能脉浮。在《伤寒论》里面有脉数为热，有脉数为虚，也有脉数为寒的。真阴寒证，脉跳一息七八至，那是要抢救的病人，这个内容在少阴病篇，跟我今天谈的无关，我就不讲。所以脉数，舌边尖红，这不像是正常人的舌质，红活或是鲜红，或者是绛，这就是兼有伏热的征象。在《金匮要略·肺痿肺痈咳嗽上气篇》里"肺胀，咳而上气，烦躁而喘，脉浮者，心下有水气，小青龙加石膏汤主之。"那小青龙是温性方剂啊，解表祛风寒的麻黄、细辛、桂枝、干姜之类也是温药，温化水饮的。为什么要加石膏呢？就是因为烦躁。况且大青龙汤说他有内热，外感风寒，内兼郁热，热从哪些地方看出来？在大青龙汤的条文下就只有"不汗出，而烦躁者，大青龙汤主之。"大青龙汤不是有热吗？你仔细观察，这个伏热的现象我认为还是可以察到某些苗头。后面大青龙汤我已经说了，我是借此加以引申。所以说伏热在内，在用温剂的时候，少量配合一些寒凉之品，对提高疗效是很有利的。所以小青龙加石膏汤是用石膏，大青龙汤也是用石膏，你这个桂枝加厚朴杏子汤为什么不加石膏呢？加石膏多是外感急性热证，像高热、恶寒，比如麻杏甘石汤"汗出而喘"、大青龙汤"不汗出而烦躁"，那么病人热象不重，就不必用石膏了。在内科杂病当中，用石膏会觉得寒凉沉重，就采取"治上焦如羽，非轻不举"这样一个原则。所以用黄芩、鱼腥草、半夏、忍冬藤之类，这些药也不是都用，选择那么一、两味，不必选那么多。黄芩的用量往往是比较大的，我用黄芩25～30g。这个问题也不用担心，大家如果有兴趣的话翻一下《本草纲目》，翻到黄芩这一条就知道了，李时珍年轻的时候害咳嗽，他以为是肺痨，自己开方吃，越吃越重。当时李时珍的父亲还在，他们两个不住在一起，父亲就去看儿子了，因为病情严重嘛。一看到后就提出批评意见来了，说你这不是肺痨咳嗽，你是肺痿咳嗽。请父亲赐一个方子吧！赐一个什么方？一味黄芩汤。就是每天一两黄芩。明代的一两和现在的30g差不多，稍微多一点点。李时珍这个久咳不愈就是每天一两黄芩吃好的。所以我用黄芩这个量比较大。如果你连续使用的话，一到三周，只要他原来没有脾胃虚寒，一般不会有什么副作用。

二、外寒内饮咳喘

外寒内饮咳喘，根据病情的轻重，常见的有两个证候。比较常见的，外面感受风寒，身体里面潜伏有水饮，这种咳喘有两个证候：一个就是射干麻黄汤证，一个是小青龙汤证。在《金匮要略·肺痿肺痈咳嗽上气病》篇第六条："咳而上气，喉中水鸡声，射干麻黄汤主之。"《伤寒论》和《金匮要略》里面的条文，有的时候是非常简单的。光这一句，咳而上气，咳而喘气，喉中有水鸡声，"咕咕咕"的响，那么这就用射干麻黄汤。这种病人很多，所以用射干麻黄汤必须以方测证，它有辛温解表药，也有寒凉之品，为什么会"咳而上气"，为什么会气喘，喉中有水鸡声呢？我们以方测证，是因为外有风寒，内有水饮，寒饮相搏，壅塞肺气形成的。临床表现：咳喘，或者咳嗽，或者喘气，白痰，喉中水鸡声，恶风寒，无汗，用射干麻黄汤不可能是有汗的，有汗就不用射干麻黄汤。我刚才说的桂枝加厚朴杏子汤是有汗的，是自汗出。狭义的伤寒和中风，一个最主要的分水岭就是有汗无汗。所以射干麻黄汤依然是一个风寒表证无汗，或者鼻塞清涕，或者有发热，如果是急性感染他就有发热。若在秋冬之时，四末还不温，特别在武汉，我从武汉到这里一上火车沿途羽绒服、厚毛衣一件件的脱下来了，在武汉是很冷的。这种病人多在秋冬季节手足不温，是冷的，以射干麻黄汤外散风寒，内化水饮，为千古治咳之名方。这个方子的应用非常的广，特别是在儿科、老年。因为这个方子散风寒也好，化水饮也好。药力还不如小青龙汤，用它是比较温和的。

这个病案金某，女，68 岁，咳喘有 60 年的病史，从她几岁开始就有哮喘病，缓解期有长有短，长则一两年不发，短则一年发作 1 ~2 次。一个月前曾经住院治疗，西医诊断为：支气管哮喘并肺部感染、阻塞性肺气肿、肺源性心脏病、呼吸衰竭。经治疗好转出院。出院以后她并不是完全好了，她还是在咳喘，不过咳喘得轻一些。出院以后就找中医门诊，这个时候就咳嗽，黄痰，不易咯出，微喘，甚则胸闷、心悸，可以高枕平卧，下肢浮肿，脉数，舌苔白厚。舌苔白厚与白薄都属于风寒，厚可能兼有寒痰比较多，性质是一样的。这就是外寒迫肺，与久伏之水饮相搏，60 年的病史，并且兼有化热之象。说它化热，是因为咳嗽黄痰啊，虽然比较容易咳出来，但这个黄痰就是化热的象征嘛，你不要查那么多啊，有这么一两个特点就行了，用方就是射干麻黄汤。我这是惯例，只要查到那么一点热象，我就要加清热化痰、或者清热解毒的药。这个病人显然用得多一些，黄芩、白英、败酱草、蒲公英……一共服药3周，基本不咳，活动时有些微喘，这个微喘跟他肺气肿有关，是很难治愈的。因为肺泡的组织变形了，性质都变了，所以不能复原，活动以后有一点喘，这就算控制得不错了。

处方：麻黄10g　杏仁10g　射干10g　炙甘草6g　细辛5g　干姜6g　紫菀10g　冬花10g　法夏10g　五味子10g　炒黄芩25g　白英20g　败酱草20g　蒲公英20g　泽泻10g

陶某，女，50岁。咳嗽月余，喉间有痰声，不喘，白痰，胸闷，鼻塞，清涕，喷嚏，脉弦缓，舌苔中根部白厚。这个病人用的也是射干麻黄汤，方药基本同前。

处方：麻黄10g　射干10g　细辛6g　干姜10g　五味子10g　前胡10g　浙贝10g　炒黄芩10g　鱼腥草30g　白英20g

一周后，上方加半枝莲30g、白花蛇舌草30g，续服一周愈。

前面讲第一个那是治疗咳嗽，第二个病例是讲喘，后一个讲咳而不喘。所以我在讲桂枝加厚朴杏子汤的时候就讲到，凡能治喘之方多能治咳，凡能治咳之方也多能治喘。咳喘都是肺气上逆引起的，外寒内饮所致咳喘，尚有小青龙汤证，其证恶寒发热，无汗，头痛，身痛，咳嗽，清痰，喘气，脉浮紧，舌苔薄白，这肯定是薄白苔，舌苔薄且润，甚至有的病人舌苔薄白而滑，舌质不会比正常人还红，要么就是和正常人差不多的舌质，要么就是鲜红的，鲜红的那就是要加寒凉药。小青龙汤证与射干麻黄汤相比，外寒内饮均较前者为重。例如恶寒发热，头痛，身痛，无汗等比射干麻黄汤来的明显，来得重一些。身疼痛，特别是身疼痛在射干麻黄汤一般是不明显的，也可能有一点。只是小青龙汤身体疼痛啊、头痛啊这些表现明显，说明外感之邪较重。咳嗽呢，咳嗽气喘也有一些咳不出来，服小青龙汤的人咳嗽唯恐不出痰，越不出痰喘得越重。他从喉头到气管是一种无可名状的咳嗽感，非常的不舒服，就像痰在上面黏住了，掉不了，就拼命地想把痰咳出来，可就是咳不出来，有的人就成了一种痉挛性的咳喘，非常难受。假如说一口痰咳出来了，“唉，这下轻松了多少！”你不要以为清稀痰容易咳，清稀痰有时候也很难咳出来的，特别是气喘的人。气喘，脉浮紧，舌苔薄白，那么如果从程度上来讲比射干麻黄汤重一些。这个方子在《伤寒论》咳喘里面都有说到，有一条说“咳而微喘”，有一条说“微咳”。所以说它既可以治咳又可以治喘，又可以治咳喘相兼。前面讲的两个方子也是一样，都是既可以治咳又可以治喘，又可以治咳喘病人。小青龙汤以麻黄配桂枝、细辛，则温散发汗之力强。我为什么说这个病情重？方药一样重啊，因为它是麻黄配桂枝、细辛，所以发汗之力强，温散外寒的力量也强。射干麻黄汤是以麻黄配细辛、生姜，麻黄不配桂枝发汗的力量就弱一些，所以这个温散发汗的力量也差一点。小青龙汤以细辛、干姜、五味子、甘草配伍，这就差不多总结了“病痰饮者当以温药和之”这样一个治疗原则。苓甘五味姜辛夏嘛，就是没有茯苓、干姜、五味子、甘草这些药来温化寒饮。而射干麻黄汤是用射干、细辛、紫菀、冬花、五味子，温化寒饮之力虽然有，但是差一些。观此二证，轻重有别，观此二方呢，强弱有别，合情运用即可。那这两个方子怎么区别啊？就是谁重一些谁轻一些，或者说把年龄、体制因素考虑进去。年老体弱的和小儿你用射干麻黄汤比较稳妥；年轻力壮的人突然害病了，咳喘，该用小青龙汤的你就放手用。这个方子只要用的正确绝非久用之方，中病即止，尽管病情没有完全好你也要做适当的变化。小青龙汤证用在初感风寒，表证明显者，多有发热，也可不发热。从《伤寒论》的条文来讲，说小青龙汤是不发热，这不够完全。因为感受风寒之邪，腠理被遏，在这种情况下多有发热。可是内伤杂病里用小青龙汤可以说多数病人是不发热的，他们感受了风寒，但并没有表气被遏，只存在外有寒内有饮的情况，所以一般不发热。所以若求得外寒内饮之病机，不管病人发热也好不发热也好，他在外有寒，在内有水饮，寒饮相互搏击，以至肺气不能肃降，在这种情况下，那你就用小青龙汤。本方第 40 条“伤寒表不解，心下有水气，干呕，发热而咳……”那第 40 条只讲治咳嗽，没讲治喘，第 41 条“伤寒，心下有水气，咳而微喘……”那大家问到底是治咳还是治喘？我的回答是都治。这是行之有效的，我不是在文字上玩什么游戏。《金匮要略·痰饮咳嗽病》篇第 35 条“咳逆倚息不得卧，小青龙汤主之”，则知本方既可以治咳亦可治喘，又可以治疗咳喘相兼之病。其加减法可以参照前面讲的射干麻黄汤，或者桂枝加厚朴杏子汤。兼有某种化热现象的，可以加清凉之品；也可以按照《金匮要略》服小青龙汤以后的各种变化而加，有好几种变化，例如苓甘五味姜辛汤这一类，这些文献里都可以查到。

我今天是在广州讲课，广州的天气相当于武汉的秋天，非常舒服。在武汉我这种老年人是大羽绒服穿上，里面还两件毛衣，那么在南方气候比较潮湿，会不会有小青龙汤证呢？我想还是会有的。武汉的冬天有不稀奇，但炎热的夏天也会见到这样的病人。这个病人张某，男，31 岁。夏天游泳 3 个小时，他也不是在野外，在室内水温调节得很好。回到家就吃了大量的西瓜、冷饮，晚上又喝了两瓶冰啤酒。到了后半夜，咳嗽了。他自己觉得身体健壮，无所谓，还坚持工作。认为是感冒了，银翘片买来吃。一共拖了 3 天才到我这个地方来，那么我对他这个病情分析，认为是形寒饮冷伤肺。形寒饮冷伤肺不是一句空话啊，武汉的夏天是火炉，有胜于广州，在这个火炉城市里面怎么外有风寒内有热饮呢？大家只要看看这个发病的描写就知道了，现在这种生活方式的人太多了，所以形寒饮冷伤肺以至于咳喘，就是在武汉的夏天也不稀奇，在广州我就不清楚了，应该说广州可能也会有吧。所用的方子就是射干麻黄汤，每日 1 剂，3 剂之后复诊，诉汗已出，无恶风寒，身痛大为减轻，头不痛，饮食如常，咳嗽轻微，原方再进 2 剂诸症痊愈。夏天使用此方固然应予慎重，有人讲夏日不用麻黄，这个当然有不同的理解，不同的思想。我认为夏天该用麻黄的照样用，我绝不减少一点，因为他的脉证就是如此，你说夏天看到这个病你用什么去治咳治喘呢？那搜来搜去还是用小青龙，而且见效很快。

处方：麻黄 10g　桂枝 10g　细辛 6g　法夏 10g　炙甘草 6g　干姜 6g　白芍 10g　五味子 10g　紫菀 10g　冬花 10g 浙贝 10g　桔梗 10g　陈皮 10g

三、痰饮咳喘

痰饮咳喘之证及其治法，《金匮要略·痰饮咳嗽病》篇多有论述，里面讲到的痰饮、水气病症是这样论述的，例如第 2 条“其人素盛今瘦，水走肠间，沥沥有声，谓之痰饮……”，第 4 条“水在肺，吐涎沫，欲饮水”；第 8 条“夫心下有留饮，其人背寒如掌大”；第 11 条“膈上病痰，满喘咳嗽……”；第 13 条“肺饮不弦，但苦短气”；第 12 条“脉偏弦者，饮也”……以上脉证在痰饮咳喘中都是可以出现的，那就不可能每一条都去解释它。第 15 条就是痰饮治疗的大法，“病痰饮者，当以温药和之。”

总而言之，痰饮就要用温药来温化。今天上午查房的时候也碰到这个问题，我讲湿与湿热是两个概念，湿不与热合，单纯的湿就是湿，单纯的痰就是痰；如果湿与热合，这个证候就变了；痰与热合就是热痰、痰热，痰与寒相合就是寒痰、痰饮。这在治疗上都是不同的。说“病痰饮者，当以温药和之”，是指寒饮、寒痰。如果是热痰，水热互结，那肯定就不能“用温药和之了”，对吧？这是治疗大法。以苓桂术甘汤和肾气丸为代表方剂，我只选代表方剂。实际在治疗咳喘当中，像真武汤之类的也是不可不提的。因为有些咳喘是外寒兼肾阳不足，水气泛滥，这种情况出现的时候那就是肾气丸不如真武汤有效果，补充说明这一点。第 16 条“心下有痰饮，胸胁支满，目眩，苓桂术甘汤主之”；第 17 条“夫短气有微饮，当从小便去之，苓桂术甘汤主之，肾气丸亦主之”。说是身体里面有饮邪，用苓桂术甘汤也可以，用肾气丸也可以，那不是没有界限了吗？这个界限是有的，如果病证的重点是在脾阳不足，运化失常，而成痰饮的，当然宜温中化饮，以苓桂术甘汤为好；如果说病程久了，脾损及肾，脾属土，肾主真阴真阳之气，如果损伤到肾，肾阳不足，火不能生土，肾阳不足不能化气行水而产生痰饮，这种痰饮就是肾气丸主之。《金匮要略》这样的条文还有那么几条，前面讲某病，后面讲某方主之，某方亦主之，这是其中的一个，要斟酌运用。至于水在肺、肺饮之类，在《痰饮咳嗽水气病》篇里有讲到，应分析水在肺和肺饮的微甚，就是轻重的不同，也可以参照上述之方，该用苓桂术甘汤的就用苓桂术甘汤，该用肾气丸的就用肾气丸，该用真武汤的就用真武汤。

我这里举个病例，刘某，36 岁，病起于外感之后，历时两周，当他来看病的时候外感症已经不存在了，就无所谓外感。而喉中有白痰，嗽白痰甚多，为什么不讲“咳嗽白痰甚多”呢？我在年轻的时候对于这个咳和嗽常常分不清楚，大家也习惯“痰不咳怎么出来呢？”时间久了，现在才知道，有些病人他会告诉你，说：“我有很多痰，一口一口地吐。”我说：“咳嗽吗？”“不咳。”“不咳怎么有痰？”他说：“我喉咙稍微用点力这痰就出来了，没有声音。”大家再仔细观察，有一部分病人确实是这样的。嗽白痰甚多，鼻涕是黄的，肩胛间区发凉，夜间为甚，头痛，以两太阳穴为甚，甚则自觉颞动脉跳动。其实颞动脉都在跳，只是我们感觉不到，可是当头痛厉害的时候，病人自己有明显的感受。纳差，二便自调，舌苔白厚腻，舌质正常。患者白痰较多，而肩胛间区发凉，这就是前面讲《痰饮咳嗽病》篇的背寒如掌大，肩胛间区有多大呢？两个肩胛中间那就是背寒如掌大。再加上脉弦，“偏弦者，饮也”，舌苔白厚，这都是痰饮内盛之象。头痛呢，那痰饮内盛为什么头痛啊？痰饮气逆上冲，清阳不升所以头痛。不要以为这个头痛要再加几味治头痛的药，这个大可不必。所以我用的方子就是苓桂术甘汤加味。你看整个方子就没有哪几味药是治头痛的，连蔓荆子我都没有用。按说这个方子用蔓荆子不影响，可是只要你抓住了主体症状，抓住了重要病机，相机而投，那痰饮咳嗽就好了，水气、痰气就不再上冲了，因此他就不痛了，没必要专门去治痛。

处方：茯苓30g 桂枝10g 焦术10g 炙甘草6g 黄芪30g 桔梗10g 浙贝10g 百部10g 前胡10g 紫菀10g 冬花10g 当归10g 川芎10g 防风10g

四、肺热咳喘

《伤寒论》肺热咳喘证以麻杏甘石汤证为代表。第63条：“发汗后，不可更行桂枝汤，汗出而喘，无大热者，可与麻黄杏仁甘草石膏汤。”第162条“下后……”，后面的文字是相同的，只是前面的误治是不同的。以上两条说明外感之后，治不如法的应对。第一条不是说发汗吗？这风寒外感用发汗方对的啊！但是这个发汗太过了。张仲景的要求，你发汗太过了不对，发汗太少了是不及，也是误治。太过与不及都不对。第162条也是风寒表证，不发汗而误下，这肯定是误治。这造成了外邪内陷，陷入哪个地方？外邪陷入肺中化热，肺热壅盛，以致咳喘。这个麻杏甘石汤关键问题就是肺热壅盛或者叫热邪壅肺，以致咳喘。至于他有没有恶寒啊，兼不兼表证啊，这不是重要的。即便兼有恶寒（有一分恶寒便有一分表证），那么麻杏甘石汤固然不是为了治表证而设。但是这个方子里面有麻黄、杏仁，得麻黄汤之半，因为多加了杏仁，发汗的力量就弱了，又加了石膏，去了桂枝，这发汗的力量就更弱了。如果兼有一点风寒外感证候，那就直接用麻杏甘石汤，不必要先表后里。麻杏甘石汤的根本宗旨就是治疗肺热咳喘，我只强调这一点。而外感病过程当中，肺热咳喘是典型证候。就内伤杂病而言，则其证多半不发热，亦无明显的汗出。“汗出而喘，无大热者，麻杏甘石汤主之”嘛，这内伤杂病要用麻杏甘石汤，因为他有风寒外感，无非就是肺热重嘛。那么麻杏甘石汤怎么加减呢？如果是外感热病，发高烧，大汗出，咳嗽，气喘，当然是麻杏甘石汤。在内伤杂病，发热的征象不重，只是咳喘比较严重，这时候就不宜用石膏，不用寒凉沉重之品，还是用鱼腥草、黄芩之类的来清化肺热。

这个病例，是一个66岁的男患者，有慢性支气管炎病史，咳嗽两个多月，白痰黏稠，不易咯出，胸闷，饮食尚可，二便自调，脉弦数，舌苔黄厚腻。这个病人咳嗽，白痰黏稠，不容易咯出来，胸闷，这都是肺热、气机不宣的一种表现。当然，不是所有的胸闷都是这样，那还有别的原因。这个病人脉弦数，舌苔是黄厚的，我认为是热邪壅肺，我就用麻杏甘石汤去掉了石膏加减。我的学生说："梅老师，你干脆叫'三拗汤'加味吧。"我说："这个三拗汤里面我还用了其他的药来代替石膏呢，我叫做'化裁麻杏甘石汤'。"这个病人要说明一点的是，因为他有胸闷，有时候会胸痛，所加之药大家看看，有半夏、全瓜蒌、黄连，是化裁麻杏甘石汤与小陷胸汤合方。要不然你怎么用呢？胸闷胸痛加上黄痰恰好是痰热阻肺的表现。

处方：麻黄10g　杏仁10g　炙甘草6g　法夏10g　全瓜蒌10g　黄连10g　浙贝10g　桔梗10g　百部10g　前胡10g　紫菀10g　冬花10g　白英10g　败酱草20g

看下面这个例子，邹某，男，59岁。有风湿性心脏病史40年，联合瓣膜病变，他心脏的4个瓣膜都是狭窄加漏，不过最严重的就是二尖瓣和主动脉瓣的狭窄加漏。他生命垂危的时候到医院，2008年的2月，作了二尖瓣、主动脉瓣的置换术，他不可能4个瓣膜同时换啊，那病人也受不了。这是2月住院做的手术，到8月30号，就到我这里来，他出院小结的病情非常复杂，双肺间质病变、双下肺感染、左下肺支气管扩张、双肺肺气肿、多个肺大泡形成，这是肺部的，还有"心肺改变符合心脏瓣膜疾病合并心功能不全；双侧少量的胸腔积液、胸膜粘连、增厚；心肌增厚还有钙化；甲状旁腺有占位性病变。这个病人真是多灾多难，甲状旁腺的占位性病变到现在还没有诊断清楚是什么问题，还有纵隔淋巴结增多增大，但到底是不是淋巴也很难说，肝脏还有多发的占位性病变，考虑是肝囊肿的可能性比较大。我们说现在西医学的发展突飞猛进，技术的发展日新月异。可是，一切事物不是万能的。中医不万能，西医也不可能是万能的。把病人从死亡线上拖回来，这是西医一大功劳。可是拖回来之后怎么办呢？他是一个危重病号，西医说把另外两个瓣给换了吧。这病人一听就怕啊，不仅是怕，而且财力不支啊。他换了两个瓣，家里积蓄已经花得差不多了，再换一次还得签字“死了不怪我”，那病人当然不愿意了。那么分析这个病情应当是“心痹”在先，因为他年轻的时候肺部是没有问题的，并且少阴阳虚水泛，血脉严重瘀阻。肺朝百脉，血脉相连。所以心脏的疾患可以引起肺部的严重变化，肺部的疾患也可以引起心脏的严重变化。关键在于血脉，心主血脉，肺朝百脉，就在这个血脉的理论之中探究竟。我们常常讲一句话叫“血脉相连”。从这里去体会“血脉相连”在疾病当中的重要性。因沉疴难疗，迁延时日，水与瘀血互为因果，五脏必受其累，以至五脏皆痹。《素问》的痹论有五体痹，身体的五个部位，有五脏体，他这个心痹的时间已经这么长了，百脉为之堵塞，说他五脏皆痹，大概差不多吧。那么白痰黏稠难出，痰中带血，紫绀，舌尖瘀斑，他是痰热与瘀血互阻于肺，这个时候心脏问题得以缓和，但是还有两个瓣膜是异常的，主动脉瓣跟二尖瓣作了置换，可肺动脉瓣跟三尖瓣呢？所以这两个方面不解除，肺的压力就解除不了，肺部的瘀血也解除不了。在手术以后，根据刚才所讲的病情，我就用了这个“化裁麻杏甘石汤”。里面都没有用小陷胸，后面的药大家看看就知道了。每天 1 剂，服药 1 周以后复诊，可以步行 100m 左右，他原来在室内走几步就被迫停下来，不然气喘得没有办法，也气喘不能平卧，紫绀很严重。吃了一周呢，就可以在家里缓缓地走，大概加起来可能到 100m。微咳，白痰，痰中带血已经止了，胸闷，浮肿减轻，苔薄白，舌尖左侧有瘀斑，脉数。脉数说明内伏有热，这次用这个方子已经有效果了。一直到 7 月 30 号，也就是两个多月吧。复查胸部 CT，跟前面的片子相比，双下肺感染减轻，胸腔积液吸收了，已经没有了，肺大泡也不见了。这个我倒是没想到的，我认为可以减轻你一点痛苦，做医生的就尽心尽力了，没想到超出了我的预期效果。但是不能沾沾自喜，这后续的治疗一直到现在他还坚持吃汤药。现在达到一个什么样的效果呢？他可以从楼上下来，到外面散散步，大概 1 站路吧，500 米左右。走到个地方，略微休息一下又再走回来，生活能够自理。我只能说到这个地方为止。现在这个病人仍然是重病，今后的变化如何，我不敢乱吹一句，当医生自己乱吹就完了。说不定哪一天他因为换了瓣膜以后，栓子形成、脱落，就

“呜呼”了。我倒是希望病人健康长寿，是吧？

处方：麻黄 10g　杏仁 10g　炙甘草 6g　鱼腥草 30g　浙贝 10g　桔梗 10g　百部 10g　紫菀 10g　冬花 10g　丹参 30g　三七粉 10g（冲服）　白英 20g

此方重在灵活加减变通，大体可分为三类。第一类：白痰黏稠者，加银花、连翘；水肿明显者，选加茯苓、猪苓、泽泻、金钱草、海金沙、葶苈子等；痰中带血明显者，加黄芩炭；止血比较稳定者，去三七粉、黄芩炭；胸闷胸痛者，加法夏、全瓜蒌、黄连、枳实。第二类：若于前方去麻黄、杏仁、炙草，加法夏、全瓜蒌、黄连（小陷胸汤）。第三类：咳血较多时用下方：黄连 10g　黄芩炭 20～25g　大黄炭 10g 浙贝 10g　桔梗 10g　紫菀 10g　冬花 10g　花蕊粉 6g　红景天 20g　丹参 30g　旱莲草 30g　野菊花 10g　白英 20g　败酱草 20g　茜草炭 20g

五、痰热阻肺咳喘

痰热阻肺之咳喘，外感内伤都有，医者所接触的病例，以内伤杂病或者外感兼内伤者居多。我听说广州病人有什么病首先找中医，在武汉那个地方可不同啊！像这样的急性病，一发烧首先想到的是打吊针，往西医那边送，等那边搞不好了那就该我们做这个后勤收尾的。所以我接触的病例是以内伤杂病或者外感兼内伤的多一些。今天上午查房的时候碰到一个老太太也是，舌苔黄厚腻，当然病情跟这个不一样，今天不冷吧？她盖了一床厚被子，脚都是冷的。病房有人在那里提出来，说你认为她是痰热内阻，为什么这个病人怕冷呢？我说她是湿盛伤阳啊，中医讲湿盛伤阳的理论，不是阳气少了，你有痰热内阻，阻碍了阴阳气机的运行，阳气郁住了出不来，因此恶寒、手足冷。这就不能补阳了，取湿盛阳微之理。湿盛阳微不通，不论外感内伤，均有咳嗽，咳白泡沫痰，难以咯出，或者是黄痰，绿痰，胸闷胸痛。为什么我把这个咳痰描写的比较多呢？我认为这几种咳痰都是内有伏热的一种表现。薄白苔就一定有痰热内伏吗？这要配合舌质看，一般白苔转腻者是实热内伏；我加以引申，薄白苔，舌质鲜红，多半也是痰热内伏；白厚苔、黄厚苔，舌质红绛，那人人都知道，是有痰热。《伤寒论》第 138 条，“小结胸病，正在心下，按之则痛，脉浮滑者，小陷胸汤主之。”这个病位似乎应该在心下啊，那你为什么把这个方子拿来治疗肺部的疾患呢。我不仅用来治肺部疾患，我在治疗慢性病当中也常用这个方子。我认为，“心下”是指胃脘，你不能说小结胸的部位不在胃脘，然则胃脘与胸仅以横隔相邻，就是一个膈肌啊，心肺、胃脘可以互相影响，若此证确实与胸膈无关，则何以“结胸”名证呢？何以“陷胸”明方呢？既然以“结胸”名证，以“陷胸”名方，必然与胸有关。《伤寒论》里面大小陷胸相对来讲，可以用来治疗胃病，我用这个方子治疗胃病、冠心病、支气管炎，肺炎之类也用这个方子。所以“结胸”、“陷胸”这4个字就是我的根据。大家说你这没有多少道理可讲，没有多少道理可讲就看疗效，没有效就没道理。

这是一个患结核的病人，曾某，男，25岁，肺结核病史3年，咳嗽复发20余天，咳嗽，白痰，痰中带血，胸闷、胸痛，自觉燥热，口干，脉弦缓，舌质鲜红，舌苔中根部白厚。开始第一方并不是小陷胸汤，是第一方有效以后，再转用小陷胸的。因为他先有阴伤，枢机不利，火旺咳血，所以用了小柴胡汤，用的不是北柴胡而是银柴胡。第一个方用了之后病情好转，后来就是以小陷胸汤收工的。

处方一：银柴胡10g　黄芩炭25g　法夏10g　地骨皮15g　胡黄连10g　浙贝10g　桔梗10g　百部10g　前胡10g　鱼腥草30g　金刚藤30g　忍冬藤30g　丹参30g　三七粉10g（冲服）

处方二：法夏10g　全瓜蒌10g　黄连10g　黄芩炭20g　枳实20g　浙贝10g　桔梗10g　百部10g　前胡10g　紫菀10g　冬花10g　旱莲草30g　仙鹤草15g　服用20剂后，加田三七200g，做成丸剂续服。

第六、第七方面，我写过一篇文章，叫做“柴胡陷胸汤临证思辨录”，当中谈到小柴胡汤和小陷胸汤合方，可以治疗枢机不利，咳嗽气喘，可以治疗这个病症。已经发表了，所以我这里从略。第七就是我又发了一篇“柴胡温胆汤临证思辨录”，那么柴胡温胆汤治什么？治疗枢机不利，湿阻三焦的咳喘。这两篇已有说明，我今天就不重复。我本来也不打算讲的。第八个问题，肺热咯血。

八、肺热咯血

此言肺热咯血，指气分热盛兼营血有热，我这里讲的跟血热妄行、热邪盛于血分、耗血动血导致大量吐血、衄血、咳血不一样。如果是肺家咳血，那是血热妄行，那当然是犀角地黄汤之类的代表方。这个是以气分的热邪为主，有时候是气热过盛，气分的热势过高，损伤肺络，照样是出血的。这就适宜清热泻火，兼以凉血，凉营包括凉血。以咳嗽来讲的话，清热化痰解毒，血络才能安宁，咳血才能止住，不是说一碰到出血我就把止血的药都混在一起，这样效果未必好。《伤寒论》有大黄黄连泻心汤，治气分无形邪热结于心下之热痞，只用三味药，大黄、黄连、黄芩，用烧开了的水泡，因为胃脘痞胀不舒适，是无形热邪所致，这个不存在出血，和我今天讲的肺热咳血是无关的。但是《金匮要略·惊悸吐衄下血胸满瘀血病》篇第 17 条，用这三味同煎，治疗“心气不足，吐血衄血”。我们说大黄黄连泻心汤能够治疗消化道出血、呼吸道出血，那不是采用《伤寒论》的那个大黄黄连泻心汤，而是采用《金匮要略》的，煎法不同药效就不一样。最后要声明一句，大黄黄连泻心汤《金匮要略》是讲治吐血，吐血意味着是消化道出来的；那么呼吸道出来的血，叫咯血，可以包括呼吸道出血。这个要正本清源。《金匮要略》里说，“咳而胸闷，振寒脉数，咽干不渴，时出浊唾腥臭，久久吐脓如米粥者，为肺痈，桔梗汤主之。”这里不是用了吐脓如米粥吗？前面讲有个唾，浊唾腥臭，“唾”就与“吐”字统一的，何况这个吐字本来就读两个音，一个读 3 声，那是嘴里面吐出来的，这个“吐”有时候指的就是呼吸道出血。一个是读第 4 声“吐”，肺里面有血咳的吐出来。好了，我讲到此为止，感谢大家的捧场，谢谢！

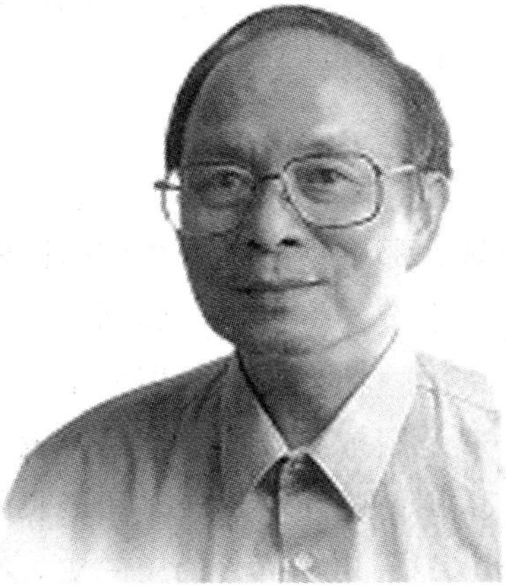

【名师介绍】

张步桃，台湾著名伤寒学家、中医教育家。深研典籍，融会贯通；悬壶济世，视病犹亲，以振兴中医为己业，著述讲学不辍数十载。现任财团法人张仲景文教基金会创会董事长、荣星中医诊所院长、步桃健康事业股份有限公司董事、中医师全国联合会顾问、台北市中医师公会顾问、广州中医药大学客座教授。著有《伤寒大论坛》、《张步桃医方思维》、《张步桃解读伤寒论》等18部专著。

浅谈运用经方的治疗心得

台湾　张步桃

谢谢主持人，各位女士、各位先生，大家午安！我记得今年9月14号的晚上，我也是在这里做过一个专场。那个时候天气非常热，弄得我从里到外全都湿透了。但是教室里还是挤满了人，我非常的感动。今天，我又见到了同样的场面。

我个人研究《伤寒》、《金匮》，差不多30多年了。我的《伤寒论》念了大概有5000遍吧！所以我出门在外是很少带资料的，给我什么题目，我就讲什么题目。但有时候一个题目就可以讲上两三个钟头，《伤寒》、《金匮》的全部资料都输入到脑袋里了。这次主办方邀请我来讲一讲对心肺系统的一些看法。《黄帝内经》说“心肺有病，鼻为之不利。”所以心肺有问题的话，大概会有鼻子的病变吧！我们对待鼻子过敏的问题，皮肤的问题，还有气喘、咳嗽的问题，都从心肺去考虑。因为皮肤是属于肺所管辖的，肺开窍于皮肤，当然气喘、咳嗽就更离不开肺了。

一、皮肤病的治疗

我记得我10月31号到马来西亚的吉隆坡，那里举办了一个中医国际学术研讨会，包括马来西亚、新加坡、印尼、菲律宾、日本、韩国、中国内地跟台湾地区的专家都到场。我也在那边讲了一场，是关于用仲景方治疗气喘、皮肤过敏病变的讲座。现代医学一般是用抗组胺药治疗的，或是用什么类固醇来治疗，但是疗效却不敢恭维。我见过一个治疗时间最长的病人，他花了40多年的时间用西医治皮肤病。这位老病人姓历史的史，始终没有看好。这种皮肤的病变，不分年龄大小，也不分身体的壮硕，西医都是用抗组织胺药、类固醇，患者吃了40多年，实际上是没有用的。而且花销不菲，皮肤科医师给患者打一针，就要收台币4700块钱，大约将近1000块的人民币，在基隆长庚医院打一针就要5004块台币，但事实上还是没有疗效的。

有一个小baby姓"宋"，宋朝的宋，这位小baby出生的当天，全身皮肤溃烂，因为他妈咪在怀他的时候，很喜欢吃冰冷的东西，我再三跟她建议，我说你不要吃冰冷的东西，吃了以后对小baby的皮肤不好，第二个对baby的气管也有很大的影响，第三个还会有肠胃性的病变。可是100个孕妇差不多有99个告诉我，说不吃冰好难过耶！因为整个腹腔好像火在烧耶！大家知道哦！冰是0℃以下的东西，那我们人体的体温几度呀？36.5℃对不对，那么你0℃的凉品，碰到了36.5℃的温度，肯定会产生过敏反应，所以结果出生当天整个皮肤都是溃烂的。这个妈咪不抱他的话，他还要哭，而且是越哭越痒、越痒越哭，那你怎么办呢？你有那么好的精神体力吗？这个小baby的皮肤病就是先天性的啦！也就是从妈妈的肚子里面生出来，就已经形成了所谓的异位性皮肤炎，他们医院怎么治？第一个就是用类固醇，第二个就是用抗组织胺药，那有用吗？没有用，有用的话就不会有40多年的皮肤病患者了。所以像这种先天性的疾病，就是从妈妈母体带来的疾病，我们就一定要回到先天治疗，我们可以考虑用六味地黄丸补他的先天不足。有人说六味地黄丸就是补肾的药，不错，它里面确实有入肾的药。但事实上这种说法不够周严。大家知道六味地黄里面的地黄是补肾的，没有错。但是山茱萸是补肝的，山药是补脾的，你说他是补肾阴，或者是肾阴、肾阳双补，这都不够周严，除了“三补”外它还有“三泻”，我们有茯苓、有泽泻、有牡丹皮，这个阴跟阳《黄帝内经》里有提到“阴平阳秘，精神乃治。”我们在很多的诊断学、内科学里面都一再地强调“阴平阳秘，精神乃治”这种观念，所以“三补三泻”的道理，你光有补而没有泻的话，阴阳就不平衡了。我可以告诉各位，现在的金融机关借着吸收存款来创造放款，赚取中间的一种差价，银行赚钱就是这样的啦！如果把那个吸收存款当做“补”的意思，那么“泻”就是要放款。而你如果没办法去充分的放款，来赚取那种价差，那肯定要亏本啦！那这样子的话，你那个钱放不出去，就叫做烂头存，那银行肯定就要关门，肯定不能经营下去了嘛！一样的道理，所以如果是先天所造成的这种现象，那我们就可以用六味地黄。

《黄帝内经》有一篇叫《至真要大论》，《至真要大论》里面有一段文字叫做“病机十九条”，我一再告诉我的学生们。我说这个病机十九条才一百多个字，无论如何你都要把它背得滚瓜烂熟，因为这个方便我们做临床的辨证论治，是很重要的理论依据，我们无论治什么病，一定要掌握所谓的阴阳、表里、寒热、虚实。病机十九，开宗明义第一句话，它就讲了说“诸痛痒疮，皆属于心。”你的痛，你的痒，一定跟“心”有关，这个“心”当然不一定是心脏的心啦！这个“心”就涵盖了我们的大脑，就像说“胆大心细”，那个心细不是说心小，“你要小心”那个心也不是说心这么小，就是要思考周密，这就跟你的大脑是有绝对的关系。所以《至真要大论》里面就讲，诸痛痒跟心是有关联的，你治疗这种痒症，不用心去掌握，是不会成功的。我曾经在林口长庚待了一年三个多月，我自己开车去那里坐诊，早上6：17分就已经到达了林口长庚，6：17分哦！我从早上8:30开始看，有时候要看到下午4点多钟才结束，最多在林口长庚看了368个人次，我回到自己的诊所，还要看差不多三四百个人次，一天要看六七百人次，如果你没有去掌握，光用抗组织胺药，光用类固醇，怎么会把病看好。

咱们接着谈我刚才讲到的史老先生，吃类固醇、吃抗组织胺40多年，皮肤溃烂，来到我这里以后，马上第一句话就问你：“要吃多久的药呀？要看多久才会好呀？”我感觉到不平呀！我说你不是看皮肤科医师看了四十几年吗？我的药都还没吃就问我什么时候好，这样公平吗？好像不太公平对不对。病人总是给我们太大的压力，这个看三十几年、四十几年的病人，是先天性的，从母体带来的，那我们就一定回到先天，我就用六味地黄做基本方，另外这个病很多是受气候环境影响的。结果吃了两个月，皮肤就有光泽了，溃烂的面积也明显减少了，现在还在找我看，情况是越来越好了，我看完全有可能治好他这40年的“痼疾”了。

我这次出来是11月27号，大概在10月份的时候，加拿大有一位小朋友，才18岁，男生，他在温哥华什么问题都没有，但是一回到台湾，全身皮肤瘙痒，这是什么原因造成的，台湾的空气真的是不理想，污染太严重。这个领子的领口最能够说明问题，每天回到家，那个领子都是乌黑的，什么道理，因为空气中弥漫着污染物质。你看怎么办呢？对于这种大环境所造成的一些困扰，尤其是有风寒感冒所造成的，在《温病条辨》这本书里面，就特别强调，说“伤寒发斑，所谓气血两燔”，这个气血两燔的话，他会选用玉女煎这个处方，大家知道玉女煎是从什么方变出来的呢？玉女煎汤是从白虎汤衍变出来的。白虎汤的石膏、甘草保留了，病人身体出现了一块一块的，一般我们叫做“斑”，像天上的云彩一样，一朵一朵的。一点一点的那个叫做“疹”，斑跟疹，所归属的系统是不一样的。宋朝钱乙，又叫钱仲阳，在《小儿药证直诀》里面告诉我们，这种皮肤的病变，跟五脏都有关联的，如果是跟肝有关系的，那叫做水疱，所以治疗水疱要用入肝的药，我们的首选方可以考虑用茵陈五苓散，既然是水疱，那五苓散本身就有利水、利湿的效果。水疱属肝，斑属心。刚刚讲的一块一块、一朵一朵的，那我们就选择入心的药，连翘就是入心的。疹属脾，一点一点的，所以皮疹，要从肠胃系统去调整。脓疱属肺，会溃脓的，要用排脓、解毒的一些药物，包括桔梗、枳实，这些药都有排脓化脓的作用。肾脏是不允许有症状的，肾脏如果出现症状的话，在《小儿药证直诀》这本书里面讲，他说肾坏了皮肤就会变黑，宋朝距离现在的年代，少说超过1000年以上，老祖宗就已经观察到了，如果病邪影响到你的肾功能的话，你的肤色就会变黑，大家仔细看噢！你看所有尿毒症的病人，他的面色就叫做“面色黧黑”，没有一个例外的，你有没有看到一个尿毒症洗肾的病人，他的脸色是光彩的，不可能！所以我们就要用利肾水的处方，事实上只有一味药可以达到这种利水的目的，就用一味大戟科的大戟，红芽大戟又叫做“百祥橼”，就专门利水的，所以我们的十枣汤里边有大戟，有甘遂，大部分都是大戟科的啦！但是却不能用甘草去缓解这几味毒药，因为这些都是大毒的药，在十八反的歌里面，大戟甘遂都跟人参相反的，也跟甘草相反的，所以不能够用甘草来制衡这些有毒性的药物。

钱乙先生在《小儿药证直诀》这本书里面，很清楚地告诉我们，结果现在很多治疗皮肤病的，什么消风散，什么防风汤，什么败毒散，是没有错，肯定是有一些毒素，但是用败毒散来排毒，能够排的掉吗？尤其尿毒症的毒你能够排的掉吗？所以皮肤的病变，先天的话用六味地黄加玉女煎，既然是斑，一块一块的，也可能是一点一点的疹，连翘就用得上。金银花，忍冬科的植物，本身对于抗肿瘤就能够发挥作用，更何况小小的皮肤的一个病变。而且对抗病毒的效果，是非常明显的。昨天在邓老的府上，我给邓老拜寿，正好有个记者去访问他，怎么样治疗 H1N1 的这个新流感呀？邓老就说，如果你曾经看过一些病例的话，你自然而然的就能够掌握。

在台湾有一家针剂科技中心，是生产疫苗的，一批生产 50 万个。但是要知道台湾有 2300 万人口，一批 50 万要生产多少倍呀？这就缓不济急了，这是第一点。第二点，那个流感疫苗是用白鸡蛋去制造的，大家知道白鸡蛋是用玉米、苞谷、烂鱼烂虾一起喂这个鸡，这个鸡生出来的蛋就是白鸡蛋。不可能用土鸡蛋，因为土鸡蛋很贵，一斤（500g）要台币 85 块，但是白鸡蛋就很便宜，大概 30 块左右。结果很多人对白鸡蛋过敏，为什么？因为他们对鱼虾过敏，所以台湾打流感疫苗，第一个发生的症状就是晕眩，第二个出现了皮疹，长了很多疹子。本来是没有问题的，反倒是打了流感疫苗产生了问题。还有很多人做三合一的接种，接种完了以后，下半身瘫掉，有个小朋友才两三岁哦！假如能够治好也就罢了，万一不能治好，一辈子就残废了，就算赔偿你 300 万，能够弥补这一辈子的残废吗？这不叫作赔偿金，而叫做抚慰金！其实这个 H1N1 太简单了，今天早上也有人问用什么方，用什么方不重要。譬如你用小柴胡汤，你用麻杏甘石汤、白虎汤，这个都没有问题的，因为这个 H1N1 事实上就是《温病条辨》里面的风温啦、温病啦！那《黄帝内经》时代就已经有了哦！在《黄帝内经》里面就有一句话，叫“正气存内，邪不可干！”正气就是抗疫疠的人体抵抗力，可想而知，如果你有足够的抵抗力的话，你还会去怕这个

H1N1、SARS吗？肯定不会嘛！我们的金银花、连翘，就是专门对抗病毒的，还有茜草科植物，对所有的细菌病毒都有对抗的效果，如果发高烧，我们可以加芦根、桑白皮、玄参；如果喉咙痛，我们可以加牛蒡、桔梗，现在不管大陆也好，其他的任何地区也好，金银花已经形成缺货现象，而且缺的非常严重，价码简直是水涨船高，从200多块涨到1000多块钱，足足涨了5倍以上。我就告诉我们中医界的同胞，我说金银花缺货没有关系，我们可以找菊科植物来替代，所有菊科植物都有清热解毒的功效，包括菊花，包括刚刚讲的牛蒡，还有莴苣菜、茼蒿菜，平常三餐饮食我们也可以把菊科植物做食物，所以我就认为不用恐慌，否则问题就会更加严重。

我们从先天来讲，有些人一出生就已经有这种异位性皮肤炎的病变了，那就要用六味地黄合玉女煎，然后加连翘、金银花，如果发烧，就加我们刚刚讲的芦苇根、桑白皮、玄参，这些都可以用，如果是红、肿、热、痛，这都叫阳证，相反就叫阴证，阳证我们就一定要用比较寒凉的药，而玉女煎里面有石膏，石膏就是寒凉的药，我们甚至可以用更寒凉的，像玄参、牡丹皮这一类药，正所谓"泻血中浮火"，我们的六味地黄里面已经有牡丹皮了，要不要加量，就要看他问题的严重度如何了。

我们出生后，就要饮食，因为饮食常常造成很多病变。我听过一种食品叫做"蛤士蟆油"，就是把动物体内的脂肪沉淀采收过来，动物很聪明，冬眠的时候储备了大量的脂肪来维持生命。人类的智慧实在是不得了，他就趁那个癞蛤蟆冬眠，储存了很多脂肪的时候，把那个脂肪采起来，当为一个补养品。树木也是一样，冬天有很多的落叶，以减少营养的消耗，这些营养都储存到根部，然后到了第二年的春天，又生机勃发了。在《内经·四气调神大论》里说，"春三月，此谓发陈"，意思就是到了春天了，我们农历的节气像立春、雨水、惊蛰，那个惊蛰是什么意思？就是打雷，轰隆！就把冬眠的昆虫啦、动物啦、植物啦给惊醒了，那动物就开始活动了，蛇、青蛙、蛤蟆都开始活动了，树木也开始发芽了！但是有个人说因为吃了"蛤士蟆油"以后，他的皮肤就起了红斑，到现在已经有很长的时间了，还没有能够治好，基本上是因为饮食而导致的皮肤反应，我们可以考虑用小柴胡汤，这是指一般的饮食不当所造成的一种过敏反应。但是任何一种食物过敏，一定会有某一种药物来对付的。比如说日本人最喜欢吃河豚，他宁可冒着生命的危险，也要吃河豚，据说河豚味道鲜美，非常好吃！结果真的有很多人丧命了。如果你发现因为吃河豚中毒的话，单独一味药就有效，就是芦苇根，它是禾本科的植物，跟我们吃的米啊、麦子啊、甘蔗啊、竹笋啊、薏仁啦一样，全部都是同科的。当然吃河豚中毒还要用薏仁，小柴胡汤一般食物中毒都可以考虑，然后可以用一些解毒的药，像金银花、连翘这些。既然芦苇根连河豚的毒都可以解掉，一些轻微的食物过敏就更不在话下了。

一般来讲为什么皮肤跟肺、呼吸系统有关系呢？因为“肺主皮毛”。那肝是管什么的呢？管你的眼睛的。心管什么呢？是管你的血脉的。脾是管什么的呢？是管你的肌肉的。肾管什么呢？肾管耳朵。现代医学肯定没有办法去回答这个问题。耳朵在这里，肾在那里，怎么会有关系呢？就与五脏六腑互为表里是同样的道理。如果你的肺出现状况，大肠病变的几率就高，尤其是肺癌的病人，最后很多转移到大肠，因为肺跟大肠相表里嘛！肝与胆相表里，心跟小肠相表里，脾跟胃相表里，肾跟膀胱相表里……所以肺同皮肤是一个系统，这个道理就在这里。大家知道风寒感冒常常会出现皮肤瘙痒，其实《伤寒论》里提到过这种现象。为什么皮肤会瘙痒？是因为“以其不能得小汗出，身必痒”。夏天天气很热，你在外面活动的时候，皮肤的毛细孔是打开的，它充分把沉淀在皮下的废物，通过毛细孔、汗腺代谢出来。可是当你突然进到冷气房里面，那么本来扩张的毛孔一下子就收缩了，那些废物还是沉淀在你的皮肤下层，发不出来，你就感觉到热，然后就感觉到瘙痒，道理就在这里。我们可以用仲景的葛根汤，可以用桂麻各半汤，可以用桂枝二麻黄一汤，可以用桂枝二越婢一汤，甚至可以用越婢汤，事实上这些方子都是麻桂两个方的合方，把沉淀在皮下的那些代谢废物，全部代谢出来，这样皮肤瘙痒症就好了。现在有些大夫动不动就用祛风的药，风药多燥。你可以做个实验，把一盆水泼在地板上，这个地板是湿的，你就用一台电扇对着这一滩水一直吹，是不是水分很快就蒸发掉了，你的地板是不是就干燥了，一样的道理嘛！现在的人饮食不当，非常喜欢吃寒凉的、冰冷的食物，像这种状况，那我们就考虑用小柴胡汤，如果因为外感引起的，我们就用麻桂的合方。葛根汤当然也可以用，还有茵陈五苓散也是非常适合这种皮肤病变的。皮肤过敏是很常见的，诸多食物中，我发现最容易过敏的就是竹笋。你们看竹笋生长的环境，泥巴那么硬，它都可以冒出来，你的皮肤那么薄，什么疹子、瘢啊就更容易冒出来了。当麻疹、痘疹发不出来的时候，就把竹笋最尖端的地方，一般我们叫做笋尖，丢到药罐子里面一起煮，然后再喝，马上全身就发透。你们可以看《医宗金鉴》里的《幼科杂病心法》，我们在《医宗金鉴》里面有小儿麻疹、小儿痘疹，有痘疹心法，有麻疹心法……如果血不够，血稀、贫血、红细胞偏低，用鸡冠的血加在这个药里面，那个痘疹、麻疹就发出来了。在皮肤科的著作书籍里，见到的几乎都是仲景方，虽然玉女煎不是在仲景的方剂里面，但是它是从白虎汤衍变出来的一个处方，必要时还可以加竹叶，就叫“竹叶玉女煎”。

二、喘证的治疗

呼吸系统的病变里面，最严重的应该是喘了。有人从出生就开始喘，有人是因为生病而导致气喘。我们一定要辨清寒热虚实，否则你治不好！但是有人用西医的类固醇，没有用啊！吃了类固醇以后反而会引发别的问题。如果患者的痰、鼻涕是浓的、稠的、黏的，这就是化热的表现，也就是说有发炎的现象，在《伤寒》方里面，有一个麻黄杏仁甘草石膏汤，它治的是因为发烧而导致的呼吸急促。我有个小病人，出生才35天，就发烧了，而且始终高烧不退；另外他还出现了气喘，就送到医院住院，然后每天用类固醇、抗生素之类的药物，吃了22天，烧还是退不去，喘也没好，我一看这根本就是热证嘛！属于热咳、热喘的范畴，我就给他用麻黄杏仁甘草石膏汤，这个方子在《伤寒》方里面只出现过两次，是63条和162条：“发汗后，不可更行桂枝汤，汗出而喘，无大热者，可与麻黄杏仁甘草石膏汤。”“下后，不可更行桂枝汤，汗出而喘，无大热者，可与麻黄杏子甘草石膏汤。”在《金匮要略》中就没有出现过。这两条原文的内涵就是曾经有医师用发汗的方法，也有的医师用泻下的方法，说发汗后、下后，桂枝汤就不适合了，仲景的叙述实在是简略，大家注意“无大热”三个字，事实上并不是无大热，而是热郁在肺叶里面，因为肺要宣，所以我们常常用麻黄汤、用麻杏甘石汤来宣肺，把病邪宣发出去，这个“宣”也是治法的一种。在南北朝的时候，有一位徐之材先生，他发明了所谓的“十种治法”，宣、通、补、泻、轻、重、滑、涩、燥、湿，这叫“十法”，“宣、通”就包含宣肺利尿这些方法，因为肺有热，没有办法通过皮肤毛细孔宣散出去，所以要宣肺，使热邪宣发，所以身体温度才不至于太高。

钱乙先生的《小儿药证直诀》里有个方，跟仲景的白虎汤、麻杏甘石汤有一点类似，叫泻白散，它的君药就是桑白皮，来替代麻杏甘石汤中的石膏，还有甘草、地骨皮，在泻白散里的辨证论治里面，钱乙就告诉我们，只要患者的嘴唇出现红绛的颜色，不管成年人或是婴儿都可以用。那么“红绛”是什么意思呢？就像女生擦口红的颜色。所以热郁肺叶的一个特点，表现为嘴唇是红绛的，这样就补充了仲景先生《伤寒》方里不足的地方。

如果患者的鼻涕、痰液是稀的、白的、呈泡沫状的，那就是属于寒饮的范畴，就要用小青龙汤。小青龙汤一共八味药，其中六味药都是温热性的药，麻黄、桂枝、半夏、细辛、干姜、甘草，如果再加附子的话，那就有四逆汤，如果再加人参、白术的话，那就包含了理中汤。小青龙汤的适应证就是有寒饮的症状，鼻涕清晰，好像水龙头没有拧紧，流个不停，一天两包卫生纸都不够用。这就要用小青龙汤。而麻杏甘石汤是治疗热证的，如果介于二者之间的，那你怎么用药？在《金匮》的痰饮篇里面，有一句话，叫“病痰饮者，当以温药和之”，小青龙汤就是热药，尤其是干姜、细辛。温药的另一个代表，苓桂术甘汤，它出现在太阳病篇，在《伤寒论》里面出现一次，在《金匮要略》里也有它的记载。在《伤寒》里面，原先是脉浮紧，因为发汗动经，脉又变为沉紧了，寒一定出现紧脉，因为血管神经肌肉收缩。“身为振振摇”，实际这“振振摇”就是晕眩的意思，包括你坐车、坐飞机、坐船都会“振振摇”的，是什么原因造成“身为振振摇”呢？这显然是因为痰饮造成的嘛！清阳不能上升，浊阴就不能下降，所以病人就晕了。

台湾有一个姓杨的医家，就是专门看眩晕病的，他说看了四十几个病人后，自己都在晕眩，因为看得头都大了嘛！这就是在《金匮要略》里面提的，心肺之阳有碍，就要用苓桂术甘汤；肝肾之阴有碍，就要用肾气丸。不过是用两个动作来描述，第一个：呼之气短，你吐气，那个气从丹田涌上来，就叫做呼之气短，这是心肺之阳有碍，就要用苓桂术甘汤。苓桂术甘汤里面的桂枝本身就是强心的药，因为它是属于樟科植物，樟科里面有精油类的成分，可以强心，我们也可以加一些强心的药，例如丹参、远志，效果会更好。第二个，吸之气短，吸之气短是肝肾之阴有碍，仲景先生就用肾气丸来治疗。吐和纳是什么呢？就是《移精变气篇》里面的吐纳，也是练气功最基本的东西，练气就是呼、吸、吐、纳，就把身体练得很强壮了！

苓桂术甘汤还有什么作用呢？它不仅仅能够治疗痰饮，而且对恢复我们的心肺功能也有帮助。《内经》有这样一句话，叫“心肺有病，而鼻为之不利。”这个“不利”，包括什么呢？包括鼻子闻不到香臭了，我这里有个病例。是个计程车司机，有一次发生了车祸，以后香的臭的就全都闻不到了，七年半来一直是这样。我就想起《内经》里有句话，叫“心肺有病，鼻为之不利”，他心肺之阳有碍，那就用苓桂术甘汤，加远志、菖蒲、荷叶、桔梗，当然经济很好的话，可以每天吃 3 支麝香。用药之后，有一次，他在休息，闻到烟味，他就走到隔壁说：“这里是禁止抽烟的，你要被罚款了！”他居然闻到香烟的味道了，不得了！他的嗅觉神经已经恢复正常了。

鼻子、眼睛、耳朵、口腔，这都叫“窍”，用什么来通窍最好？就是麝香，麝香能够开窍祛痰。车祸也好，脑血管中风也好，神志不清楚的，用麝香就很有效，但是很贵。如果大家看过我的书的话，就应该知道三十多年来我所推广的就是要简单、方便、便宜、有效，浓缩成四个字，就是“简便廉效”，所以我从来不用那么贵重的药，那么一小支差不多要四五百块，尤其现在越来越少。所以北京中医药大学他们就开发了人工替代的麝香，但是一件事物是很难找到一个替代品的。犀牛角不能用，用什么来替代，用水牛角吗？犀牛角用一钱，水牛角要吃一斤，吃了还会消化不良，能替代吗？我是不赞成用替代药的。孔老夫子不是也很讲究简便廉效麻！他睡觉都不用枕头，就用自己的胳膊，叫“曲肱而卧”。

三、疑难病的处理

还有个小女生才二十几岁，因为车祸，导致脑室受伤，嗅觉神经受伤，大概有三四年，找我看。我就给她用那几味药，到第五天时，她说可以闻到香味了，但也可以闻到臭味。我说第一你闻到气味的话，就不会再去吃坏掉的食物，你的健康就有了保障；第二对你的生命就更有保障，如果家里的煤气瓦斯一直漏气，你又闻不到味道，很可能出大麻烦的。西医可以在这么短的时间内恢复你的嗅觉吗？在《伤寒》里面，大青龙汤也是麻桂二方的合方，里面还有石膏，热象比较明显的话，就可以用。我们台湾有一个“小儿医学会”，那里的理事长最感谢的就是张仲景先生，他说小儿科只要有发烧，他就用大青龙汤，一吃烧就退掉，而且麻桂合方口感很好。有人说什么“良药苦口”，为什么不能够“良药甜口”呀？那样小朋友才会喜欢，我经常开甘麦大枣汤，只有三味药，然后加钩藤钩；还有柴胡桂枝汤、温胆汤、甘麦大枣汤、百合地黄汤，加秦艽、石决明、柏子仁、远志等等，口感还是很好的。

下面我谈谈一氧化碳中毒的问题。我曾经看过好多个病人，这里有个病人，姓钟，30 岁，因为一氧化碳中毒昏迷 3 年，醒过来之后不会讲话，西医治疗后可以让他醒过来，但只能达到这样的地步。但是他不会讲话，不知道哪里痛苦，只能用笔写。我就给他用柴胡桂枝汤，加远志、菖蒲、荷叶、钩藤钩、竹茹，吃了两个星期后就特别能讲话，因为他 3 年没有讲话了，所以他要把 3 年没讲的话一下讲完。这之后就有很多学生来跟我出诊，新加坡有个杨医师，他说来这里跟诊一个晚上，要胜过在新加坡读一年的书，因为有时候读不通啊！还有一位跟我实习的陈太太，家里的电视爆炸，燃烧的火势很猛，浓烟就呛到鼻子里面了，虽然没有昏迷，但是气管已经受伤。我就给她用清燥救肺汤，这个方是由炙甘草汤衍变出来的，是喻昌先生的一个方子，加桑白皮、鱼腥草、浙贝、紫菀、桔梗、远志，大概就这样，现在气管很好，没什么后遗症。还有一个病人，已经昏迷 6 个月了，两条腿一点力量也没有，站不起来，我就给他用柴胡桂枝汤、温胆汤，加钩藤钩、秦艽、怀牛膝、菖蒲、远志。钩藤钩、秦艽是抗痉药，牛膝能往下走。他吃了以后很快就能够讲话了，而且也能够下地活动了。很多睡眠障碍的患者，我们也可以用柴胡桂枝汤配上温胆汤、百合地黄汤、甘麦大枣汤，都很有效。而且还可以治恐慌症、忧郁症。我有一个病人，他坐的飞机刚起飞，他就要求赶紧迫降！他说如果不迫降他就会死掉。我同样用柴胡桂枝汤，加柏子仁、远志、石决明，养心血的、养肝血的都有，很有效。包括那些恐慌症、恐高症都可以。忧郁症要加两味药，就是郁金、香附，往往会起到事半功倍的效果。

关于气喘、咳嗽、痰饮等的治疗，我们刚刚已经介绍，治疗黄稠黏痰的热证，用麻杏甘石汤；治疗稀白泡沫痰的，用小青龙汤；介乎二者之间的，除了用苓桂术甘汤以外，也可以用麦门冬汤。在《金匮要略·肺痿肺痈病脉证并治》提到，“大逆上气，咽喉不利，止逆下气者，麦门冬汤主之。"但是《医宗金鉴》的作者吴谦认为那个"大气上逆"的"大"是错字，是传抄时候发生的错误，应该写成"火"，不过"大"也罢，"火"也好，据我个人的观察，临床症状上包括血糖偏高、血压偏高等等。在使用麦门冬汤的同时，还要酌情配合降糖药、降压药治疗。降压方面可以加桑寄生、天麻、钩藤钩、牛膝、丹参、石决明，他的血压肯定就下来了。降糖方面可以用"当归饮"加石斛、天花粉、玉竹。麦门冬汤治疗小儿咳嗽疗效非常显著。下面我提个问题，你们知道麦门冬汤是从什么方子变化出来的吗？麦门冬汤是从竹叶石膏汤衍变出来的，把竹叶、石膏换成麦冬，但是要用红枣，一共七味药。那竹叶石膏汤又是什么方变出来的呢？它是由白虎加人参汤衍变出来的，白虎加人参汤去掉知母，加上竹叶、半夏、大枣，就变成了竹叶石膏汤。关于方证的衍化还有很多，它们都是临床实践中智慧的结晶。比如炙甘草汤，柯韵伯说仲景的炙甘草汤替后代的中医开辟了滋阴之路，它里面有很多滋阴养阴的药，明朝末年的喻嘉言就通过炙甘草汤衍化出了清燥救肺汤。

只有多读书，才能把历代医家的精华融入自己的血液。我这里列出了一个书目清单，共有 20 本书，在座的有没有读过呢？《素问精释》，任应秋著作，现在任老已经往生了；《医学广笔记》，明朝缪仲文先生写的；《临证指南医案》，叶天士的医案，不过是他学生华岫云著的；《儒门事亲》，张子和写的；《本经疏证》，清朝末年邹润安著；《世补斋医书》，陆九芝著；《潜斋医书》，王孟英著；《徐灵胎医书》、《陈修园医书》；《经方实验录》，这本书有可读性，作者曹颖甫又号称"曹承气"，他一天到晚都用承气汤呀！而且一帖药就有效，所以又有人称他叫"曹一帖"；《类证治裁》，林珮琴著；《名医类案》，魏玉璜著；《中西医汇通》，唐容川著，他是专门搞什么《血证论》的；《东垣十书》，《丹溪医集》，《冷庐医话》，是陆以湉写的；《笔花医镜》江涵暾著，这个你用一个晚上就可以把它看完了；《伤寒来苏集》，柯韵伯著，恐怕这个要一年才能完全理解；《医学衷中参西录》，张锡纯著。在座的同道，如果有谁能够在 3 年内完全读懂这 20 本书，那就是我的总裁啦，完全可以做我的老板！

滋阴养阴在临床上是一种非常重要的治疗方法。对于肿瘤的患者，大量的放疗会把人体的每一个黏膜组织给破坏掉，像眼结膜、鼻腔黏膜、口腔黏膜、喉咙黏膜、气管黏膜、肠系膜、胃黏膜等等，这个时候，就需要用滋阴的方法来重塑机体的生机。我曾经读过一篇硕士论文，是关于癌症末期病患用沙参麦冬汤治疗的论述。沙参麦冬汤出自《温病条辨》，作者吴鞠通很厉害，他根据叶天士的《临证指南医案》创立了一些方剂，包括银翘散、桑菊饮，包括沙参麦冬汤，这些都是值得我们借鉴的。

【名师答疑】

问：患者高血压三级，严重贫血，肌酐比较高，这个肌酐怎么降低，用什么药治疗使肾功能恢复？

答：降肌酐可以考虑用猪苓汤，因为他贫血，就要加鸡血藤、阿胶、车前子、金钱草、白茅根，最后加一味桑寄生，这样不但可以纠正贫血，还可以降压。至于加天麻、钩藤、杜仲，还要看他的环境负荷怎么样。

问：花粉过敏所致的哮喘，治疗有何良策？

答：首先要排除心理因素，可能患者看到塑胶花也会打喷嚏，这就是心理作用在作怪。对于过敏，我们可以用葛根汤加一点荆芥、连翘，加防风也有抗过敏的作用。饮食调理也很要，冰冷的食品不要吃。

问：甲亢妇女已经流产 3 次，怎么防治？

答：甲亢并不一定会引起流产，原因很多，有可能跟她的生活起居有关系。我曾经看过一个人，6 年共流 18 次，晚上不睡觉，一天到晚都喜欢吃冰冷的东西，造成素体虚寒，这当然是诸多因素中比较重要的一点，所以生活起居尤其要注意。另外就是要把甲亢控制好，凭我的经验甲亢可以用炙甘草汤，当然如果没有心悸我们也可以用加味逍遥散，还有仙方活命饮，效果都是不错的。

问：小建中汤主要治什么病，台湾的用药用量如何？

答：在《伤寒论》里，“伤寒二三日，心中悸而烦者，小建中汤主之，”如果患者有心脏病，都可以用小建中汤，还可以用来治疗虚劳，《金匮》虚劳篇有“虚劳里急，悸、衄，腹中痛，梦失精，四肢酸疼，手足烦热，咽干口燥，小建中汤主之”的记载。妇科有很多病人腹中绞痛，不管是否是怀孕痛，都可以用小建中汤来治疗。日本汉方医家汤本求真先生说“小建中汤治腹痛如神”。它还可以治疗男子黄疸，这里指的是营养不良的黄。但是我把它扩充开来，用它来治疗骨肉瘤、骨癌，效果是很显著的。用药都是科学中药，就是把中药浓缩成颗粒，每包的量 5 ~ 10g 不等。

问：肺癌晚期骨转移、脑转移、造血机能障碍、贫血，如何调治？

答：西药治疗肺癌，吃了以后掉头发，还有很多其他的问题。我用清燥救肺汤加桑白皮、紫菀、浙贝、远志，贫血、出血加鸡血藤，加大阿胶用量，一般来说症状都会有改善。

问：请谈谈便秘的治疗。

答：首先不要遇到便秘就用承气汤，还是要辨证论治。我这里着重介绍一下食疗的方法，可以每天睡前把海带泡在温开水里面，第二天早上喝下，这样可以保证每天大便都正常。还有秋葵也是治疗便秘很好的食品。

问：注射西医流感针后产生瘫痪或下肢肌肉疼痛，用什么方治疗？

答：我再强调一下，就是所有的病症还是要辨证论治。这里我只是谈谈我的经验而已，不是万能的。下肢肌肉瘫痪，其实就是痿证的意思，可以用加味四妙散。

问：治疗泌尿系结石和中风后遗症的方法。

答：泌尿系结石可以用猪苓汤加怀牛膝、车前子、金钱草、冬葵子、石韦、鸡内金；中风后遗症太宽泛了，有的偏瘫的，有的看不到的，有的闻不到的，有的不会讲话的，有的听觉障碍的，还要具体问题具体对待。

问：子宫肌瘤怎样治疗？

答：第一不要吃冰冷食物，第二不要太晚睡觉，药物方面可以用当归芍药散、桂枝茯苓丸，加怀牛膝、丹参、泽兰、香附、三棱、莪术等活血化瘀药。

问：小柴胡汤为什么能治疗淋巴结肿大？有什么机理和作用？

答：小柴胡汤有疏通三焦的作用，身体两侧是少阳主管的。淋巴组织颈部两侧、耳后、腋下，还有鼠蹊部，这其实是很好的研究主题，你们有兴趣可以好好地研究一下。就像青蒿素可以抗疟一样。

问：直肠炎跟结肠炎的治疗经验。

答：在台湾有一种药物叫乐适舒，可以考虑使用；另外可以用四逆散，然后加石斛、远志、玄参、香附、神曲，我想它就会消匿于无形。

问：请问您附子用到的最大安全量是多少？

答：郑钦安是火神派的祖师爷，他的附子干姜用到200g。不过我不用附子照样可以看好病的。如果不是四肢厥冷，脉微欲绝，干吗要用这么多附子呢？一般用到三钱，大概换算成9g就可以了。但是一定要先煮附子，附子煮久了毒才会消除掉。

问： 小孩抽筋的相关症状有什么妙方？

答： 最简单而且最好吃的，用芍药甘草汤，加怀牛膝、木瓜这两味药就可以了。另外也会用到加味四妙散。

问： 慢性胃炎如何治疗。

答： 可以用四逆散合乌贝散，加石斛、香附、神曲。

问： 您对白发脱发的治疗心得。

答： 广州好像都买不到我的书对不对？我有一本书叫《美人方》，里面就专门讨论这个问题。首先是不要熬夜，子时是我们骨髓造血的时间，所以过了晚上 11 点就一定要睡觉的。当然白发也与遗传基因有关。运用取象比类的方法，用药可以选用旱莲草，这个药跟墨一样黑，还可以加用芝麻、何首乌、鸡血藤等，把这些药打成粉，长年服用就可以了。

问： 如何治疗男子少精以及死精之症。

答： 精虫不够，活动力不强的，用《金匮》虚劳篇的桂枝龙骨牡蛎汤，但是要加石斛，还要加沙苑蒺藜，可以用这个方子试试看。

问： 一个病人一氧化碳中毒 5 年了，现在痴呆在家，生活不能自理，用柴胡桂枝汤怎么治疗？

答： 可以在这个基础上加开窍化痰药，像远志、菖蒲，久病入络，还可以加丹参；如果他手脚痉挛，就加钩藤、荷叶、秦艽，当然这是对症治疗了。

问： 脑出血导致偏瘫的治疗。

答： 这是一个很棘手的问题，它涉及很多个系统，还是要具体对待。大家很喜欢用补阳还五汤，我却不常用，我最喜欢用的是柴胡龙骨牡蛎汤，有便秘就加桃核承气汤；叫他清醒就加远志、菖蒲、竹茹。但是问题要逐一解决，不可急于求成。

问： 请讲解一下忧郁症的辨证论治。

答： 这个问题很大，即使再有 3 个钟头也未必能讲得完。但是我可以推荐你们去看 3 本书，它们是《辨病论治》、《辨证论治》和《辨症论治》，这是我们邓老（邓铁涛）率领全国的精英来编写的，看完之后可能对于这一类问题会有一定的了解。

问： 关于面肌抽搐，眼睛痉挛怎么治疗？

答：两边面肌是谁在管啊？少阳嘛！所以治疗这个抽搐要从少阳论治。自然是小柴胡汤加减了，眼睛的问题可以加茺蔚子、青葙子。但是一定要从生活起居做起，防病于未然。不要熬夜，不要吃冰冷食物，不要吹冷空气等等……。

问：由于车祸造成左动眼神经损伤，不能转动，如何治疗。

答：这个比刚刚脸抽搐的要严重了，我会用柴胡龙骨牡蛎汤加减，加钩藤钩、秦艽、僵蚕、荷叶、蝉蜕……，可能会有好转吧。

问：张老精力旺盛，一天可以看六七百个病人，这要有熟练的技术跟极高的水平才能够达到，请问您是如何望闻问切的？

答：我在林口长庚看病的时候一定要有人先帮我处理病历资料，病人一进来我就先瞄一下，望诊非常重要，通过望诊我差不多知道八九了，再瞄一下病历资料，看对不对，这时候心中已经有了方药，然后就号脉验证我的论断，我开方主要就是小柴胡汤、小建中汤、逍遥散、麻杏甘石汤……整个过程是非常快的。然后把处方、病名、病位全都用代码刷好，很快的，一个病人基本上不会超过两分钟的，如果一个病人看 5 分钟的话，那一个钟头只不过 12 个，看 10 个钟头也不过 120 个，我怎么能看六七百个。

勤求古训 博采众方

台湾 张步桃

感谢各位同学的积极参与，很多同学没有座位，只能站着听我的讲座，我非常感动，我也希望大家不要虚度了这段时间，真正的能有所收获。

我记得有一次我做讲座，有一个学员问我什么叫做狐惑病，狐惑病就是我们现在的白塞氏症。白塞氏是土耳其的一个医生，他在1937年就发现了这个白塞氏症，然后他就写了一篇文章，在一个国际医学杂志上发表。结果这篇文章被一个日本的医生看到了，他说其实在日本人这里早就发现了这个病，他又写了一篇文章回应，就在原来那个医学杂志上，殊不知我们的张仲景老先生在1800年前就已经深入研究了这个病，并且提出了有效的治疗方案。一般狐惑病人的声音沙哑，这就是“上部则声喝”，眼睛叫“目赤斑斑如鸠眼”，大家有没有看过养鸽子，鸽子的眼睛是红红的，“蚀于阴为狐”，还会有前阴的症状。概括起来，可以归纳为三个方面，第一，就是眼睛的问题，表现为虹膜睫状体炎发红；第二，是表现为声音沙哑；第三，是泌尿系统的情况，这不仅表现为小便，大便也可以出问题。关于狐惑病，如果按照西医的治法，那就是到眼科看眼睛，到耳鼻喉科看声音沙哑，到泌尿科看前阴的症状，每个科室都要跑。我们中医就不同了，张仲景已经把狐惑病的表现、治法写得很清楚了，甘草泻心汤主之。眼睛发红，可以用赤小豆当归散。赤小豆一定要发芽的效果才好，就像是绿豆、黄豆一样，我们把绿豆、黄豆放进杯子里面，加入温水，大概一个星期就会发芽，温度低是不会发芽的。台湾跟广州的气温差不多，15℃，前几天还有7℃，所以那些赤小豆是发不出芽的。所以说现在的药材已经不像过去那样正宗了。

我在临床上看到过很多眼睛充血的病人，西医就滴眼药水，效果很好，几乎是立竿见影，但是问题来了，用了这个药以后会出现满月脸、水牛背，皮肤也会出现皮疹，结果是一个症状好了，又出现了好几个症状，这是什么医学啊？这是“跷跷板医学”。所以我们用经方处理这个问题，赤小豆效果不好，那我们用什么呢？用小柴胡汤里面的黄芩，黄芩有什么作用？它能够消炎清热，还要加竹叶石膏汤，清热效果很好。

《伤寒论》里说“伤寒解后，虚羸少气，气逆欲吐，竹叶石膏汤主之。”大家知道竹叶石膏汤是怎么来的吗？它是从白虎加人参汤变过来的，白虎加人参汤去掉知母，加上竹叶、麦冬、半夏，就变成了竹叶石膏汤。竹叶石膏汤再加四物汤，再加黄芩、黄芪，就叫做黄芪四物汤，对降血糖效果很好。白虎加人参汤本身就是治糖尿病的处方，大家只要看到阳明病，身热，发烧，烦躁，口渴，OK！你就可以用白虎加人参汤。阳明腑病表现为谵语，潮热，腹满痛，手足心、腋下汗出，大便硬，但不管是经病还是腑病，他在临床一定会口渴的，火热伤津啊！麦门冬汤也是由竹叶石膏汤衍变出来的，“火逆上气，咽喉不利，止逆上气，麦门冬汤主之。”临床上对于“咽喉不利”的病人，未必都要用抗生素的。在座的同学，你们的《伤寒论》读了多少遍？我读《伤寒论》差不多有5000遍。你们读了50遍没有？书读百遍，其义自现。我现在不用带任何资料，只有一张嘴巴，一个大脑，行遍天下，都可以把《伤寒论》讲下来。我们看病就像是作战一样，作战都是有兵法的，像《孙子兵法》，这样才能“知己知彼，百战不殆。”《内经》就是我们的《孙子兵法》啊！《伤寒》《金匮》都是我们的兵书啊！兵器是什么呢？就是我们的方剂学。仲景的方就是威力无比的兵器，用好了可以一击制敌。《伤寒》《金匮》的方至少也有两百多个，其中还有不少重复的，像小柴胡汤、小青龙汤、小建中汤、苓桂术甘汤等等，也就是这么两百多个方子。《伤寒论》用药多少味啊？不到90味，所以我们用药不求多、杂，只求实效。

还有方药的比例运用，桂枝汤的桂枝用到几两？三两。芍药也用到三两，甘草二两，生姜三两，很多人用3小片，这是没有效果的。红枣12枚。如果我把芍药用到六两，这是什么方？桂枝加芍药汤。我再加一升麦芽糖，那就变成了小建中汤。如果桂枝加芍药汤再加大黄，那就成了桂枝加大黄汤。它出现在太阴病篇，太阴腹痛，脾络不和，就用这个方剂。刚才讲病人的狐惑病用甘草泻心汤，甘草泻心汤里有多少味药？《伤寒论》里的甘草泻心汤里只有六味药，可是到了《金匮要略》里面就多出了一味人参。那到底是六味药对，还是七味药对呢？我一直想问问张仲景，去年我去河南南阳，找到了张仲景的墓，但是他不能告诉我啊！大家可以去研究。刚才说狐惑病"蚀于上部则声喝"，用甘草泻心汤；那么"蚀于阴"用什么治呢？用苦参，把苦参煮了水以后就在阴部熏洗。现在很多泌尿系统的问题都可以用苦参来洗。不过我建议加百部、土茯苓，这样比单独用苦参熬水来洗效果要好。尤其是土茯苓，它在《本草备要》里记载说可以治疗杨梅毒疮，所以土茯苓解毒祛湿的力量很强。用苦参根比用苦参的效果更好。另外对于灰指甲的病人，你把苦参研成末，贴在灰指甲上面，外面用透气纱布包好，就能够使指甲变光泽，效果很明显。还有一些人脚上长"鸡眼"，疼得连鞋子也没办法穿，把苦参末敷在上面，三次就能把"鸡眼"除掉。这些都是我宝贵的临证经验。

现在的 H1N1 病毒很厉害，在欧洲已经出现了变种病毒，感染力要比本身的病毒强好几倍，还有现在针对的一些感染，动不动就用抗生素，为什么叫"抗生素"啊？因为把生命都抗掉了嘛！其实人和细菌是共生的，谁也离不开谁，你处处都要扑灭细菌，这就是西医没有从整体观念上考虑问题。中医没有那么笨，中医是超现代科学，超现代医学，它是讲究和平共处的，不管它 H1N1 变成什么，大家都相安无事，对吧。

连癌症肿瘤我们中医都可以取得良好的疗效。《内经》里讲"诸痛痒疮，皆属于心"，连翘就是治疮痈的圣药。但是我们还要分清疮疡什么时候在气分，什么时候在血分。刚才我们提到阳明病入气分就一定会烦渴，但是入血分就不会渴了。大家有没有看过《温病条辨》，这本书很注重舌诊，如果看舌苔是红绛的，那就是热入血分；如果伸舌是偏向一侧的，那就要考虑到脑病了。还有五味入口是要通过舌头感觉的，很多动物就是凭借舌头辨别气味、周围的环境等等，如果舌头感觉不出味道了，我们也要考虑相应脏腑的病变。临床上有的患者舌头就像蛇吐信一样，一伸一缩的，这就要考虑是不是脑血管意外，可以加钩藤，如果舌红绛，说明热在营中，还要加知母。

刚才提到眼睛的问题，我建议大家回去后马上翻《内经》，在《灵枢经》的最后一篇叫"大惑论"，里面提到"五脏六腑之精，皆上注于目"，这对临床诊疗很有指导意义。我认识一个眼科医生，姓郑，是高雄医学院毕业的，他从事眼科工作已经有18年了。他是毕业后来补修中医学，还经常跟我出诊，学习中医。有一次他把他写的一本书拿给我看，书名叫《西方医学的困境与盲点》，他针对眼科的一些实例写出了西医学治疗的局限，从而延伸到整个西方医学界，分析得入木三分，还要我给他写个序。有一句话叫“拍案惊奇”，我看了他的书以后应该叫“拍腿惊奇”，他作为一个西医工作人员，很客观的把西医学的一些局限与瓶颈都很好地展现出来了，我不到一个小时就帮他把序写好了。这本书我看了之后觉得很过瘾。

还有一个人，也是拿一本书让我帮他写序，我看了半年看不下去了，他说附子用200g，干姜用200g，仲景的四逆汤、附子汤、通脉四逆汤、干姜附子汤都用附子，他有没有写要用200g啊？没有嘛。附子一枚，破开，对不对？会不会超过200g？200g已经快半斤（250g）了，就算你把它煮两个钟头，它的热性还是存在的。有一个患者去找他的中医朋友看病，那个朋友给他开了附子一两、干姜一两，患者的姐姐也算是我的学生了，就偷偷打电话给我，问这样用药行不行？我说你为什么不换成地黄一两、茵陈一两呢，为什么偏偏用燥热的药呢，我用滋阴的药行不行？结果那个患者用了附子、干姜以后，腿上的皮肤就开始崩裂。我告诉大家，附子、干姜是大热的药，吃了以后可以扩张血管，不是随随便便就可以用到。

我曾经看过一个患者，90多岁，虹膜炎，她左边的眼睛充血、水肿，她看眼科20年，还是没有起色，后来找到我看。刚刚我们讲的“五脏六腑之精，皆上注于目”，具体说来，瞳孔属肾，肾主水，叫“水轮”；瞳仁属肝，肝属风，叫“风轮”；上下眼睑属脾，脾主肌肉，叫做“肉轮”；内外眼角属心，心主血，叫“血轮”；白眼球属肺，肺主气，叫“气轮”。我们学中医，一定要对这些基本理论非常熟悉，这样才能看好病，基本理论从哪里来，从《内经》里来。这个患者我用的是小柴胡汤、竹叶石膏汤加木贼草、石斛。4个月就痊愈了。关于用药加减，大家可以看看《本草纲目》，里面一共记载了1892种药物，有一次我做一个植物养生的讲座，我一共收集了190味药。当时我就一直念，连麦克风都没有拿，跟我合作的一个医师就把我的录音全部翻录成了文字，大概有十一、二万字吧！下一本书我要写的就是抗衰老，21世纪最最时髦的一个话题，专门讲抗衰老的问题。

刚才我们说小柴胡汤啊、竹叶石膏汤加用木贼草、石斛，如果是眼睛破洞那就更要用石斛，可以帮助愈合；如果脑袋破洞，可以用天麻，要收口嘛！再加上他气喘、抽搐，天麻、钩藤吃上就 OK 了！有一个小朋友有先天性心脏病，医生就给他用阿司匹林，结果小孩子就得了雷诺氏症。西医的治疗是顾此失彼的，我们中医治疗雷诺氏综合征就是用当归四逆汤，在《伤寒论》厥阴篇中，写到，“手足厥寒，脉细欲绝者，当归四逆汤主之。”如果是“久寒”，就要加上吴茱萸生姜汤。很多医生治疗雷诺氏症也是用的当归四逆加吴茱萸生姜汤，可是就是没有效，为什么？因为他们忘记了加酒啊！仲景方里边写得很清楚，“以水六升，清酒六升和”，在《伤寒论》中，用酒水煎的汤药还有炙甘草汤，但是炙甘草汤要用水八升，酒七升，你不要搞混在一起哦，只有遵照原方用量，才会有疗效。在台湾基本上是用科学中药，每味药都做成颗粒剂，服用起来很方便。但是药厂并没有按古法去炮制，很多药都无法达到应有的药效。所以要想使中医更加科学化、规范化，我们还有很长的路要走。

下面我就来谈谈我在临床中治疗的病例。一氧化碳中毒在台湾很常见，尤其是金融风暴，很多人对生活失去了信心，最后选择烧炭自杀这种方式，烧炭自杀就会导致一氧化碳中毒。有一位钟女士，一氧化碳中毒没有死，不过她3年来从不会讲话，我就给她用柴胡桂枝汤加减，结果两个星期后她就能够讲话了。现在有很多人批判中医不科学，结果疑难病症他们又治不好，什么是科学，什么是迷信啊！迷信科学的人本身就是迷信的。还有一个被烟火呛到的患者，声音嘶哑，我就用清燥救肺汤加减，效果很好。清燥救肺汤是滋阴润肺的方子，在《伤寒论》中，滋阴的方子也有很多，比如说炙甘草汤、竹叶石膏汤、芍药甘草汤等等。还有一个病人，他的脚是丁字形的，不能平踏在地上，我就加了两味药，钩藤、怀牛膝，钩藤解痉的效果很好，可以改善运动神经的传导功能。怀牛膝可以使血液往下走，再加荷叶、秦艽。有一个患者，他的弟弟是某医院的院长，他刚从加州回来，血液检查提示重度贫血，面色萎黄、毫无血色，食欲不振，体力差，他的临床表现肯定是个虚证，我们可以考虑用桂枝龙骨牡蛎汤，因为《金匮要略》里面的描述是“亡血，失精……”但要是“虚劳虚烦不得眠”，我们就用酸枣仁汤，这时候你的脑子里就应该想到所有关于虚劳的方剂，比如说薯蓣丸、大黄䗪虫丸等等。薯蓣丸是《金匮要略》

中药物最多的一个方子，一共用了23味药。《伤寒论》中用的药味都非常少，超过十味药的方剂只有三个：乌梅丸、柴胡加龙骨牡蛎汤、麻黄升麻汤。但是柯韵伯认为麻黄升麻汤不是张仲景的方子，他认为这应该是刘河间的方剂。大家可以去考证。

去年台湾历史博物馆要展出一些世界名画，从排队到看完至少要3个小时的时间，天气又热，很多人都出现了血尿。这是热毒炽盛，皮下的血管扩张，热毒内渗膀胱，出现了血尿。我用了猪苓汤加减治疗这些病症，我还加了薏米，薏米和麦子一样是禾本科的植物，我们平时喝的米汤就有利尿的作用，又加上牛膝，引血下行，热毒从小便排出，还有车前草利尿，这些患者5天就完全没有问题了。如果用食疗的方法加以巩固的话，可以熬点绿豆汤、冬瓜汤来喝，要比那些消炎药好得多呢！有一个小孩子读小学五年级，因为感冒出现肾功能受损，尿蛋白有好几个“+”，我也用了猪苓汤加减，还把患者的眼泪拿来做药引，效果很好。

现在很多中医要比同年龄的西医显得年轻，就是因为中医很注重养生保健，所以大家选择中医还是非常明智的。

【名师答疑】

问：现在临床上很多骨关节病患者并无明显的症状，请问如何进行中医辨证。

答：我有一张处方叫做“加味四妙散”，我已经写给李赛美教授了。我们那边的台大医院，给一个80多岁中风的老太太换髋关节，难道她换了髋关节就可以像正常人一样走路啦。我们可以用四妙散合上桂芍知母汤，大概十来味药，吃上一、两个月就能健步如飞啦。

问：夏天用凉药，广东人也喜欢喝凉茶，但是越来越多的人因此而体质变虚，我们应如何处理呢？

答：就是要用一些温和的药，但不要马上用什么“四逆辈”之类啊！可以用小建中汤一类温和的药，慢慢地改善体质。很多医生开的药都是不疼不痒的，虽然吃不死人，但是也治不好什么病。我们要记住任何自称有“祖传秘方”的医师都不可轻易相信，这些人很可恶。

问：仲景用药剂量偏小，现今用量应该多大呢？

答：这是谁提出的问题？桂枝三两，剂量小吗？如果是小学一二年级的学生，我就会用到桂枝8~9g，如果是12岁左右的小孩我就用到成人的剂量，一般就用18g左右。仲景用药只有超量不会太轻，你们的伤寒老师绝对不会跟你们说桂枝三两太轻了。

问： 中国内地有些学者提出运气学说是《伤寒论》的最高境界，请问张教授如何看待这个问题。

答： 古代有很多医家都研究过运气问题，从黄帝到现在，一共有80多个甲子，陆九芝研究过；《医宗金鉴》里也有这方面的内容，称之为“运气学说”；孙思邈也有过这方面的阐述；明清时代研究运气学说也是蔚然成风；不同的时代有各自的学术潮流，我们不要被别人牵着走，应该有自己的主见。我的学术思想来源于哪里？《黄帝内经》，我的老师是谁？张仲景。很多学术观点我们在临床上可以参考着用，不必过分拘泥。不过大家对这方面的内容有个大致的了解就可以了，有兴趣的同学可以深入研究。

问： 仲景方里面的人参到底是什么参呢？

答： 张锡纯和徐大椿对这个问题都有独到的见解，你们有兴趣可以查阅一下。张仲景用的人参，主要指的是山西上党的人参，但是上党人参现在已经不存在了。现在太子参、西洋参、党参、红参你都可以用，但是你不要用经过干姜、肉桂加工的，因为这些参很燥，服用之后会口干舌燥，流鼻血。

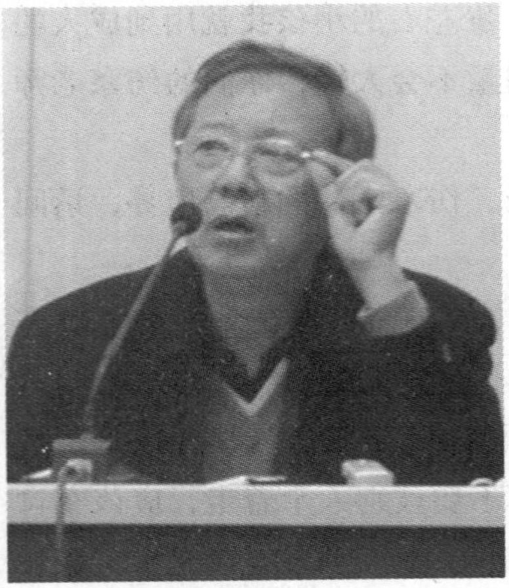

【名师介绍】

熊继柏，湖南中医药大学教授、主任医师、博士研究生导师。擅长中医内科，善于辨证施治，精于理法方药，善治疑难病和急性病，临证经验丰富，医疗威望高，是湖南省著名中医专家。撰写出版中医专著12部。其中独著《内经理论精要》一书，已先后被英国牛津大学图书馆、大英博物馆和美国国会图书馆列为藏书。主编《医经选讲》一书，作为湖南中医药大学本科班和研究生班主干课教材，已连续使用10年。

用经典　选经方　决疑难

湖南中医药大学 熊继柏

我每次来这里都发现一个特点，那就是高朋满座。广州中医药大学的经方经典学习班越办越红火。这说明什么呢？这不仅说明广州中医药大学的领导会做事，组织者能干，而且更说明一个问题：我们的同行重视经典，重视中医理论研究，尤其重视中医临床研究！这是一个好现象。因为中医如果不重视经典，不重视临床，那就完蛋了！我们现在就全国而言，中医的水平亟待提高！特别是临床更待提高。尽管我没有走遍全国，但是我到过大量的省市医院，现在中医界有一个普遍现象，那就是全面西化。当中医的不会开中医处方，倒会开西药。汤方开不出来，倒是会开中成药，这是个大问题啊！所以我们必须从根本着手，抓经典学习，抓临床能力，我们必须走好这条路。而我们广州中医药大学抓住这个点了，所以经典学习班越办越红火。

在讲课之前我多讲几句闲话。我们怎样才能当一个好中医？要当一个好中医应该具备三个方面。第一个方面，就是扎实的理论功底。理论功底从何而来呢？首先是中医经典，因为没有读过中医经典你就不可能了解中医的理论基础。我们过去讲中医经典习惯称“四大经典”。第一部是《黄帝内经》，第二部是《难经》，第三部是《伤寒杂病论》，第四部是《神农本草经》。这是历史上所讲的四大经典。《神农本草经》是讲中药的，中医应该把哪些书作为经典呢？《黄帝内经》是我们中医理论的导源，中医完整的理论体系是出自《黄帝内经》的。所以《黄帝内经》是我们中医学的首部经典。至于《难经》仅仅是解释《内经》的，而且它没有全面的解释。所以《难经》就我们中医来讲，它的地位并不是特别重要。所以我们不把它作为重要的经典。张仲景的两部书，一部是《伤寒论》，一部是《金匮要略》。《伤寒论》表面上是讲外感病的，讲六经辨证，而实际上它贯穿了八纲辨证的法则。三阳病是表证、热证、实证；三阴病是里证、虚证、寒证。阴阳、表里、寒热、虚实在《伤寒论》里面都有体现。更重要的是张仲景把《黄帝内经》辨证论治的法则完全贯穿到实践中去，“观其脉证，知犯何逆，随证治之。”所以《伤寒论》是贯穿辨证论治法则的一部典范书籍，所以称为中医的第二部经典。第三部《金匮要论》是我们中医学最早的内科学。如果没有读《金匮要略》，你就不可能当一个好的内科医生。因为后世中医内科学所有的学问，还原后都是从《金匮》来的，而且它是以脏腑经络作为辨证纲领。《脏腑经络先后病脉证并治》，这是它的首篇。脏腑经络的辨证法在《金匮》里面全都体现出来了。这是我们中医学的第三部经典。那么第四部应该是什么呢？就时代来讲汉代以前是《神农本草经》，但不就时代而言就重要性而言，应该是清代的温病学。温病学主要的著作，第一部是吴鞠通的《温病条辨》，第二部是叶天士的《外感温热论》。这两部书贯穿了三焦辨证和卫气营血辨证的内容。我们之所以要学温病学关键就在于治疗急性热病，特别是治疗传染病，我们必须根据温病的卫气营血和三焦辨证法则来进行。如果不读好温病学，你就不可能去治疗急性热病，更不可能去治疗传染病。所以温病学对我们来说价值特别高。

我们在座的年轻人不少，你们想当名医，首先一条是具备扎实的理论功底。那么你们就要把这四部书读好，怎么读呢？是不是一定要背呢？当然有很多聪明人可以背下来。但是恐怕全国也不多，因为这玩意也不是那么好背，比英语单词可能还难一点，不是那么好背的！这《黄帝内经》我都搞了30年了我也背不上来啊！是不是一定要背呢？我讲读经典有四条要求，也可以讲四条标准，或者四种方法。第一要读懂，因为《黄帝内经》是西汉以前的书。张仲景的《伤寒论》、《金匮要略》是东汉时期的书。尽管温病学是清代的书，但也有不少的古文，比如吴鞠通《温病条辨》的运气篇、原病篇还不是那么好懂的。所以读中医经典的第一个标准就是要读懂。因为不读懂你就不可能了解它的意义所在。字也好，词也好，句也好，章节也好，必须弄懂！第二个标准呢？就是读熟。熟到什么程度呢？重点的东西一定要读熟，甚至是熟背。尤其是那些主证主方是必须熟背的，否则你到临床上就用不了！第三个标准就是要融会贯通。我们读中医经典绝不是只读一部。只读一部是不可能当一个好医生的！打个比方，《内经》读得很熟你能看病吗？看不了！为什么？它主要是讲理论的。一部《内经》只有十三个方，而十三个方我们现在用的也就三五个。有的药是过去用的，现在没有。只读一部《伤寒论》，你只会治疗外感病，当然也可以治疗其他的病，但是对于内科杂病你几乎是盲无所知的。如果你只读《伤寒论》和《金匮要略》，你没有读温病学，那大量热性病、急性病，你就没办法治疗。所以我们要把这四部经典都读熟，并且要融会贯通。我们的学校把这四门课分成一门门单科，伤寒教研室的老师讲《伤寒》，金匮教研室老师讲《金匮》，内经教研室老师讲《内经》，温病教研室老师讲《温病学》，他们几乎很少给你融会贯通。当然也有老师达到这种程度，但是我相信这种人为数不多。特别是能够结合临床的更是不多。为什么呢？因为现在的老师绝大多数是从学校到学校，从书本到书本，这就要求我们自己找方法把经典融会贯通。第四个标准就是我今天要讲的这个标准，要运用。

我们读中医经典的目的是打好理论基础，我们打理论基础的目的是什么？是学以致用，如果你不会运用，书读的再好，背的再多，也不是个好医生，只能说你是一个很好的读书人或者是一个很好的老师，能够写文章，能够讲课，就是不能看病，那是中医吗？至少不能算一个完全的中医。我曾经发表过一个重要的观点：中医的生命力在于临床！我为什么发表这样的观点呢？因为我看到现在的中医忽视临床。特别是搞理论不搞临床，几乎成了一个普遍的现象。这还了得啊！大家都在讲台上高谈阔论，都在那里著作，写书、写文章，文章几乎是铺天盖地，就是不会看病。你不会看病的文章那水分该有多大啊！你不会看病谁相信你啊？你自己相信自己，老百姓相信你吗？不相信！西医相信你吗？他瞧不起你！那你中医的地位威望怎么样？必然是直线下降。所以我提出一个观点：中医的生命力在于临床。我是呼吁全国的中医一定要注重临床实践，提高临床疗效，要看好病啊！特别是西医看不好你看好了，他当面不说背后肯定要竖大拇指，他即使不伸大拇指他也心中有数，这病看不好，快去找中医。他服了你啊，他还敢讲你的坏话吗？你中医看不好的病西医看的好，西医看不好的病你照样看不好，谁能瞧得起你啊？那我们怎么提高临床疗效呢？所以首先要打好扎实的理论功底。这是当一个好医生的第一条标准，第一个具备。第二个具备就是要有丰富的临证经验。临证经验决不是一年两年、十年八年就可有的。当然我们年轻人在这就讲：你老头子就爱讲这个话。我说的是大实话，因为你只是从事十年八年临床，你数一数你看了多少病人？你一年看一万人，十年不过十万，而古人丰富的经验我们不知道的多呢！好多疾病你还没有看到啊！

我们医院按照西医模式分得好细的，头疼专科、心脏病专科，、肝病专科、肠胃病专科……这样你能看多少病啊？你们一天就是看头痛，当然你对这个头痛颇有研究也是可以的，或者更深的研究那是更好的。问题是你有没有更深的研究。我们现在的年轻人很少有一年看一万人的，而且在这一万人中，你是否百分百的用中医呢？都用中医的方法，都用中医的方药呢？恐怕不是。所以我们的临证经验要日积月累，只有埋头于临床，长期从事于临床，你才能有经验，这些经验不仅包括正面的，而且也包括反面的。等到你三十年、四十年以后，临证经验就丰富了。我们中国的老百姓信奉一条，中医要老。他说越老越吃香，这个东西要辩证地看，为什么老百姓有这样的观点啊？他们认为中医越老经验就越丰富，这是对的。但是另外一条他不了解，中医老是不是完全凭年龄他就经验丰富啦？我原来也没读过什么书，我现在老了开始当中医，还只搞了两三年，退休了没事干，挂个牌子：老中医！还不满足，在前面再加一个字：名老中医！他能看好病吗？绝对看不好。还有一个问题，老了以后反应迟钝了，有的人甚至还有老年痴呆的倾向啊！他看得好病吗？看不好病。所以老中医这个话啊有它正确性，也有它不正确的一面。我们要有丰富的临证经验，那就必须持久的从事临床实践。你今天想当官，明天想发财，后天想旅游，全天就是喝酒啊、唱歌啊、跳舞啊，到处玩要，你医生当的再老也是不行的。搞临床是要刻苦的，我们年轻人应该要知道今天看了三个病，两个没看好怎么办？你必须晚上读书，查不到书你必须问老师，要动脑筋啊，甚至是晚上睡不着觉。

那你出了名以后怎么样？比如我现在有点名气了，如果我不限号，一天可以看 100 个号。一刻也不睡觉。如果我限号，我限 30 个号，实际要看 70 号。为什么？三种人你限不了号。第一种是抬进来的、轮椅推进来的，讲出的话跟植物人一样，你看不看？发烧 40℃抽风的你看不看？说你没有挂号我不看行不行？医生的天职是什么？是救死扶伤啊！第二种人外地来的，全国各地来的，尤其是农村背麻布袋子的，他路都找不着，找你这找了 3 天了！挂不到号他就哭鼻子，你怎么办？加号。第三种人，特别熟的人，即使不是熟人，他打个招牌，我是广州中医某某校长的朋友，你看不看？加一个，头都不抬加一个。所以这样一加我每次看 70 号。昨天我就看了 70 号门诊下来的，中午觉都不睡。所以我跟老师讲，你们接我很辛苦，我来的也很辛苦，我午觉都没睡啊！没办法。所以你出了名以后一样要刻苦。所以我讲啊，中医临床必须要刻苦的，不然你就不可能有丰富的临证经验。这是我讲的第二个具备。第一个扎实的理论功底，第二个就具备丰富的临证经验。第三条还要具备什么呢？

当你有了扎实的理论功底，有了丰富的临证经验，自然就产生另外一条，敏捷的思维，敏捷的反应。所谓敏捷的思维啊，别人到你这来以后，三五下你就要把他基本的东西拿到手，而且对于病人的形态举止，症状表现，你要特别注意，病人一说什么事你就要马上反映出来。我经常讲：当中医有三个基本条件。第一个条件就是不蠢。不要以为中医好学，中医有那么多的书要读，读了以后你还要融会贯通，还要运用啊！我们中医和西医不一样。西医看病重视的是局部，重视的是解剖。依据的是实验室检查结果。而我们中医重视的是整体，重视的是功能，依据的是我们的辨证思维。所以中医看病是要凭脑子分析的，不是拿实验室的结果开处方的。西医看病，拿出结果来，肺结核，大家都没话说。这个病人就是长了肿块，那个病人乙肝抗原阳性，大家都没话说。中医不是这样，西医的结果拿来以后我不能开处方的。大家看看哪一本内科学有那个治乙肝表面抗原阳性的记载？你那个结果只能做参考。我们要根据病人八纲辨证、脏腑辨证，弄清疾病的性质、部位，然后才能开处方。所以中医是要动脑筋的。因此学中医的第一个条件就是不蠢。聪明，有悟性，加上敏捷的思维反应，这就是不蠢啦，你就可以学好中医。我已带了 80 多个学生了。80 多个学生资格最低的是硕士，资格最高的是教授，跟我拿一般多的工资。说不定排位置他还排在我前面呢，为什么？他当官啊，现在不都是当官的排前面吗？但是我带了 80 多个学生里面只有 4 个是好的。都是跟我一样学，我一点都不保守啊。临床上的东西啊，你保守不了的。面对面的看到病人治好啦，那为什么只 4 个呢？大家想这百分比是多少？80 多个里面只 4 个好的，这 4 个都成了名医了，不容易，不那么简单啊！没那么容易的！这个我就不多讲了，我讲要当一个好中医，必须具备这么三条。这是我今天的开场白。我为什么讲这些话？就是究竟怎么样才能学好中医，才能当好一个中医。

我讲的题目是：用经典，选经方，决疑难。因为这经典班的招牌是伤寒。所以我就从张仲景的学问来讲，讲一些空头的理论没有意思，要讲就讲临床，就讲怎么运用。所以我的立足点就是运用经典，指导临床选用经方治疗疑难病。所以我就讲这么一个题目。没有空洞的语言，随便举几个例子，我们共同讨论。其目的就是开拓大家的思路，什么思路呢？怎样运用经典，怎样运用经方来治疗疾病。并且不是治疗一般的常见病，而是治疗特殊的疑难病。至于这些例子我全是凭记忆写出来的，这个经方班我好像来了好几次了，前面讲过没有我也不记得。因为我每次拿的资料一回去就被别人抢走了，我就没有了，我那稿子又没有留，我又不记得讲几个例子，所以这里面有没有重复我不知道。但是这些例子是实实在在的，是具有代表性的。更重要的一条，它是运用经典理论，运用经方治好的疑难病。所以我就举这几个例子，讲多少算多少，大家都有这个资料吧？我早晨起来看了一遍，里面有错误的。因为这是我一个博士生打印的，有错误的地方我就告诉大家纠正一下。

病例一　20 余年哮喘案

这个病人哮喘 20 余年，每逢春夏阴雨天必然发作，发则喘不能卧，遇天气潮湿的时候，哮喘明显加重，曾经多次到北方走亲，因为他的女儿在北京，每次到北京哮喘就停止了，每次回长沙浏阳就发病。跑来跑去，跑慢了就要发作了。她到北京去就是去躲灾难，因为她不去就要发哮喘。她告诉我，发作的时候有咳嗽，而且每次发作之前发寒热，痰多色白，口渴但是喜热饮！目中胀，食欲欠佳，精神疲乏，舌苔黄白相兼，而且是滑腻苔，脉象滑大有力，在座的各位都是医生，我们看到这个病历以后就应该想一想，这个病人摆在你面前你怎么分析，怎么考虑，怎么施治？首先她是一个20多年的哮喘宿疾，这里用西医名称的，西医取的名字很多，我都一概勾销了，因为到了很多医院，病名特别多啊！肺气肿啦、支气管哮喘啦……我们中医可称之为“肺胀”，这个病名是可取的，这是一个宿疾。我们中医治病要善于抓病人的特点，特别是对于疑难病要抓不住重点，往往无从分析，无法入手。这个病例有一个明显的特点，遇潮湿阴雨天加重，到北方就不喘了，回到南方，长沙浏阳那个地区她就发作，这是一个典型的特点，这个病人也受不得湿，受到湿气她就马上发展，而在我们内科学里面没有因湿而喘的，没有啊！所以要明白一个东西啊！病人得病啦，也不是照书上得的，说我读的书，太阳病就是头痛发热，恶寒，汗出恶风，这才是桂枝汤啊。你桂枝汤就这么几个，我就不是按照你的理论得病，你还能不能用桂枝汤啊！口苦咽干，目眩，往来寒热，胸胁苦满，默默不欲饮食，心烦喜呕，就是小柴胡汤，你没有这个症状，我就不用小柴胡汤，是不是这样？这就错了，我们这有没有日本的朋友啊？日本人就这么学的，这是机械的学习。我们要抓住它的病机，这就是最重要的。这个病人就有一个湿邪的特点，内科学上没有，我不管，她就是遇湿则发，这不是湿是什么？当然有湿则有水气，哮喘肯定是痰饮为患啊，应该是水饮，这个水饮是阴邪，遇湿就加重，这就联系起来了，是不是？她有一个明显的因湿发作，这是一个明显的特点。第三，我们看她的症状表现，看她的舌象和脉象，还有另外一个特点，就是舌苔黄白相兼，而且滑腻，滑腻者，痰湿也，水饮也，可是黄白相兼又是什么呢？黄者，热也，再加上脉象滑大有力，这不是热是什么？这个病人她的焦点是哮喘，疾病的性质是水饮夹湿热，如果我们上升到理论来讲，《内经》里有：“不得卧，卧则喘，是水气之客也。”中医治病必须辨证论治，而绝不是随便开药，我们的年轻人做中医首先要把步子走正，要把门入正。你如果门入错啦，你首先就是个错家伙，没有一个规矩，没有一个章法，那你永远不能提高水平，什么叫章法，什么叫规矩呢？就是必须辨证施治，怎么辨证啦？我们学了大量的辨证法则，八纲辨证、脏腑辨证、经脉辨证、六经辨证、卫气营血辨证、三焦辨证、气血津液辨证，好多好多，好复杂，那病人来要怎么样啊？不知道从何辨起，不是啊！它有关键的、有核心的、有方法的，他们临床的辨证关键是什么？关键是两点，第一辨清性质也就是病邪的寒热，病形的虚实，这是性质。不论什么病你要把虚实搞清楚，是邪气胜则实，还是精气夺则虚，是寒证，是热证，是以风为主，是以实为主，是以痰为主，还是以瘀血为主，要分清楚，这是性质。第二，部位，部位是什么呢？我们讲的部位不是解剖部位，不像西医学讲的微观，因为我们不是微观的学说，不是要动刀子，我们讲的整体部位，中医的整体部位是以脏腑经络为部位，是以表里上下为主要的病位，那么就应该弄清是哪个脏腑系统，是哪个经络系统，是表还是里，是上还是下，大概的部位啊！我们首先要搞清这两点。第一性质，第二部位。年轻人当医生，你不妨学学我这方法，这是最简便的方法，你把这个方法掌握了，就抓住了辨证的要领，那么一个病人到你面前三两下就能把他搞清楚了。只有你大的方向清楚了，才不会产生错误。这个病人就用这方法辨证，部位在肺，因为她是哮喘嘛！咳嗽发在肺，喘者肺气上逆啊，这不是在肺嘛！当然也涉及胃，但是主要在肺。她的第二个特点，水饮夹湿热。这不就清楚了嘛！接着就是施治。辨证、施治不是两手功夫吗？辨证清楚了，第一病在肺，你就不要讲西医那个气管啊！第二它的性质是水饮夹湿热。施治的关键是什么？宣肺平喘，化饮，清湿热。这是文字功夫我告诉大家啊！写文章就这么搞的，你讲课也是这样的，不是随便出来的。但是你开的方子是错的，那病人好不好？不好！所以这两手功夫缺一不可，如果你施治上没有硬功夫，那么这个病照样治不好。施治的关键是什么？在于选方，怎样才能选出正确的方，这一个最基本的前提，就是你脑子里面能够背多少方，我们在座的同志有人背最多的有多少？有背1000个的没有？有背1000个的举手，让我认识一下。有背500个的没有？恐怕有，不肯吭声，有才不能外露啊，是吗？我对研究生提出一个标准，我说你们跟我，第一，背一本书，不管你背什么书。一个当研究生的总要背一本书吧！你去搞那些歪理有什么用啊？我们现在大学是综合性的，要面向世界，你跑到外国去回不来了，那可以！但你搞个专业一问三不知，怎么行呢？博士生！所以我说第二，我的要求就是每人要背500个汤方，有一个人他就反对啊！他说那不背死人啊，眼睛一鼓就这口气啊？我说：背死人啊！你说中国历史上哪一本书上有记载，背书背死人啊？没有啊！我熊某人背1000多个汤方，我要死已经死好几遍了！哪有这个道理啊！你选不出汤方来，一个最根本的问题是你脑子里没有汤方啊！我们有不少医生一世就背3个汤方，3个汤方一世开下去，内科、妇科、儿科，男的、女的、老的、少的就开3个汤方，你能治几个病，那是随便乱开药。岳美中老师曾批评过乱开药的郎中叫“用药医生”：头痛就用川芎、白芷、细辛、天麻、菊花；脚痛用牛膝、木瓜；腰痛用杜仲、菟丝子、桑椹子、广香、乌药；月经不调用当归、川芎、香附……这么乱开药，那个方是什么？那是大杂烩。那能治好病啦？大杂烩有没有听到过，“文化大革命”的俗语，造反派称为“大杂烩”、乌合之众，他们不给你搞出麻烦就是对你很客气了。所以我们不仅要背，更重要的是你要了解这个方的作用是干什么的，并且对这个方要熟，不熟你怎么了解它的作用啊？徐大椿有一句话叫“用药如用兵”，我给他和了下联叫“用方如用人”。我们用汤方就跟用人一样，我对你非常熟，非常了解你有什么特点，有什么能力，我了如指掌，那么这个事你去办，我了解你啊。我们的方也一样要熟悉，那么这个病一来，这个方就出来了。否则你看不好三个病的。

这个病人选了一个什么方呢？选了一个越婢加半夏汤。读过《金匮》的同志都知道，“咳而上气，是为肺胀”，咳而上气，还有目中胀啊，这是讲目如脱状啊，用越婢加半夏汤。张仲景的原文是怎么讲的，他就讲了一个咳嗽，一个气喘，一个目胀用越婢加半夏汤，我们要了解越婢加半夏汤是干什么的？越婢加半夏汤是麻黄配石膏，其实是麻杏甘石汤去掉杏仁加生姜、大枣，再加一个半夏化痰化饮，那么这个方的主要作用是什么呢？宣降肺气，化饮清热。所以我们讲，张仲景的越婢加半夏汤是治疗饮热结聚的哮喘，但这个方不能治湿啊！我当时开这个方的时候曾经想到小青龙加石膏汤，曾经想到厚朴麻黄汤，那么为什么没用呢？比较一下，小青龙加石膏汤固然能化饮，但是更重要的是散寒化饮加清热，她喘而烦躁嘛，不适用。厚朴麻黄汤主要是宣痰化饮，所以也不取用。就取用了越婢加半夏汤，因为一个饮，一个热，这两个是因果关系了。那么这个病人特点是湿气明显，我们必须给这个病人化湿，依据这么一个目标来选方。选什么方呢？就选了第二个方，我这个讲稿上面没写，什么方呢？就是麻黄杏仁薏苡甘草汤，简称麻杏薏甘汤，照样是张仲景的方，张仲景的麻黄杏仁薏甘汤治疗气喘咳嗽，治疗一身疼痛，这一身疼痛是湿邪郁表用麻黄杏仁薏甘汤。表者，皮毛所在，皮毛者，肺之合也，而我看到的这个病人每遇外邪就发哮喘，这不是外邪、湿邪从皮毛侵犯吗？皮毛者肺之合也，邪气亦从其合，我们外在的皮毛受到外在的邪气，马上就会进到肺脏影响肺气，导致郁闭啊！方证相合为什么不用麻黄杏仁薏甘汤？所以我就当机立断选了麻黄杏仁薏甘汤，实际上就是越婢加半夏汤加薏仁、杏仁。因为这个病人舌苔厚腻啊！所以我加了一味苍术。这个病人完整的方，就是越婢加半夏汤、麻黄杏仁薏甘汤加上苍术，就开这个方，这个方一共吃了将近两个月，我是每次开 10 付，后面见效，吃了很有效，开 15 付，总共吃了两个月，这个病人就好了，20 年的痼疾得以解除。所以我把它作为一个病案介绍给大家，从这一点我们就可以看到病人得病不是照书上来的，内科讲的东西固然是纲领性的东西，但是也有超乎纲领外的东西，尤其是对于这些顽固性、疑难病的病变，你要动脑筋，针对病人的病邪性质，病变部位来适当的选方，正确的治疗。所以我觉得选方啊，有两个标准：我们怎么选方？第一个标准，就是紧扣病机，你必须跟病机相符，古人不是讲嘛，因证而选方，这个“证”是言字旁的“证”，而且必须是方证合拍，就好比我们现在唱歌，这曲谱跟字词要合拍，你不能走调啊！你不能找不到拍子啊，那是不行的。假如这个病人现在已经搞清楚啦，她是饮邪加湿热，这么一个哮喘，我要是开一个都气丸行不行啊？20 年的哮喘，开都气丸也不为过啊！因为这个病人有 60 岁了，没错啊，表面上一看药都很平和啊，开的蛮好的，其实你忘了这样会增长她的饮邪，增长她的邪气，我开个生脉散行不行？这不就犯了“虚虚实实”的大忌嘛！所以啊，这个辨证选方在临床上特别重要，这是第一个病例。

病例二　阵发性高热寒战案

这个病人是一个病情危重的病人，而且是我在西医院会诊的病人，医院介绍病情，患者因发热住院，查患者素患胆囊炎，经检查怀疑胆囊有占位性的病变，确定为恶性，患者已经住院十几天，每天下午 4 点左右开始发烧，热度高达40℃以上，医院每天在他发高烧的时候，立即给予大量的退热药和其他的退热方法，包括物理降温等等，高烧10个小时以后，热势开始下降，下降到什么程度呢？38℃～39℃左右，到什么时候下降呢？次日凌晨开始下降，我去看病人的时候我就问他："你发烧之前怕不怕冷？"他说："我有明显的怕冷，必须盖被子。"大家注意，这个病人我看的时候是4月份，4月份已经天气很热了，但是他先是伴有寒战的，寒战之后就开始发高烧，伴有胸腹痞闷、胀满，而且不欲食，还有恶心、呕吐，自汗出，口苦，大便秘结，舌苔黄白相兼，而且特别厚腻，注意啊，舌苔特别的厚腻，脉象弦数，大家想想看，这个病应该怎么治？每天基本上是定时发高烧，高烧之前有寒战、口苦、便秘，这一听就是少阳证啦，少阳里实证是不是啊！往来寒热、口苦、呕逆兼大便秘结，这不是少阳里实证吗？毫无疑问，这是一个大柴胡证，但是要注意，胸腹痞闷，舌苔特别厚腻，这就不完全是一个大柴胡了，大家想过没有，刚才前面讲的几个特点显然是大柴胡汤证，但是后面这两个特点胸腹痞闷，舌苔特别厚腻，这又不全是大柴胡证，这是湿热，所以这个病人一方面是少阳里实，而另一方面是一个湿热郁遏的，两个加在一起了。少阳的条文我就不念了，这肯定要用大柴胡汤，但一个大柴胡汤显然不够，必须解决湿热郁遏的问题。湿热郁遏在哪呢？湿热郁遏在气分。舌苔特别厚腻，往来寒热，胸腹痞闷，恶心欲呕，这四大主证正好符合达原饮主证。达原饮什么证啊？第一，寒热内扰；第二，胸腹痞闷；第三，恶心欲吐；第四，舌上白苔有如积粉。这不是达原饮证吗？所以我讲方剂要熟，什么方是干什么的你必须先熟，怎么想到达原饮呢？你看，这个病人几个证，一个是大柴胡汤、一个是达原饮的，那就不用说的啦！大柴胡汤、达原饮，就这么两个方，一味药不加，一味药不减，就是大柴胡汤合达原饮，3天把高烧拿下来，就3天时间，高烧就能拿下来了。高烧拿下来了我说不管了，剩下的那是你们医院的事，我为什么不管？我说肿瘤归你们管。这个病人高烧已经拿下来了，大问题解决了，病人能够坐起来，在那里吃饭，在那里走路啊，那不都解决了吗？所以我们当中医的，你要尽量争取达到一个标准，什么标准啦？给西医帮得上忙，我们不讲超过西医，这个西医优势也多得很，开起刀来你没办法跟他比啊！抢救，急救手段，是他们的强项，但是他搞不好的时候，你能够给西医帮上忙，你那个中医的地位你不用多说，大家都会相信你的。其实很简单，一个张仲景的大柴胡，一个吴又可的达原饮，这不是我的功劳啊！他们两位老先生的功劳我从来不讲我熊某有什么方，我用的都是古人的，只是说我用的时候会有一点加减变化，我们现在有些人最喜欢讲“都是我的”，哪一个是你的？你那么聪明啊！古人好多东西你还不知道啊，不要讲“都是我的”，这是第二个病例。

病例三　腰痛吐水案

一个年轻的建筑工人，猝发腰痛，痛引背腰，呼叫不绝，痛得“哇哇”大叫，有骨伤科医生给他看过，说是闪挫腰痛，但是没治好。我去看这个病人的时候，面色淡白，四肢欠温，腰痛拒按，不能转侧。我看他脉的时候，他伸手“哇哇”叫，不能动弹。看样子真像一个闪挫腰痛，但是人家按闪挫瘀血论治没治好。因为他是砌墙的，我就问他扭过没有？他说没有。摔过没有？也没有。他舌苔、舌质不紫，没有受伤的征象。他腰痛有以下几个特点：第一，肚子里面叫，“咕噜”有声；第二，他频频的吐口水，而且吐的是清水；第三，舌苔白滑。我刚才讲，当中医要有敏捷的思维反应，要善于观察病人点点滴滴表现。孙思邈不是讲过“省病诊疾，至意深心，详察形候，纤毫勿失”吗，就是一丝一毫你都不要错过。病人这三大特点意味着水饮！我们的中医内科里面没有水饮腰痛吧！但是《内经》里面有：“肾胀者，腹满引背，央央然腰髀痛。”《金匮》里面也有：“肾水者，其腹大，脐肿腰痛。”因此我给这个病取名叫“水饮腰痛”。既然是水饮腰痛，那毫无疑问就要蠲除水饮，使用的方是五苓散。但是五苓散治疗膀胱蓄水、水逆、呕吐水饮是可以的，他没讲治腰痛啊！显然开一个五苓散还不够，我还要加些腰痛的药，加杜仲、牛膝行不行？不行！因为一定要加蠲除水饮的药。这里有一个原则：古人的方也好，后世的方也好，我们不要随意加减！如若加减，必须有充足的理由，必须要有针对性。要做到这一点，这才叫有章有法。这个方子我加了“禹功散”，是朱丹溪的方。因为大禹治水有功劳嘛，所以就叫“禹功散”。一共两味药，小茴香、丑牛，这不是治水、治腰痛的正方吗？所以治病一定要有一双“火眼金睛”，一眼就能看透疾病的病性、病机，当然这需要扎实的理论功底和丰富的临证经验，只有平时在临床上多积累、多揣摩，才会有收获。吴鞠通有句话：“不死于病而死于医，是有医不若无医也。学医不精不如不学医也。"你把寒证搞成热证，把虚证搞成实证，无异于杀人啊！

病例四　产后暴喘案

这是个产后暴喘的农民，因为产后不慎受寒，突发哮喘，病经十余日，喘促明显加重。病人就诊的时候是喘促急迫，张口抬肩，但坐不得卧，咳嗽呕逆，咳痰稀白，而且痰涎特别多，面色灰白，神衰气馁，特别瘦弱，舌苔淡白而嫩滑，寸关脉弦，尺脉促细无力。症状是自汗，微热，恶寒，口渴喜热饮，胸闷。这是病危的迹象！这个病人首先是哮喘，其次是产后，第三是哮喘发作起来特别厉害，但坐不得卧，吐的是稀白的痰涎，形寒畏冷，并且还微微发热，寒饮的迹象特别明显。第四是自汗，气短，不欲食，形体衰微，舌淡，面色灰白，这是个典型的虚像。综合以上四条，可以断定病人岌岌可危。我们分析，这是个虚证，元气大衰，如果是住院病人的话，我们医生为了自保，先下了病危通知再说，因为社会复杂啊！就我这样的医生都有人找麻烦，更不用说年轻人啦。去年有一个老八路军，中午看病下午吃药，天黑的时候打电话找我，说吃了药以后就发烧。我说你什么病啊，你讲给我听听。他说是鼻炎，我就记起来了。我开了玉屏风散加苍耳子，我就问他有没有发汗，他说有；我问他烧到多少度，他说烧到39℃；我问他有没有头痛，他说有，还有鼻子塞。我当时就骂人了，我说你这是感冒了，你感冒发烧反倒说吃了我的药造成的，真是拿着不是当理说。我告诉他说："下次你不要欺负那些年轻医生哦！要是他们还真给你吓住了。"所以年轻医生学会自保还是有必要的。刚才主持人介绍我16岁当医生，不错，我16岁当医生大家想想是什么样？那病人一看，你会看病吗？你那个样子还会看病？你给他开3付药，他先拿1付试试看。他真这么想，3付药，先吃1付，有效再来吃第二付。他不相信你啊！那我们怎么想呢。我们只想这个病人吃了药赶紧好，这是开始当医生的心态，这个时候最容易犯一种错误，什么错误呢？初生牛犊不怕虎，大刀阔斧的乱干，药下得猛，胆子比天大。就像开汽车一样，刚刚学会开车，跑到马路上我就超过别人，头几年就是飙，过几年就慢，再过几年就胆小，这你就上了另外一个档次了。当医生也是这样的，我看的年轻人多啦，一开始，书上讲的用斑蝥，他也用斑蝥。书上讲用附子，他也给人家用附子100g，我们门诊部就有年轻人这么干。他还开生川乌、生草乌，我的天！他还怕不死人啊。我跟药房师傅说谁开生川乌、生草乌我就查谁！我说我在这交代了，错了就找你。他就不敢拿了。凡是生川乌、生草乌都给我换熟的，我说他开30g，你最多不能超过10g，超过了我就找你麻烦。我打了招呼，要是出了事情我不管啊！所以开始当医生，胆子不要太大，太大胆有时会惹麻烦。既要治好病又要不翻船才是我们的原则，李中梓不是有句话吗？“行方，智圆，心小，胆大”，既要细心，又要胆大。既要看好病，又要谨慎从事，不要乱搞。我建议大家有空读一读李中梓的书。

这个病人属于一个危重症。大家想，如果我给他开补药、救正气，那寒饮就越发猖獗，喘得就更厉害，不得了啊！如果我散寒蠲饮，那么病人马上就会发生虚脱，所以这个病症处在两难之间。那时候我就动脑筋了，这样的寒饮哮喘我不用小青龙是不行的。但是小青龙怎么用呢？如果张仲景在，我去问他应该是怎么个搞法。可是他不在啊！我想来想去，加了一味人参，我就用了个小青龙加人参汤。张仲景用过小青龙加石膏汤，我用的是小青龙加人参汤，这就是我的变化。我说咱们试试看，一方面给你蠲寒化饮，一方面给你固护正气。我就加了10g高丽参。哪知道这方吃下去以后，所有的症状都平息下来了，人居然没有发生虚脱，这样我就得到了一个经验，一个很重要的经验：就是小青龙汤居然可以加参。这就是我的经验。

前几天湖南省委把我抓去安化参加学术交流会，美其名曰说我是“首席”，我也从来没做过什么“首席”，但是一做事的时候我就是“首席”。当时安化下雪，我的衣服穿得不够，冻得我难堪，回来就咳嗽、喉咙沙哑啦！我马上就要到广州去讲课，前天又要出门诊，那天报社又跑来采访我，关于防治甲流感的采访，最后我声音都哑了，一边咳嗽，一边气喘，还一边接受采访。我就吃小青龙汤，但我身体很虚弱，我就来个小青龙加人参，吃了3付，今天才能在这讲话。我就告诉大家小青龙加人参的应用情形，这是我在临床上揣摩出来的一个经验。今天特别介绍给大家，只要是虚证，你就可以大胆的使用。

病例五　小儿突发抽搐并腹胀案

一个6岁的小男孩，突然抽筋，颈项强急，角弓反张，口噤不语，嘴角流涎，指纹色紫而粗滞。毫无疑问这是一个痉病。他一个特点就是一身发热，两足厥冷；第二个特点腹部胀满，叩则有声；第三个特点频频呕吐。我们就要思考这些症状特点出现的原因，他肚子胀满、周身发热而两足厥冷，很可能是有宿食阻滞，阳气郁闭，不达四末，所以两足厥冷。我就问孩子吃过什么东西没有？家人说他吃过一碗甜酒，吃了以后就肚子疼、发烧，然后就抽筋。这显然是由于食物积滞，导致阳明腑实所致，当然也不能排除食物中毒。张仲景讲过很多种痉病，刚痉、柔痉等等，但是这个病人就不能用祛风通络的方法，这是食滞引起的痉病。《金匮要略》就有这样的记载："胸满口噤，卧不着席，脚挛急，必齘齿，可与大承气汤。"既然张仲景有这样的记载，那临床上肯定就有这样的病例，所以我用的就是大承气汤。但是我考虑还是要加点药，这就是一个临床思辨的过程。我在门诊上看病的时候，你们看我好像呆头呆脑的，其实我的思维比电脑还要快，跟我出诊的经常有四五个博士生，总是想着抄我的那怎么行啊！他们有的收集病史、有的登记、有的写病历，我就动嘴不动手，我就一口气讲完，这是什么体质的人，用什么治则、什么方药，可能连续讲3个方，去掉什么、加什么，没有停顿。你要是对方剂不熟，你是搞不出来的，这是我的一个要求，就是要绝对熟练，这样你才能达到运用自如。很明显，这个病人用大承气汤就可以达到去阳明腑实的作用，但是我还是要加点止痉的药，我加的是葛根。为什么要叫葛根呢？张仲景讲过"太阳病，项背强几几，葛根汤主之。"葛根能够入阳明经、治疗"项背强几几"，具有解痉的作用，所以我加葛根。另外又加了钩藤和白芍，这是真正的祛风药。大承气汤一共4味药，加上葛根、钩藤、白芍，加起来一共7味药，但就是这7味药，小孩吃了1付抽筋就止住了。第2付时还减了量。这个急症的治疗就一定要用急药，因为这种病人要么就好得快，要么就死得快，你说你不快行吗？吴鞠通《温病条辨》序言里有这么一句话："譬如拯溺救焚，岂待整冠束发？"我们治疗急症就好比人家掉到水里去了，或者是着火了，你哪里还有时间把衣服穿整齐了再去救人呢，这是不行的。所以吴鞠通在序言里面的这个描述特别有道理。这个病人就是一个典型的急症，希望对大家临床能有所帮助。

病例六　汗出偏沮案

"汗出偏沮"是《素问·生气通天论》里面的术语，就是指半身出汗、半身不出汗。一位女患者，左半身出汗，右半身不出汗，天冷时自汗益甚，伴一身畏寒，手足厥冷，左半身及左肢有明显的麻木感，病3年不愈。舌淡红，苔薄白，脉细。原文讲“汗出偏沮，使人偏枯。”这是因为营卫失调，邪气阻滞经脉，营卫不利，发为半身不遂。日本有一个人叫丹波元简，他说汗出偏沮的“沮”字错了，应该是“袒”，偏袒的“袒”，就是衣字旁，右边加一个元旦的旦字，他说人在出汗的时候，如果半边赤裸，就造成半身不遂。我就琢磨啊，这日本人穿衣服难道还有半边赤裸的习惯吗？我国的古代不像现在，现在打半边赤裸的年轻女孩子特别多，她们没读过《黄帝内经》，也不知道这样穿着会使人偏沮！我们藏族同胞的服饰好像也不是半边赤裸吧，他们只是外套的一侧没有袖子罢了。所以我认为丹波元简的解释有错，不是汗出偏袒，就应该是汗出偏沮。这个病人就是一个标准的汗出偏沮，还没有发生偏枯，她的特点是手足厥冷伴麻木自汗，一侧出汗，这就是典型的营卫失养。张仲景在《金匮要略》里有“血痹”的记载：“血痹阴阳俱微，寸口关上微，尺中小紧，外证身体不仁，如风痹状，黄芪桂枝五物汤主之。”所以我就用了黄芪桂枝五物汤，为了加强通络的效果，我又配了另外一个方，这个方可以叫验方，也可以叫秘方，治疗中风、半身不遂的效果很好，叫“虫藤饮”，“虫”指的是地龙、蜈蚣、僵蚕，“藤”指的是鸡血藤、海风藤、钩藤，这个方是我的一个发明，古书上没有记载。是我从千百遍的临床应用中总结出来的，作用就是搜风通络。病人大约吃了半个月左右，这个病就好了。

我记得曾经治疗过半身汗出、半身不遂而不用黄芪桂枝五物汤的例子。早年我在农村当医生，碰到一个17岁的女孩子，大热天，半身出汗、半身不遂，身子半边都不能动了，我就开了一个黄芪桂枝五物汤，结果越吃越厉害，大汗淋漓，出现舌红口渴。我马上改用李东垣的当归六黄汤，最后把病治好了。对于这个病例我曾经发表过文章，因为这个病属于疑难病例。我们治病必须以病人的症状表现为依据，这就是我们常讲的实事求是，要以事实为依据，病人的症状表现是我们分析判断辨证的依据，绝对不能随心所欲，这是我们临床辨证特别需要注意的。

病例七　脑后漏汗案

这个病人是一个年轻的干部，34岁，找到我时把后脑勺对着我，说他的病就在那里，我看了几秒钟，发现从后脑勺有几滴水出来，又过几秒钟又冒出几个水滴子，脑袋好像是漏水管一样，他脖子上还挂着一条毛巾，他说一个晚上要换 3 条毛巾，而且都能湿透。他说已经做了好多检查，什么都正常，但是就是没法解决这个问题。有个医生叫他把头发剃光了，目的是要看看脑袋上有没有洞，不然怎么会有那么多水呢？话又说回来，就算是脑袋上有个洞，那也得流红色的水啊，怎么可能流无色的呢？这显然是个怪病，我们学中医的一定要对各个脏腑的功能、各条经络的走行了如指掌，就像你开车一定要熟悉路线一样。这个病人漏汗的位置正好是风府穴，《内经》里面讲："巨阳者，诸阳之属也，其脉连于风府，故为诸阳主气也。"意思是说太阳经脉之所以主一身之表，主人身阳气，是因为它在风府穴与督脉相会，而督脉又统一身之阳。他出汗的位置正好是个阳气的汇合点。我们知道督脉是干什么的吗？总督人身的阳气啊！太阳经脉与督脉两经相会，风府穴这个地方就是一个会合点啊！想到这些，我就要看看他的兼证，得知他畏寒，腰膝酸软乏力，舌苔薄白，脉细。这就肯定了病人是个寒证、虚证，那么我就用了桂枝加龙骨牡蛎汤。有人说张仲景治漏汗不是用桂枝加附子汤吗？"太阳病发汗，遂漏不止，其人恶风，小便难，四肢微急，难以屈伸者，桂枝加附子汤主之。"桂枝附子汤可不可以用？可以。但是这个人没有明显的手足厥冷，所以我用桂枝加龙牡汤，原文说"夫失精家，少腹弦急，阴头寒，目眩，发落，脉极虚芤迟，为清谷，亡血失精。脉得诸芤动微紧，男子失精，女子梦交，桂枝龙骨牡蛎汤主之。"汗者，精也，是水谷精气所化生的，为什么不能用呢？所以我用了桂枝加龙牡汤，结果一个星期就给他止汗了。第二次他来的时候，我开玩笑说油漆工我都联系好了，再止不住就给他抹上。

这个病例旨在启发我们的思路，中医辨证一定是要动脑筋的，当你出名的时候，像这样的怪病你会遇到很多，如果你解决不了，病人会怎么说？"嗨，还是一样治不好！"另外自己也心中有愧啊，当然你如果没有扎实的基础知识，你是不会有大的建树的。我们的真正目的是解决病人的痛苦，提高中医的疗效，增强中医队伍的威望。所以对于这些怪病，你一定要动脑筋，想明白。

病例八　肿胀泄泻案

这个病人 36 岁，男性，是从一个大医院担架抬过来的。他一身肿胀，头面四肢肿，皮肤发亮，按之凹陷不起，腹部胀大，肚脐突出，大便稀溏，一天4~6次，阴囊、阴茎肿胀如球，古人也有这样的记述，例如肿大如壶，跟茶壶一样的，这是中医的特点，只讲一个大概的东西。西医就要讲长多少，宽多少，直径多少，因为他们是要动刀子的。医院给他下了病危通知，我一看西医下了个诊断叫什么"克罗恩病"，我一看就懵了，这是个什么病啊？不懂，不去管它，先辨证再说。这个病人的水肿到了极其严重的程度，气喘，不能动，阴囊肿大发亮，腿上的皮肤都快肿炸了，四肢厥冷，畏寒。所以西医院发了病危通知。再加上他大便稀溏，舌苔淡白的，脉沉细而迟，这不就是典型的阳虚水泛证吗？我们要判断是否是阳虚水肿，不外乎三脏：肺、脾、肾。张景岳曾经讲过："水气病，其本在肾，其标在肺，其制在脾。"那么这个病人是以脾为主，还是以肾为主呢？两者都有。大便溏泄、腹胀这是以脾为主；阴囊肿大如球，四肢厥冷，这是以肾为主。这说明阳气大虚，水气泛溢。所以这个病人我选方是真武汤，我嫌真武汤利水慢了一点，温阳功力又不够，所以我又加五苓散，就是真武汤合五苓散。这个病人吃了一个月治好了。之后就是服用济生肾气丸改善预后情况。我一般出完门诊非常累，回到家里第一件事洗手，第二件事吃饭，第三件事睡觉。可是当天我出完门诊就打乱了规律，第一件事情洗手，第二件事情翻书，翻什么书？西医内科学。我得查出来那个什么"克罗恩病"啊！最后我查出来了——"克罗恩病"就是搞不清楚的肠胃病！你看这西医蛮聪明的啊！搞不清楚就给你取个怪名字，叫大家都听不懂。有时候我们中医也有，病人说"我得了什么病啊？"医生告诉他"你阴阳失调！"我经常强调，我们当医生要学会看好病，不要学会蒙人。

病例九　咳喘并发昏厥案

这个病人是一个58岁的男性。咳嗽、气喘10余年，反复发作，近1年来，咳嗽、气喘不仅加重，而且胸闷大作，更严重的是每天咳喘加剧的时候都会昏倒，一下就倒下去了，倒了以后虽没有抽搐，但是口中多痰涎，过了一会就自动清醒了。一般一天发作一次，但有时候发四、五次，家里人非常着急，到西医院查脑血流图、脑电图、脑CT，排除了癫痫。那我们中医认为是什么病啊？厥证，"厥"就是突然昏倒，四肢厥冷，自汗出，二便自遗。我们讲"厥"有两种，一种是肢厥，一种是昏厥。这里讲的是昏厥。换句话讲就是咳喘并发昏厥。他的舌苔黄而厚腻，脉象是典型的滑数脉，这意味着痰热结聚。他无论是咳喘也好，昏厥也罢，都是一个东西引起的：痰热。这虽然是个估计，但是因为痰热结聚胸膈，阻滞气机，导致昏厥。病因病机都清楚了，我自然想到张仲景治疗痰热结聚的第一方是小陷胸汤，“小结胸病，正在心下，按之则痛，小陷胸汤主之。”使用小陷胸汤要注意三点：痰、热、胸膈。毫无疑问，这个患者必用小陷胸汤，但是小陷胸是不治昏厥的，因为它不能清心省神。现在很多人主张把“清心省神”改成“清脑省神”，似乎说得通，可那“清营汤”就改成“清脑汤”了？“安宫牛黄丸”就改成“安脑牛黄丸”了？“心为君主之官”就改成“脑为君主之官”了？中医理论是一个完善的系统，它是贯穿始终的，那些要改换说法的人脑子里完全是西医的东西，他用西医的模式来审视中医，这是永远说不通的。

所以我在小陷胸汤的基础上，合上了涤痰汤，涤痰汤是导痰汤加人参和石菖蒲，我开处方的时候，去人参，加远志，我刚才前面不是讲过减药、加药都是有针对性的嘛！我这里不讲，大家想一想，为什么去人参、加远志。

病例十　腹部手术后阴冷如扇案

何某，女，54岁，3个月前做“宫颈息肉切除”，术后觉少腹部疼痛，并且腹部明显畏冷。几经治疗，其少腹部疼痛已见减轻，但少腹部畏冷却有增无减，且阴部尤其畏冷，成天犹如冷风所扇之状。阴部不仅畏冷，而且伴有拘急之感。询其小便清长，口不渴，兼腰酸痛。舌苔薄白，脉沉细。她在诉说病例的时候眼泪汪汪，非常的痛苦。特别是少腹及阴部肌肉往里面抽，疼痛的无法忍受。我们中医管这种情况叫“阴缩症”。我用了个词叫“阴冷如扇”，因为张仲景讲过一个“如扇”，是说“妇人妊娠六七月，……腹痛恶寒者，少腹如扇，所以然者，子藏开故也，当以附子汤温其藏。”我借用了这个词，这个病人的病位在少腹、阴部，主要与肝有关。因为肝脏的经脉走行是绕阴器，这是寒邪伤了厥阴之脉，就会出现胁肋与少腹的拘急。在《素问·举痛论》里就有这样的记载：“寒气客于厥阴之脉，厥阴之脉者，络阴器，系于肝，寒气客于脉中，则血涩脉急，故胁肋与少腹相引痛矣。”这描述的不正是这个患者的症状吗？所以我用了暖肝煎加附子，这个病人就是服这个方子治好的。

病例十一　颈项强直四肢抽搐案

第十一个病案，颈项强直，四肢抽搐。这个病人是个什么病呢？是一个西医诊断为破伤风的病，大家知道这个破伤风不是开玩笑的啊，这是一个急症险症。他是在拆房子的过程中，被一个生锈的钉子刺伤了手腕，然后出现头痛，身痛，恶风，全身抽搐，一阵阵发作，抽得角弓反张，医院诊断为破伤风，可是没治下来。我看到他的时候，他是一阵阵的抽搐，有一个特别明显的症候，就是明显的恶风，风一贯耳就颤抖，毛发悚然，身上起鸡皮疙瘩，昼夜门窗紧闭，这个病人的特点是遇不得风，口禁、自汗、颈项强直、角弓反张、舌苔薄白、脉弦，破伤风属于中医的痉病，张仲景讲了：“身热恶寒，颈项强直，恶寒，时头热，面赤目赤，独头摇动，卒口禁、背反张者，痉病也。”这个病人完全具备。痉病有刚痉、有柔痉，我刚才讲了一个阳明腑实发热，当然张仲景的《金匮要略》里面还有新产妇人的痉病，一般而言刚痉者，无汗；柔痉者，自汗。刚痉是用葛根汤，柔痉是用桂枝加葛根汤。这个病人自汗，又明显的畏风，我们内科学讲，破伤风要怎么治啊？应该用五虎追风散，这是常用方，但是这个病人有明显的畏风，所以不考虑用。而考虑的是桂枝加葛根汤。这个病人就是用的桂枝加葛根汤，但是我加了另外一个方，什么方呢？止痉散。止痉散不就两味药吗？一味全蝎，一味蜈蚣，专门治抽搐的，好的特别快，大概是第三付药就把他抽搐止下来，所以我们临床治病，只要辨证准了，药用准了，不管什么急骤的病证都会好的很快，这是我在临床上经常碰到的事，这个急症的关键就是在于辨证准确，用方准确，好的很快。

病例十二　肺癌放疗之后双腿频频蹬动案

这个病人是今年看的病，我们省里有个老厅长跟我是老朋友，当时我正好出差在外，连续3天打电话，等我一回家，他就跟我说：“你回来就好了，快来跟我救命。”我说“什么事?”他说他侄子得了怪病。我就风风火火地去了。他侄子30多岁，人高马大，在农村当支部书记，当时还有个湘雅医院的主任医师在那里，那个医生就跟我介绍他的病情。这个病人过年的时候连喝了三餐酒，喝的不多，一餐一瓶茅台，第三天后，就昏倒了，24小时没醒，抬到当地医院从头到脚扫描一遍，结果发现问题了：肺癌。马上送肿瘤医院，再扫描还是肺癌。回头就住在湘雅医院。这个主任就跟我讲，他的肺癌长在一个很特殊的部位。至于怎么特殊，我没怎么注意听。他理由就是一不能做手术，二不能做化疗，然后就具体讲起了为什么不能手术、化疗的原因，结论是这个患者只能做放疗。但做了几次放疗以后，麻烦事出来了，这个人两条腿就那么蹬，我在那里坐了半个小时，他两条腿就没停过，把两只脚往茶几上一放，就蹬个没完，也不知道他要蹬什么。他叔叔讲："他神经有毛病。"我就问这个患者："你腿发胀吗？""不胀。""你腿疼吗？""不疼。""你腿痒吗？""不痒。"我说那你为什么要蹬啦？他说："这是我的腿要蹬，不是我要蹬的。"我问："睡觉以后蹬不蹬？""蹬，3 个月蹬破 3 床被子了。"要想蹬破 3 床被子必须有好大的劲才行。现在年轻人跳迪斯科，迪斯科我不懂啊，应该是很有节奏的那种，大概就是跳迪斯科一样的吧，他蹬得很有节奏，频率很快，蹬得地板"哗啦"响。我说："你能走路吗？"他就走给我看，结果他歪歪倒倒走了几步，我说："你怎么走路摇摇晃晃的，头昏吗？"他说头不昏，很清醒。另外在与他交流的过程中我发现他有一个特点，脖子以上整个头冒汗，就跟蒸馒头一样，又有热气又冒汗，但身上没汗。我接着再问，他不咳嗽，没有气喘，没有呕吐，没有胸痛，没有背部发胀，就这么个病。他叔叔就在旁边问我："你看过这个病没有？"我说我没有看过。"那可怎么办啊！"他着急了，他认为你看到过这个病你就会看，你没看过就不会看！老百姓一般的认识就这样的。我们看病不是这样的，是凭脑子分析的，我说："你不用着急，我帮你想办法。"大家看这个办法怎么想啊？你用绳子是绑不住的，你要让他不蹬才是硬功夫。你怎么能让他不瞪呢？你跟他做思想工作行不行？不行的。所以我经常讲临床是要有硬功夫的，吹牛皮不管用的。绝对不能吹这个病我包你治好，江湖的骗子都是这么搞的。

他头上总是冒热气、冒汗，这个阳热上亢是虚证还是实证？于是我就留意他的舌脉，大家看什么脉？什么舌？舌苔薄白，脉象弦细。这是一个虚阳上亢，虚风内动的征象。温病有一个阴虚风动，水不涵木，手足心热甚于手足背，时时欲脱，手足瘛瘲，大定风珠主之。但是他有一个手足心热甚于手足背，舌红无苔，用大定风珠？这个病人是不是？不是！他舌苔薄白，没有手足心热，那就不是阴虚啊。这是一个虚风内动的虚阳上越，肯定不是热证、不是实风，不是羚羊角、钩藤那类的药证。那我用什么方呢？我没有张仲景的方，用的是镇肝息风汤。大家看对不对证？我当时没有把握，谁知道他吃了以后听不听我的，我没有一点把握。我就丢了这么一句话："我想个方法试试，先吃 10 付药，观察一下看怎么样？"我说这句话留的是后路，治不好我再想办法，我这么讲的。他没办法，西医也没办法，就开始服药，我加了一味药，我想这个患者是肺癌啊！我加的药是犀牛黄，犀牛黄不是可以止痉吗？用得不多每付 0.2g，就是镇肝息风汤加犀牛黄。结果他吃到第 7 付就不蹬腿了，但是他叔叔给我打电话没告诉我，他只说还有 3 付药没吃完，他还是非常有脑筋的，他说谁知道明天还蹬不蹬呢？所以不告诉我。等 10 付药吃完以后给我打电话，他说："告诉你，其实第 7 付吃完的时候就不蹬了，但是我没告诉你，为什么呢？我要观察，而且等药吃完，这 3 天一直没蹬，这才告诉你。"好了以后我让我的学生到湘雅医院去把他的病历拿出来，学生跑去找肿瘤科主任，主任说："这个病我们还在研究，这个病有一个新名字叫'虎眼病'"。老虎的虎，眼睛的眼，我说这就怪了，这可比什么"克罗恩病"还有名堂，总之听起来叫人半懂不懂。他说这样的病就要好好地总结，看看是怎么治好的？我说你们去研究吧，我也不管。下次遇到蹬腿的是不是都治得好呢？这可不一定，这是要辨证的，中医的奥妙，没那么容易就领悟到！这个病治好了又得到一条经验，什么经验啦？那些名称不明确的、原因找不到的、稀奇古怪的病，只要你把主症抓住，你就可以准确的用方药治疗。这样的例子很多，因为时间的关系我就讲这些，谢谢大家！

【名师答疑】

问：有一个病人，手指尖瘦，刺痛，指间的皮薄，下冷水则加剧，并且手指发疳，舌淡红，苔白稍厚，脉稍细弦。第一看西医没有搞清楚病情，但排除是红斑狼疮。第二当归四逆汤治疗无效，请问如何诊治？

答：这确实是一个怪病，但它的特点是：第一是手指尖刺痛，第二是手指发疳，要注意这不是四肢，而只是手指。那我们应该怎么思考这个问题？手之三阴从胸走手，手之三阳从手走头，这也是中医的基本理论。病变没有波及肘，那与肘无关，就是手三阴和手三阳这个经脉的病变。因为在四肢的末梢，那就是经脉的循环出了故障，显然这个病人是阳气不能温煦经脉所出现的病变。为什么当归四逆汤无效？当归四逆汤是治疗手肘厥寒、脉细者，当归四逆汤对不对？他是手指厥，当归四逆汤是手肘并治的。这个病人没有涉及肘，因此我们只能治手。所以我建议用黄芪桂枝五物汤。因为他有手足厥冷，他有苔白厚腻、舌苔红，所以我建议用黄芪桂枝五物汤，但是不够，我们要加速他的血液循环，防止他的末梢血液瘀滞，因此要加用王清任的补阳还五汤。这个方以外还可以加一点鸡血藤、忍冬藤。藤类药物通络嘛，我就出这个主意好不好，黄芪桂枝五物汤合补阳还五汤，加鸡血藤、忍冬藤。谢谢！

问：虫藤饮的各个药量？

答：虫藤饮里面蜈蚣不要用得太多，毕竟是有毒的，虽然只有小毒，但不要用得太多。我一般用一条，我前面不是打过招呼吗？我们当医生既要治好病，又要不出差错，更要注意自保。至于那些藤类药物都是可以随意用的，用 10g 、15g、30g 都是可以的。

问：甲型流感是从温还是从寒辨治？请问你对甲流感有何见解？

答：这个问题是个热点啊！关于流感，西医有甲流也有丙流，我们在座的西医专家不少，西医认为传播性最大的是甲流，又称为“猪流感”，那名字不好听啊，和猪都搞在一起了所以就觉得有点害怕。其实流感只是感冒流行的一种。我们中医有句话叫“一方得之谓之疫，一人得之谓之病。”所以流感它毫无疑问的属于瘟疫、属于疫病。普通的感冒发病慢一点，症状轻一点，基本不传播。而流感第一起病急，第二症状重，第三传播快。症状就是高热，恶寒，头痛，身痛，而今年的流感咳嗽非常明显，我在长沙已经看了很多了，那我们怎么治流感？现在不是出了很多方吗？好多的方，包括我们国家中医药管理局公布的预防流感的方，湖南也有人在报纸上公布什么预防流感的方，这是外行话。这个流感我们怎么治？必须要根据不同的地域，不同的气候，不同的疾病，不同的人群去治疗。这是中医的特色啊。今年 7 月份从美国回来一个教授，也是搞医学的，从美国起飞的时候他就发烧，烧到第 3 天，到长沙来看我。他是北京人，到了长沙就发高烧不能动，在宾馆里连烧 3 天，到湘雅医院看甲流就把他隔离起来了。3 天没退烧，他打个电话说不能来看了，而且还要我发处方吃药。我说你吃的是什么？吃的西药。我说你自己不开中药吗？他说开啦，麻杏石甘汤。麻黄 10g，石膏 20g，还有杏仁、甘草还加了什么药，后面我就没听了。他第 1 付是这样开的，第 2 付把石膏加量开到 40g，还是没退烧。

他还是咳嗽，发烧，怕冷，头痛，身痛。我说你处方开错了。他说你有什么好方？我开的是新加香薷饮，当天下半夜就退烧了。第二天他电话就来了，问我这是什么秘方。我说你错了，中医是辨证论治，没有秘方可言。这是第一个病例。近来流感特别多，我没有一个用的是新加香薷饮，成人用的是荆防败毒散；小孩子要么银翘散，要么桑菊饮，必须加苏叶、防风。大家想为什么？明明是风热感冒，舌苔薄黄，脉象浮数，基本上都有风热感冒。但为什么我们一定要加苏叶、防风啊。我们当中医的知识面不仅要广，而且要深，不但要有广度，还要有深度！今年是己丑年，己为水土不及。《内经》里面讲：水土不及，风乃大行。风为百病之长，风为百病之首。今年即使没有流感，感冒的发病率也特别高啊。这首先就跟我们定了一个基本的标准。虽然这不是具体的规定，但古人有这个记载我们不能不参照啊。己丑年作为太阴湿土司天，三阳在泉。三阳是什么？太阳寒水是水寒之气主之。这不是寒气袭扰吗？那既然我知道这个，那我必须要注意寒气的外袭！我不能用麻黄，因为是风热感冒啊！加苏叶、防风，我的一个学生已经问我了，他说："熊老师这次感冒你怎么老是加苏叶、防风？"我说你们不懂，为什么呢？你们还没有掌握运气的知识啊！这就是我们治什么传染病，第一要因时，第二要因地，第三要因人，第四要因证。古人讲要三因治宜。我这加一个，是四因治宜。其实流感并不可怕。我学医生时正好在学药，那流感铺天盖地啊！那药柜一天就可以抓光。我天天抓药，一天要抓好几百付啊！那你看没死多少人，为什么呢？那时候信息不通，死了人也不知道，发病也不知道。现在的信息发达，一个发病全国都晓得，全球都晓得，搞的大家那么紧张，所以造成一种非常恐慌的状态，其实我们没有必要风声鹤唳。这个无所谓，都可以治好的。但是有一点，流行感冒最容易出现并发症。比如肺炎、中耳炎、鼻炎、脑炎、疱疹等都可以并发的。我们治疗的时候一定要防止这些并发症的出现，那为什么出现死人？就是因为医生不会治这个病，造成并发症的出现。如果会治的话，不可能死亡。尽量控制并发症的出现就可以控制死亡，甚至杜绝死亡。

问：你给我们讲辨病位、病性，但很多疑难病如乙肝"小三阳"，没症状，病位在肝，不会辨病性，你会怎么治疗呢？

答：这是一个临床的同志，为什么我这么说呢？因为这是一个临床的实际问题。很多的乙肝，“小三阳”也好，“大三阳”也好，就是没有症状。没症状我开不出处方，总要问出一个症状来，至少有没有容易疲倦，总要考虑它是在肾、在肝、还是在脾，甚至有没有影响到神，或者有湿、或者有热，总要找出一个特点来的。没有特点是无法治疗的，中医治病必须把特点抓住。但是乙肝毕竟是肝病。我们辨证的范围，第一是肝，第二是脾。除此之外，第一是湿，第二是热，这是最重要的，也就是病位和性质的确定。我们辨什么病都要有一个基本的范围。你如果心中没数，那你就真的跑到太平洋去了，东南西北你都搞不明白，那是无法辨证的。所以我前面讲看病一定要有扎实的理论功底，就是说我们对于一些常见病要心中有数。感冒有几种，头痛有几种，咳嗽有几种，气喘有几种，胃痛有几种，腰痛有几种……这个东西我们要了如指掌，不仅是它的主症，而且还有它的主方，超出了常见的规律之外，我们再想思路就明确了。你如果连基本的东西都不清楚，那你怎么辨证？我刚才不是讲感冒么，感冒中医辨证风寒、风热、夹实、夹燥、夹湿、气虚、阳虚……你没掌握，你说病人来了你怎么治？你只能给他开速效伤风胶囊、白加黑？搞的稀里糊涂治不好病。我们对中医内科要了如指掌，头痛有外感、有内伤，外感头痛有风寒、风热、风湿三种，你怎么辨证呢？它的主证是什么？它的主方是什么你清楚吗？内伤的有肝阳头痛，痰饮头痛，瘀血头痛，偏头痛，还有气虚头痛，还有血虚头痛，你要清楚。你这个弄不清楚怎么治头痛？那你就一律给去痛片（索米痛片），那你脑子里面不要装东西了！那不行的。

问：你在临床上依据《内经》病机十九条指导辨证，我有些条文不了解，“诸风掉眩，皆属于肝”如何理解？

答：我们用《内经》的理论指导临床是对的。因为《内经》里面阐述的是中医的基本理论，但我们读《内经》有一个难度，就是它文辞简练，理论深奥，这是最重要的。刚才那位同志讲的“诸风掉眩”这是其中一个例子，诸风掉眩的“掉”字，掉者摇也，眩者眩晕也、冒眩也。诸风掉眩是因为风邪导致的震颤、摇摆、头晕，“眩”的病证都与肝相关。这就是比较正确的解释。大家可以读一读《内经》的参考书，我可以介绍给大家，最近我要出一本书，是中国中医药出版社出版的，叫《熊继柏临证思难录》，我的学生跟了我这么多年，我原来没注重这个工作，后来好多人给我出主意，他们说你把你看过的病历复印过来，我说不错，后来一些学生就被我抓住了，在我手上大约有 8 万个病例，大约有 8 年吧，1 年看 1 万人，这 8 年收录过来了，都很凌乱。因为都是随便记的，有的还记录不完全，但毕竟是实实在在的临床记录。我们校长还成立了一个小组，名曰“熊继柏临证经验研究小组”，这些博士生就去搞任务，他们随机挑选了一些病例，大概 300 多个，准备整理，但是他们整理不出来啊！因为大家没搞过临床，一搞他们就出洋相，要么他们就搞错，他们还要加一些话进去，不仅画蛇添足，而且还添了手，所以给我带来很大的难处，我必须一个字一个字去改，改了以后还要加按语。但是这些病例不是我想出来的，完全是凭记录本记录下来的。而且按语都是我写的，这书马上就出来了。第二本书就是湖南技术出版社的社长，李教授的同班同学，就抓住我啦。他说：“熊老师我要抓住你，你再忙也要给我写本书。书名就叫《熊继柏讲〈内经〉》。”我说：“怎么写这个？”他说：“因为你的《内经》讲的最好，我们学生都知道啊！所以你要给我写这样一本书。”这本书 30 万字，我现在已经写了 15 万字了。他昨天跟我打电话催我：“你书出来没？我什么时候来看看你啊？”其实就是告诉我快点写嘛，什么“看看我啊”。我有时忙的一塌糊涂，我们学校要我每个月做两次讲座，我把它给压了。现在的学生都想学真家伙，年轻人就想学真，问题是讲真话的人太少了，没办法。我说明年 5 月完稿，这本书如果出来介绍给大家。因为我《内经》讲得很通俗，并且我会深入浅出把它讲明白，所以大家看看我讲的《内经》，就可以一目了然，清清楚楚。

问：今年咳嗽的人特别多，而且都是以干咳为主，时间很长很难治，请问怎么治疗？

答：咳嗽有外感咳嗽，有内伤咳嗽。外感咳嗽有风寒的、有风热的、有属于燥邪的，内伤的我就不讲了，今年的咳嗽因为流感引起的占 90%，尤其是小孩发烧以后接着就咳嗽。我们治病要注意一个重要的理论。什么理论呢？就是《内经》里面讲的“皮毛者，肺之合也，皮毛先受邪气，邪气以从其合也。其寒饮食入胃，从肺脉上至于肺则肺寒，肺寒则外内合邪，因而客之，则为肺咳。”我就把这“内外合邪”跟大家解释一下。外就是外邪，外邪伤皮毛，而我们皮毛是肺所主，所以外感邪气马上就是壅塞肺气，造成肺失宣肃，必然发生咳嗽。所以感冒发热、恶寒，紧接着就是咳嗽，这是毫无疑问的。这是外邪伤于肺，寒冷的饮食入胃，然后上乘于肺，为什么寒冷的饮食入胃可以上乘于肺呢？因为肺经的经脉是“起于中焦，下络大肠，还循胃口，上膈属肺。”这是《黄帝内经》的原文啊。那我们的胃部受了寒冷的饮食之后，寒冷之邪就可以随着这种经脉上升到肺，这就是内邪，内外合邪，在《内经》里面说是外寒和内饮，《难经》里面也说“形寒饮冷则伤肺”，这不是一个意思吗？都在提醒我们咳嗽的主要病机是外寒和内饮，那么由此我们联系张仲景的小青龙汤，小青龙汤是治疗咳嗽的第一方。因为张仲景是读了《内经》的，而且读的比我们好，张仲景不是讲“撰用《素问》《九卷》吗？”他是深刻理解了《内经》的含义，而且把《内经》的原文贯穿到了实践中去，这个小青龙汤不就是治疗外寒内饮吗？咳嗽大多是外寒引起，当然排除内伤啊。那我们治疗外感咳嗽的第一个方法应该是什么？肺主宣发就怕郁遏，那我们一见咳嗽就搞30g石膏给你消炎行不行？给你搞黄连、黄芩、黄柏三黄解毒，还给你搞一些所谓的金银花、蒲公英、白花蛇舌草、板蓝根，怎么治得好？不仅治不好还只能帮倒忙。如果你去买成药，所有止咳的成药都有分量不等的凉药，这些凉药首先就把外邪关在了里面我们称之为“闭门留寇”，本来一星期应该好结果搞了半个月，本来半个月好的搞了一个月，本来一个月好的搞三个月。我们必须要注意，外感咳嗽首先要宣肺气，是风寒的宣风寒，是风热的透风热，是风燥的祛风润燥，我就不出方了。谢谢大家！

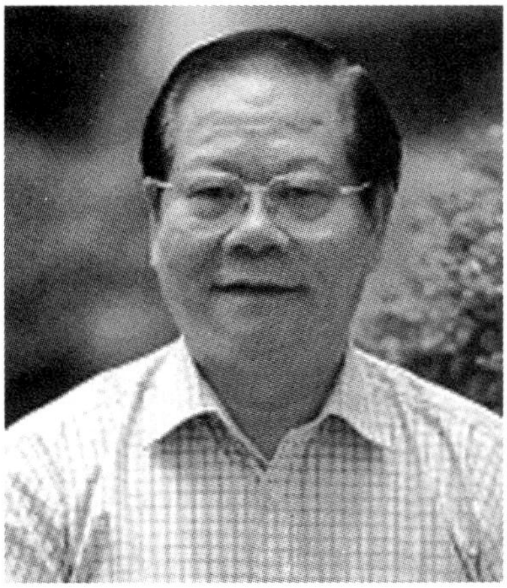

【名师介绍】

周岱翰，广州中医药大学首席教授、主任医师、中西医结合临床专业博士生导师。擅长肝癌、肺癌、肠癌、乳腺癌等晚期癌症治疗。主编《常用抗肿瘤中草药》《肿瘤治验集要》《中医防治癌瘤荟萃》等多部专著，并发表专业论文80余篇。

论《伤寒杂病论》对发展中医肿瘤学的贡献与临床应用

广州中医药大学 周岱翰

各位同行，各位专家，各位从事《伤寒论》研究的老师，大家好！

很高兴参加第八期经方学习班的盛会。我的专业是中医肿瘤学，在中医肿瘤学的临床中，我经常运用经方来治疗常见的癌症和各种并发症，并取得了一定的经验，很高兴能够跟大家在这里分享我的学习体会，也希望通过这样的共同切磋，来提高经方治疗肿瘤的疗效。我今天讲的题目是“论《伤寒杂病论》对发展中医肿瘤学的贡献与临床应用”。我们知道，恶性肿瘤是一种常见病，多发病，世界卫生组织已经把癌症定义为一种慢性病，它像糖尿病、高血压一样，是长期与机体共存的，同时它是一种发生在身体的任何地方、包括100多种疾病的病种，人身上除了头发跟指甲不会发生肿瘤，任何地方都可以生长肿瘤。肿瘤学虽然是一门学科，其实它包括了内、外、妇、儿、老年、儿童等各个学科的范围，正是这样广泛的病种，使得《伤寒论》有了用武之地。

一、中医肿瘤学的学术形成与特色

当诊断癌症的时候，很多人都会跑去找西医，西医学跟自然科学息息相关，自然科学的任何一个进展，首先就反应到肿瘤学上来，西医学治疗肿瘤依靠的是先进的科技，现在的研究已经到了精微的水平，从组织、器官、细胞，到染色体，到基因，更进步到超微结构的水平。它有它的长处，就是对精细结构的定性定位很明了，使得病因更加明确，但同时也出现一个问题，就是它过于局限了。西医学越是研究得精细，越是受到一定局限。而中医学是从经验到临床，又再回过头来到经验，它的主要核心是整体观念，辨证论治。它可以辨证论治，调整脏腑、阴阳整体水平。中医学对肿瘤的治疗，是从宏观的角度把握，把中医肿瘤学这方面的优势，跟西医学超微结构、病因、病机、病性学结合起来，就可以使得肿瘤治疗的水平得到进一步提高。《伤寒杂病论》，正是由于它对全身整体状况的辨证论治达到精细的法度，才使得肿瘤的临床疗效提高了。西医学并不像我们所讲的一样：头痛医头，脚痛医脚，它也在不断进步，西医学到今天，也认识到肿瘤的治疗不能靠单一的方法，像手术、放射、化疗、免疫治疗是不够的，它也强调了要综合治疗，其中也包括了中医学的治疗方法。中医学的精华是什么呢？是《伤寒杂病论》。张仲景的临床处方，用药法度，对中医肿瘤学起了普遍的指导作用，同样也促进了中医肿瘤学的学术发展。

从《内经》《难经》《本经》一直到《伤寒杂病论》，到后代医家的不断充实，中医肿瘤学逐渐形成一个学科。在殷墟甲骨文上已经有“瘤”的病名记载，战国成书的《山海经》是一本奇书，它包含了地理、人文、传说、药物、化学等方面的内容，里面就有古人用中药来治疗颈部肿瘤的记载。《灵枢》也有对肿瘤进行分类的记载，有筋瘤、肠瘤、脊瘤、肉瘤等。隋代巢元方写的《诸病源候论》，是我国比较早的关于病因、病名、病理的专书，它阐述了癌瘤的病因。还提到颈部的肿瘤，相当于现在的甲状腺、淋巴肿瘤，指出这些与精神因素有关，像忧虑、愤怒、悲伤等等，使得气机不畅，进而发病。它还提到“癥”、“积”这些病名，并指出了它们的鉴别。到宋代《卫济宝书》第一次出现了“癌”这个字，指出“癌疾初发，却无头绪，只是肉热痛……”杨士瀛的《仁斋直指方》也指出：“癌者上高下深，癌穴之状，颗颗累垂……毒根深茂藏，穿孔透里，男则多发于腹，女则多发于乳，或项或肩或臂，外证令人昏迷。”到宋代提到的癌疾包括了现代的癌症，也包括了一些痈、疽、疮、疡等病症，宋代很多专书，像《妇人良方》对“乳癌”的论述，从症状到病理，都有更加深入的论述，它对乳癌的讨论涉及局部溃烂，逐步影响淋巴结的肿大。癌穴有疮流血水，像癌穴一样，所以称“乳癌”，比如“初起内结小核，或如油鳖棋子，不赤不痛，积之岁月渐大，巉岩崩破如熟榴，或内溃深洞，血水滴沥……”古代“癌”“岩”等字，读法和字意相通，都是指肿块硬实如山岩，溃破翻花难收口，能烂及五脏的恶疮毒瘤。

中医在1000多年前，就对乳癌有这么深刻的认知，西医学是近几十年来，对乳癌的基因组学深入研究，强调乳癌是一种全身性疾病，早期对乳腺癌的治疗强调要把整个乳房切除，然后把胸大肌切掉，再把腋下淋巴结切除，而且唯恐切除不干净复发，又要把卵巢都切除……那么近几十年来，西医学也在不断进步，对一期、二期的乳腺癌，就开始保守治疗，西医学的进步，都是根据对癌症的逐步认识，强调肿瘤跟全身状况相关，像乳腺癌保守治疗后，也要进行全身的进一步治疗。而中医早就强调了癌症局部的癌块只是外在的表现，它最根本最核心的是入化五脏。中医古籍里面对癌瘤的辨证施治以及方药有很多，而对于肿瘤本病和兼症的辨证施治规律是承袭于《伤寒杂病论》。张仲景是一个勇于开拓进取的临床家，《伤寒杂病论》的成书是“勤求古训，博采众方”的结晶。我们可以看到，《金匮要略》后面，很多都是从民间采集的验方。像对各种疾病的急救，你看起来好像很可笑，其实这里面就是民间经验的精华。像用牛粪、狗尿来进行急救等等的方法，还有针刺、炙烙、药摩、温烫、吹耳、舌含、洗浴、浸足、坐药、润导……都是研究总结民间的方法。《金匮要略杂疗方第二十三》出现了人工呼吸法的操作记载，这个操作“上下安被卧之，一人以脚踏其两肩，手少挽其发常弦弦勿纵之，一人以手按据胸上，数动之，一人摩捋臂胫屈伸之，若已僵，但渐渐强屈之，并按其腹，如此一炊顷，气从口出，呼吸眼开。”这就是心脏按压、人工呼吸的记述，用外界的呼吸来帮助他的呼吸。当时在张仲景的时候，关于危重症急救的这些作法，跟我们现在的急救作法都一样，可见仲师是一个具有丰富经验的临床学家。所以《伤寒杂病论》的方药，也正是从临床中，经过反复的实践中逐渐形成的。一些西医的药学家跟我提到中药的方剂没有动物实验，我说这还不单是动物试验，这是人体试验，是长期急救积累出来的实验，比那些动物实验更加可靠。《伤寒杂病论》对于疾病的致病原因、发病机理、病变规律、理法方药的科学阐述，奠定了中医对肿瘤的辨证施治原则，形成了鲜明的中医特色又兼收相关学科知识的独特学术体系。

有人说中医里边有很多玄学、迷信的部分，其实张仲景在他的《伤寒杂病论》里明确提到："妇人之病，因虚、积冷、结气，为诸经水断绝，至有历年，血寒积结胞门，寒伤经络……状如厥癫，或有忧惨，悲伤多嗔，此皆带下，非有鬼神。"这就是他对妇科病伴有精神神经症状的详细解释。妇科病常常因经络的阻塞，可以引起一些精神、神经上的病变。现代医学也认识到了像乳腺癌患者，很多都有抑郁症，国外进行了八种临床研究，是关于抑郁症引起乳腺癌、还是得了乳腺癌就会有抑郁症的研究，很多流行病学的资料仍然没有一个很明确解释，只是提出乳腺癌和抑郁症是共生病，也就是说在妇科肿瘤里边很多会出现精神、神经方面的症状，值得我们注意。

《伤寒杂病论》第235条讲："阳明病，自汗出，若发汗，小便自利，此皆津液内竭，虽硬不可攻之。当须自欲大便，宜蜜煎导而通之，若土瓜根及大猪胆汁，皆可为导。"对于一些无法口服药物的病症，像一些昏迷的病人，或者是食管癌、胃癌，肿瘤阻塞了消化道，仲师就开创了直肠给药的先河。有些东西我以前读书的时候是体会不深的，我是在大学毕业以后，通过多年的临床，不断的体会，不断地提高，才了解其中的深意。以前念"胃中有燥屎五六枚，大承气汤主之。"老是想不通，怎么胃中会有燥屎五六枚呢？这就是你临床的功底还没有达到那样的深度，随着临床上的不断进步，才有所领悟。回过头来再学习《伤寒杂病论》，就会发现它确实是一本百读不厌、每读必有收获的书。在肿瘤的积聚辨证中，《金匮要略·五脏风寒积聚病脉症并治第十一》讲，"积者脏病也，终不移；聚者腑病也，发作有时，辗转痛移，为可治。"对于某些病症如胃癌有深刻的论述，《金匮要略·呕吐哕下利病脉证并治第十七》谓："趺阳脉浮而涩，浮则为虚，涩则伤脾，脾伤则不磨，朝食暮吐，暮食朝吐，宿谷不化，名曰胃反。脉紧而涩，其病难治。”“胃反呕吐者，大半夏汤主之。”对于胃癌这一类病症的临床表现，用很少的文字，就精确地论述出来了。很多人说，中医辨证论治是有优势，但是对病的论述就比不上西医学的精确了，我想这句话只讲对了一半。中医学从张仲景开始，就非常强调认病辨证，首先认清你的病症，然后在这个基础上，针对疾病发展到某一阶段，某个病程，针对它的症候群进行辨证论治，这就是认病辨证。所以《金匮要略》每一篇都讲病，通过病症入手来进行辨证。中医首先是认病，如果没有病何谈治疗？所以中医肿瘤学也特别强调辨病。中医肿瘤学的辨病，一方面是辨中医广义的病，另一方面是按着现代医学的先进医术，对癌细胞的属性、来源、恶性程度进行分析，这样就使得临床上对疾病的认知更加深刻，为用药提供了更广泛的依据。仲师是最早对胃癌、胃贲门癌提出用大半夏汤治疗的医家。我们近代的研究，就是从半夏类药物里提取了很多抗癌成分，这些都是我们很宝贵的财富。对疾病的致病原因、发病机理、病变规律、理法方药都做了科学的论述，奠定了中医学论治肿瘤的施治原则，这就是以脏腑经络学说为核心，对各种证候乃至各种脏腑病理变化的外在反映。

《伤寒杂病论》强调“观其脉证，知犯何逆，随证治之。”我在很多西医的场合讲课，我也讲中医的实质、中医的精髓，就在于脉证，脉证就是对疾病的辨证论治的具体实施。通过四诊，还有触、摸、腹诊，综合各种诊断方法来辨明疾病，然后就知道病邪侵犯了何经、何络、何脏、何腑，然后随证治之。随证治之就是通过辨证了解病情以后，知道疾病发展的情况跟现在的病状，然后按照理法方药来找出相应的方药，进行治疗。所以整个《伤寒杂病论》，对疾病的认知，就是“观其脉证，知犯何逆，随证治之”。中医肿瘤学对癌症的论治也是遵从这样的原则，历代医家从理论到临床不断的充实完善，使中医肿瘤学从中医内科、妇科、外科、杂病等学科中脱颖而出，成为中医临床学中崭新的分科，研究内容涉及病因、病机、诊法、治则、辨证、方药、食疗、治未病、康复和抗复发，以及中西医综合治疗等。你看《金匮要略》，开篇就是“上工治未病”，同样对癌症来讲也一样，当肿瘤不发了，就要预防它复发，当肿瘤发展到某个阶段，就要预防它下一步的转变。所以对于肿瘤的治疗，既结合高科技的成果，又吸收辨病之长，找出经络气血的孰盛孰衰，找出相应的方药，补不足损有余，兼收并蓄，这就是中医肿瘤学的治疗特色。

关于中医肿瘤学的发展，是本着《内经》、《难经》、《本经》这些医经的宗旨一步步发展起来的。到了仲师，他“勤求古训，博采众方”，结合自己对疾病的认识，写出了理论联系实际的临床诊疗专书《伤寒杂病论》，这本书一直被历代医家奉为圭臬，中医肿瘤学在秉承《内经》、《伤寒杂病论》成果的同时，还吸收到了历代医家的宝贵经验，同时也囊括了流传于民间的治癌制剂。我们现在看到西医学的一些介入性治疗，像在X光线下把供血动脉阻塞，使得肿瘤得不到血供而死亡。其实在古代，《外科正宗》里就介绍了“绑瘤法”。以前中医对于一些肿瘤，瘤体突出而根蒂狭小，就用红丝线把肿瘤颈部结扎，使得瘤体得不到血供，最后瘤体萎缩脱落。中医肿瘤学是秉承《伤寒杂病论》的辨证施治思想，汲取民间及历代医家的宝贵经验发展起来的。同样现代中医肿瘤学，也吸取了中西医结合的研究成果。譬如对扶正祛邪、扶正补虚、清热解毒、活血祛瘀、除寒散结的机理都有深入的研究，它也遵循一些自然科学的成果，像CT、MR、PET、正电子扫描，以及病理免疫变化等等，使得中医学对肿瘤的认识更趋完善，从而更好地发挥自身的辨证优势。

《伤寒杂病论》给了中医肿瘤学很多的启示，像治疗肿瘤的给药方法，通过直肠给药，这就是顺承了蜜煎导方的给药方法。还有中医药抗癌的研究，像“以毒攻毒疗法”，它为肿瘤的治疗开拓了新的视野。所以中医肿瘤学科的形成，并不是无根之木，无源之水，它是以《伤寒杂病论》为根，以古代医经为本，吸取近代各医家，以及自然科学的相关成就，使得中医肿瘤学能够在临床上施展拳脚。

西医学还没有进入中国的时候，中医肿瘤学已经为中华民族的昌盛作出了积极的贡献。而现在的情况呢？很多人认为癌症只有西医学才有办法。而实际上不是的，当所有的癌症诊断确立的时候，70%以上已经进入中晚期，而西医学的手术、放疗、化疗等方法，只是针对癌症的早期，而对于中晚期的患者意义已经不大，这些病人还是要接受中医药以及中西医结合治疗的。很多癌症都是既用中药又用西药，像肺癌、肝癌、胰腺癌、消化系统癌瘤等等，香港中文大学有一个统计，得了癌症以后，1/3去看西医，1/3是既看西医又看中医，另外的1/3是癌症晚期的患者，主要以中医药治疗为主。我国农村绝大多数的癌症患者都是用中医药来治疗，所以《伤寒杂病论》在中医肿瘤的临床应用上有广阔的天地。

二、《伤寒杂病论》方药在肿瘤临床中的应用

我下面就谈谈《伤寒杂病论》的方药在肿瘤方面的应用，一个是经方对肿瘤本病的治疗，另一个是经方治疗癌前病变。仲景学说的临床应用，包括了汗、吐、下、和、温、清、消、补八种方法，常常以法为纲，方随法用。一方之用代表一法之义，近代中医肿瘤治疗大法，也不离《伤寒杂病论》的法度，常见的治疗方法有清热解毒、活血化瘀、除痰散结、扶正补虚、清热解毒。这些方法在临床运用上几乎占了百分之六七十。

1. 清热解毒法

因为肿瘤的发病跟热毒淫邪有密切的关系，对于所有的癌瘤，当癌块形成后，热毒淫邪到一定程度，就会出现溃破、翻花、渗流血水。肠癌会出现大便脓血，肺癌会咳脓血痰，肝癌会有黄疸、消化道出血等等。常用的清热解毒方剂包括白虎汤、大黄牡丹皮汤、白头翁汤。

2. 活血化瘀法

肿瘤的形成，邪毒阻滞，不管是寒实还是热实，最后都会形成不同程度的阻塞，所以活血化瘀法在肿瘤的各个阶段都有应用。活血化瘀法的研究发现，当肿瘤形成后，在癌块周围会生成一些纤维蛋白，这些纤维蛋白使得药物的有效浓度难以进入肿瘤。而活血化瘀法可以去除肿瘤周围的纤维蛋白，这种方法在临床上提高了药物的疗效，取得了良好的效果。常见的方药以大黄䗪虫丸为代表。

3. 除痰散结法

在癌瘤的发病过程中都有痰湿，这个痰和湿只是程度上的不同。湿聚成痰，痰结在肌肤之间，就会形成一些淋巴结块，导致痰瘀阻塞脑络。很多脑癌都是要用除痰祛瘀法。还有肺癌的痰热，妇科肿瘤的痰结、饮结等等，用除痰散结的方法收效很好，常用的方剂是大半夏汤。

4. 扶正补虚法

当前癌瘤的70%以上是以晚期癌症为主，扶正补虚法可以使得晚期癌症通过治疗以后症状得到改善，缓解病情或者延长生存时间，也可以使得

很多晚期癌症病人带瘤生存。带瘤生存是中医治疗肿瘤在某一个特殊阶段所表现出来的疗效反应，当正气跟病邪处于相持阶段，这个时候就出现带瘤生存的特殊状况。以前西医学治疗肿瘤，忽略了带瘤生存的疗效。看到肿块，经过抗癌治疗以后，肿块缓慢消失，这就叫完全缓解，肿块缩小一半以上叫部分缓解，如果是机体经过治疗以后，趋于稳定状况，病人获得相对好转的生活质量，生存时间延长，肿瘤没有缩小，那也不叫缓解。2003 年以后，世界卫生组织把肿瘤病定性为慢性病，就是说通过基因组学对肿瘤的进一步了解，发现这是一种基因病。就是说得了肿瘤的人，如果要达到真正的无瘤，那是很难的，即使是临床上瘤体萎缩或消除的病人，他们的身体里仍然潜伏着肿瘤细胞。当机体免疫力差的时候，肿瘤还是会复发的。把肿瘤当成慢性病来治疗，为肿瘤远期的治则提供明确的指引。就像糖尿病、高血压的带病生存一样，虽然不能完全根治，但是使其不恶化、不发展就是达到很好的疗效了。中医的扶正补虚在恶性肿瘤的带瘤生存中发挥了非常重要的作用。

5. 清热解毒法

肿瘤患者中，有一类患者会出现发热、口渴、尿黄、便血、肿块增大、局部红肿热痛，舌质红绛，舌苔黄，脉洪，或弦数，比如肝癌的肝胆湿热，黄疸出血等，可选用茵陈蒿汤、大黄硝石汤；肺癌的热结肺脏，可选用麦门冬汤或者是葶苈大枣泻肺汤；肠癌的热结大肠，出现脓血便，用白头翁汤、大黄牡丹汤、大小承气汤；像急性白血病，它的血热气盛，吐血，衄血，发斑，常运用白虎汤等方药效果很好。这类病证用药主要包括大黄、栀子、茵陈、黄柏、知母、石膏、桑皮、黄连、白头翁、秦皮、葶苈、麦冬、芒硝等。

6. 活血化瘀法

在活血化瘀法里边，我对大黄的用法就有一定的体会，我也写了一些专文论述，就是大黄在消化系统肿瘤里边的运用。像大黄牡丹汤，它能够清热化瘀；像下瘀血汤，对妇科肿瘤里“腹中有干血”，用大黄攻下逐瘀，疗效卓著；像大黄甘遂汤，治疗血瘀积结，使寒祛瘀除；像大黄䗪虫汤，用治“肌肤甲错，两目黯黑”，可以“缓中补虚”。大黄在临床的运用中，并不仅仅拘泥于大便的干结，某些消化系统的癌瘤像胆管癌、胆囊癌，或者是肝癌，就需要利胆退黄，大黄便是治疗的第一要药。仲师在运用活血化瘀法时，很多方剂选用大黄就是这样的道理。除痰散结法，也是随处可见大黄的应用。大黄消滞丸可以治疗痰结阻塞经络所致的心窍不通；麦门冬汤加葶苈大枣泻肺汤可以治疗肝癌、胰腺癌、卵巢癌等所致的足肿腹水、黄疸；大半夏汤合己椒苈黄汤治疗食管癌、胃癌出现呕吐痰涎、饮食难进的临床症状，这些都是癌症临床中最常见的一些治法。

《金匮要略》特别强调了四季脾旺不受邪，指出脏腑功能正常就不容易受病。肿瘤的发病多数是在正虚的基础上发生，所以扶正补虚法在肿瘤发展的各个时段，特别是在中晚期的应用相当广泛。《伤寒杂病论》正是十分强调扶正补虚的应用。肿瘤的现代进展在于对基因组学的解读，从基因图的结构和功能了解到肿瘤的发病是内环境的紊乱。譬如抽烟致癌，很多人都抽烟，但是不是抽烟的人都得肿瘤呢？不是的。得肿瘤的人一定有他内虚的情况，所以《内经》讲："风雨寒热不得虚，邪不能独伤人。"现代基因组学对肿瘤的解读与中医古书的记载不谋而合。扶正补虚法对肿瘤的治疗是一个大的领域，可以应用于术前、术后，也可以与化疗、放疗等方式配合使用。如虚劳里急，诸不足，用黄芪建中汤；虚劳诸不足，风气百疾，用薯蓣丸；虚劳腰痛用肾气丸；经络营卫气伤、内有干血用大黄䗪虫丸；正气渐衰、痰瘀结块，用鳖甲煎丸。

经方的运用是指导我们的一个形式，我们选用经方，是学习经方配伍的法度，而不是局限于我这里所讲的这些方，或者这些药物。我们更应该在辨证论治的基础上，活用其法，抓住仲师思想的精髓。

《伤寒杂病论》成书千余年来，对后世产生巨大的影响就在于它在医经的基础上进一步结合临床，使医理得以更加详尽的阐述。所以徐灵胎讲：它的论病皆在《内经》，而神明变化之；它的用药，悉基于《神农本草经》，而融会贯通之。它的方法都是在上古圣人历代相传诸方中生化而成。我们也体会到，只要在临床上参照《伤寒杂病论》的法度，就可以收到立竿见影的效果。现在国内有很多关于单用经方或者加味来治疗各种癌瘤成功的报道。譬如用三物白散加味，巴豆、桔梗、贝母、杏仁、山药、沉香、麝香来治疗支气管肺癌；用茵陈蒿汤加味，茵陈、山栀、大黄、水牛角、羚羊角、银花、蒲公英、半枝莲、溪黄草来治疗原发性肝癌；用旋覆代赭汤加味，旋覆花、代赭、半夏、炙草、党参、北芪、白术、半枝莲、半边莲、藤梨根、煅瓦楞和五汁饮（梨汁、姜汁、甘蔗汁、韭菜汁、牛奶）治疗胃癌；用桂枝茯苓丸加味，桂枝、茯苓、丹皮、赤药、桃仁、乳香、没药、海藻、昆布、鳖甲来治疗卵巢癌；也可单用桂枝茯苓丸治疗子宫颈癌，同样有很好的效果……因此，《伤寒杂病论》的运用不在于原方的照搬，而在于你是否领会到经方的配伍和法度，以及它的治疗原则。然后你再加用辨证论治的药物，这样往往能达到事半功倍的效果。最近中国中医药出版社出了一本叫做《名中医经方时方治肿瘤》的书，就是收集了一些临床学家的经验用药。我也有两个病例在这本书里报道，未来我们可能需要组织相关的临床单位，拓展经方治疗肿瘤的研究范围，按照随机对照、大样本、多中心的研究规划，系统观察讨论经方治疗肿瘤的疗效。

7. 直肠给药

最近我还收集了很多临床报道，前面我讲的仲师用蜜煎导法直肠给药，我就有深刻的体会。《内经》里就强调“六腑以通为用”，六腑是指大小肠、膀胱、子宫、胆囊等等，它的作用是“传化物而不藏”，所以“实而不能满”。肿瘤的特点是邪盛正虚，当各种病症导致大小肠的实满而不能通过口服来给药的时候，我都用直肠给药。直肠给药的方法是把煮好的中药 200～300ml 装入葡萄糖注射瓶，因为直肠是有细菌的，所以直肠给药操作不必无菌操作，但直肠给药不等于直肠灌注，直肠腔内很窄，大概只能容纳 30～50ml 的液体，你如果把这些药从直肠打进去，直肠机械性扩张，很快就会拉出来，就达不到直肠给药的目的。你必须慢慢的滴注，每分钟 15 滴左右，那 300ml 的药大概要滴注一个多小时，使得直肠跟乙状结肠缓慢吸收，并且要保证这个药应该在直肠跟乙状结肠停留 2 个小时以上，那它的吸收就很好，所以就要慢慢的滴注，而不是说打进去。入管的时候要注意，直肠有三个弯曲，这个管从肛门插进去要缓慢地避开三个弯曲，放到乙状结肠，这时候的滴药才能成功。否则管子只是在直肠里边打圈，药很快就会流出来。

直肠给药的吸收效果如何呢？如果我们从直肠里打入美兰，它就通过直肠黏膜的吸收，通过肠静脉进入门静脉，然后通过门静脉入肝脏，再通过全身血循环到达肾脏，最后我们会从小便里发现美兰。所以说直肠给药的吸收是很好的。它的吸收功能相当于口服吸收的一半，或者是三分之一。

直肠给药对治疗肿瘤有什么作用呢？用于肠癌，因为饮毒内结，毒聚肠胃致谷气不通，结而为肿，出现脓血便，当肠癌出现大量的脓血便时，直肠给药可以使肠腔的出血溃烂得到很好的修复。直肠给药也是中医外治的一种方法。有时候一些肠癌常常会引起肠粘连，肠子不蠕动，引发腹水，甚至连药都喝不进去，那么用直肠给药可以收到很好的疗效。腹腔化疗后的肠粘连，表现为阳明腑实，热结旁流。就是说虽然患者拉一些稀便，其实肠管是不蠕动的，我们除了用大承气汤、下瘀血汤、大柴胡汤，还配合直肠内给药，使肠子蠕动，腑气通顺。直肠给药不仅仅是用于肠腹的病证，我也用直肠给药治疗食管癌。食管癌因为是痰阻胃口，吞咽困难而发病。张仲景认为这是精气枯竭，气行不畅所致。精血枯则燥结，病宜下之，但食管癌有时候是邪阻食管，根本无法进药，那就用直肠给药解决这个问题。有一个食管癌的老人，滴水不进，没有办法吃东西已经半个月了，大便也是半个月没有下，只是靠静脉输注葡萄糖来维持生命。通过直肠给药以后，拉了一些粪块，后来渐渐的他就可以喝粥，这就是通过直肠给药来解决食管癌的问题。

另外是治疗化疗以后的急性肿瘤痈结增生。一些敏感性强的肿瘤经过化疗后，会出现大量的肿瘤细胞崩解，这些坏死细胞使得肾小球滤过功能下降，大量的毒性物质导致急性的肾功能损坏，临床表现为呕吐、小便不通，属于中医学“癃闭”的范畴。这时候就应该升降补气，或使用吐泻的方法，使清阳得升，浊阴下降。直肠给药就和现在的腹膜透析有异曲同工之妙。还有一些癌症，高热不退，也可以选用直肠给药的方法进行退热。

8．经方对于发热的治疗

一些肿瘤组织坏死或者是感染会出现持续的发热，譬如恶性淋巴瘤、急性白血病、多发性骨髓瘤、肺癌的肺部感染、肝癌的肝管道感染、肠癌的发热、肾癌、子宫颈癌等等。一般癌热可以用小柴胡汤加减；气阴两虚证用白虎人参汤或是竹叶石膏汤；热邪郁肺用麻杏石甘汤；支气管肺癌的患者70%死于肺部感染，而且常常出现阻塞性肺炎导致高热，抗生素很难进入肺癌感染的位置，而且癌症病人对很多抗生素产生耐药性，退热确实没什么好办法。但使用麻杏石甘汤或者五味消毒饮，常常对肺癌的高热有很好的控制作用；还有毒邪壅肺，导致成痈、化脓、咳血的治疗，可以用麦门冬汤或葶苈大枣泻肺汤；邪热内陷，胸膈痰水交结，出现结胸热实，用大陷胸汤或者大陷胸丸；热毒燥结胃肠可以用大、小承气汤或大柴胡汤；湿热郁蒸，胆道感染出现黄疸的高热可以用茵陈蒿汤；热毒瘀结大肠成疽，用大黄牡丹汤或白头翁汤。

9. 经方对于疼痛的治疗

目前全世界有几百万癌症疼痛的病人，疼痛是癌症一个常见的并发症，治疗的药物主要就是吗啡类，但还是有很多病人产生了耐药，久而久之，疼痛不但没有缓解，还产生了纳差、大便难这些副作用。《伤寒杂病论》里提到了大乌头煎治疼痛，现在已经从乌头中提取乌头碱做成成药叫“高乌甲素片”，那“高乌甲素片”止痛效果好，并且病人不会成瘾，没有副作用。癌症疼痛的病机有虚有实，虚证的疼痛主要是气血不荣，实证的癌痛是气血不通。具体说来，热邪瘀肺用麻杏石甘汤；热在肝胆用小柴胡汤；湿热蕴蒸肝胆用茵陈蒿汤；气阴两虚用人参白虎汤、竹叶石膏汤；瘀血内停用下瘀血汤、大黄牡丹汤、桂枝茯苓丸；腑实不通的用大小承气汤、厚朴三物汤；寒凝经络用大乌头煎、乌头建中汤；气血不荣的用肾气丸、大小建中汤、当归生姜羊肉汤；腹水呕吐、黄疸、水饮内结的用己椒苈黄丸；肝胃不和的用旋覆代赭汤；湿热郁蒸用茵陈蒿汤……

10. 经方联合现代医学技术治疗肿瘤

《伤寒杂病论》还有一个很重要的运用领域，就是配合手术、放射或者化疗来治疗癌瘤。出血、体液丢失、组织器官创伤在手术治疗肿瘤过程中经常发生，导致机体神经、内分泌功能失调；手术后的禁食和肠胃减压，也使得消化腺和肠胃功能紊乱；食管癌术后，由于要把胃拉上来跟切掉的食管相接，使得贲门功能紊乱，很容易导致食管移行性狭窄或贲门的闭锁不全，造成胃液反流到食管，出现反流性食管炎……根据不同的临床表现，选取相应的方药，就会解除病人不小的痛苦。临床表现为嗳气、呃逆、呕吐或者胸痛，这时候可以用旋覆代赭汤加味或者小柴胡汤来达到健脾和中、和胃降逆的作用。有些癌症病人，由于手术后的创伤，或者是植物性神经功能紊乱，不但有心悸怔忡，还有夜寝不宁，总是冒虚汗，或者是手脚冰冷等，用炙甘草汤来治疗；一些肝癌、肺癌术后的气血受损，脾胃虚弱，纳呆短气，可以用黄芪建中汤；消化道手术后的呃逆、腹胀用旋覆代赭汤和大柴胡汤。

11. 手术、放疗或化学药物配合经方治疗癌瘤

有一种癌瘤对放射线非常敏感，大概占肿瘤中的三分之一，我们把它叫做放射敏感性肿瘤，譬如恶性淋巴瘤、骨髓瘤、精原细胞瘤、子宫颈癌等。它们经过放射线照射后，癌块就会缩小或消失。但是放射线的电离反应会引起全身的反应症状，主要表现为皮肤黏膜、神经系统、消化系统、造血系统的副作用。比如鼻咽癌的照射，会导致面部内额关节的功能障碍，形成关节纤维化，病人无法张口；放射线对口腔里口水腺的照射，使得放射后没有口水，口腔中细菌增长，出现放射性牙周炎、放射性口咽炎；还有放射性骨髓炎、放射性脑脊髓炎等等……这些并发症早期的中医辨证，就属于火热之邪，晚期伤了阴，就形成了阴虚之象。经方跟化疗配合治疗癌瘤，可以将这些副反应减少一半以上，中药能够减轻或者抑制化疗的副作用，部分中药配合化疗是有增效作用。有研究证实中药对放射线治疗的并发症有一定的治疗作用，例如小柴胡汤、十全大补汤、补中益气汤等，能增强小白鼠的造血功能，延长被放射后个体的生存时间。动物实验证明中药能减轻化疗药毒性，且不妨碍其抗癌活性，如三黄泻心汤，以及十全大补汤能抑制顺铂对小白鼠的肾毒性、骨髓和消化道的毒副反应。对于化疗过程出现不同程度的脱发，可以在化疗前用肾气丸，因为中医讲"肾……其华在发"，用补肾养血的方法可以起到一定的防治作用。又因为"肾主骨，骨生髓，髓生血"，肾气丸对放疗后因骨髓受抑制导致的白细胞、全血的减少疗效显著。肺癌的靶照射虽然应用精细的 X－knife，但它周围的电离反应也可以产生一定程度的放射性肺炎，病人会出现咳嗽、口干、发热等症状，这时候可以选用麻杏石甘汤加生脉散；放射性直肠炎造成的里急后重、便脓血，可以用白头翁汤加味。子宫颈癌的治疗过程中常常出现尿频尿急，也可以用白头翁汤来治疗。对于慢性粒细胞性白血病的治疗，用大黄䗪虫丸配合马利兰（白消安）的疗效更为显著。化疗中出现的胃热口干，纳呆呕吐可以用竹叶石膏汤加西洋参；化疗中的短气、口淡、纳呆、呕吐可以用人参汤或者黄芪建中汤；化疗后骨髓抑制、口淡欲呕、纳呆腹痛用当归生姜羊肉汤或肾气丸，如果没有羊肉，可以用猪脊骨

来代替，也有很好的补益骨髓的作用。

三、开发经方治疗癌瘤的研究价值与展望

肿瘤不是突然就长出来的，它有一个癌前病变的过程，这个过程有长有短。譬如前列腺癌，从前列腺增生到最后的癌变，PSA 的增高是有一个缓慢的过程的，这个过程可能有十几年，前列腺癌的发展相对缓慢。诊断以后，治疗的方法也很多，前列腺癌的骨转移，跑来跑去无所谓。但是肝癌、肺癌一旦发生骨转移就很危险了。预防癌病是人们的美好理想，而真正防癌的药物并不多，所以防癌的中心就放在了治疗癌前病变上。在河南林县有一个由美国某基金会支持的临床观察，用六味地黄丸来治疗食管癌重度化生。结果服用六味地黄丸的病人，5 年后得癌变的机会相对少，没有服用六味地黄丸的病人食管上皮重度化生，出现食管癌的病人多出了几倍，所以说中医对癌前病变的治疗还是有效的。另外萎缩性胃炎肠上皮化生、肝炎后肝硬化、子宫颈鳞癌上皮不典型增生葡萄胎、乳腺管内或囊内乳头状瘤、交界性黑痣等都属于癌前病变。

很多经方在预防癌前病变的研究中取得了一定的疗效。小柴胡汤能够使接种各种癌细胞的实验小鼠延长生命。通过对肝硬化高危人群的前瞻性研究，得出小柴胡汤有抗肿瘤和调节免疫作用，有预防肝硬化恶变为肝癌的功效。小柴胡汤是目前临床运用比较多的，现代药理研究也比较突出的，小柴胡汤里边的君臣佐使，为后世处方用药奠定了基础，以柴胡为君药，配黄芩为臣药，用人参、半夏、生姜、大枣为佐药，甘草为使药，现代研究就发现小柴胡汤能激活机体的特异性跟非特异性免疫功能，协调垂体肾上腺的皮质功能。我们在座有很多日本朋友，我知道在对小柴胡汤研究上日本也做了很多工作，也比较推崇小柴胡汤。用肾气丸治疗食管上皮重度化生，小建中汤治疗萎缩性胃炎和肠上皮化生也获得很好的疗效。所以，癌前病变的治疗就是关于防止细胞变成癌细胞的逆转研究，在临床上有很重要的意义。仲景方药治疗肿瘤的价值与研究都有待我们进一步的开发。我刚才讲了，未来将会通过行业之间的协助，更系统地提高经方治疗癌症的研究水平。

癌瘤是全身性多系统、多种类的疾病，以前人们对癌瘤的认识，机械的理解为基因组学解读，找出哪一个致癌基因，就像找到开锁的钥匙一

样，把这个基因消除掉或者是针对这个基因进行相关的调节。现代的研究远远不只这些，像原发性肝癌，在它的发病过程中就有几十个基因参与肝癌的发病，一旦形成肝癌，又有几十个基因在里边起作用，有的就会转移到肾、肾上腺、骨头，甚至转移到脑……有的就不容易转移，这就是肿瘤的个体特性。现代西医学对肿瘤的治疗，也很强调对全身的治疗情况。例如小柴胡汤，从特异性跟非特异性免疫系统功能到垂体肾上腺素功能，都有一定的调节作用，它能够抗感染、抗肿瘤、抗变态反应，还可以起到护肝利胆、保护造血系统、抗放射损坏等作用。中医学认为柴胡汤能够和解少阳，调达气机。所有的疾病，中医都是要达到一个平衡，阴平阳秘就是平衡；西医学的高血糖或低血糖、高血压或血压太低引起的休克都是人体平衡被打破；营养补充也是一样，营养过剩会导致胆固醇过高引发心血管疾病；营养太低会导致脑痴呆、阿尔兹海默病、帕金森病。美国最近这么多的“脑痴呆”病人就是由于胆固醇高，结果脑的营养不足，所以一切病邪都是一个平衡被打破。小柴胡汤的最大功效就是对全身机能状况的调理，使他达到一个平衡。

我有一例病症和大家探讨，有一个姓黄的男病人，他3个月前在广州某家肿瘤医院诊为“原发性肝癌”，做了肿瘤切除的手术，术后一个月出院就出现黄疸，目黄、尿黄、疲倦、大便干结。再次行B超检查发现肝右叶近肝门区有一个2.6 cm×2.3cm的肿瘤，并且有肝功损害出血，胆红素、胆碱酯酶、甲胎蛋白都非常高，因为是在肝门区，西医觉得不好手术，病人也惧怕了再次手术的风险，他就找到我来看。我看他舌黄苔干，色暗，脉弦数。《金匮要略》对黄疸的症状病因，治法有明确的论述，认为黄疸发病是湿热相关，受损的脏腑主要是脾，另外开篇就说：“上工治未病。”“见肝之病，知肝传脾，当先实脾。”在治法中，仲师强调了从湿治之的治则，提出当利其小便的治法。我当时用了茵陈蒿汤和四苓散加减。用茵陈、山栀、大黄、云苓、猪苓、泽泻、白术、党参、半枝莲、溪黄草。茵陈蒿是清热化湿，解毒退黄之要药，《神农本草经》认为“其味平苦，主治风寒湿之邪气，热结黄疸。”栀子、大黄清热散结；四苓散君泽泻，咸寒，减少水胀，佐二苓散胀，通调水道，下输膀胱，并泄水热；用白术来燥湿健脾，党参跟白术同用有增强健脾益气的功力；加以半枝莲、溪黄草清热解毒兼以祛瘀，利水消毒。诸药合用，祛浊分清，黄从二便而去，效果很好。这个病人为什么治疗效果比较好，因为他经济不好，没跑去找这个找那个。临床上有一些病人，这个医生的药吃了没几付，就去找另一个医生，不同的医生不同的思路，换了个方子，没几天又换医生了，这样很不利于治病。这个病人，一方面只看我这里，另一方面只吃中药，结果治疗后第二诊他就尿黄减轻，胃口转好，而且出现烦躁口苦，夜寝不安，这是典型肝郁的表现。所以我就改用茵陈蒿汤合小柴胡汤加减，其中柴胡苦微寒，解半表半里之郁；黄芩清湿，内撤半表半里之邪，柴胡配黄芩具有疏肝清热、和解少阳之功。第三诊他的症状继续好转，2 个月后，他去实验室检查，肝功能明显好转，体重增加，但仍然有口苦尿黄，舌苔少，眼圈黧黑的表现。《金匮要略》认为口苦是湿滞未清，眼圈黧黑是内有瘀血，所以用茵陈蒿汤清郁热，加二苓散、半枝连，加强利湿之效，配合下瘀血汤破血逐瘀治疗。第四诊，这些症状都有好转，但是仍然有瘀血未尽的表现，肝为刚脏又易生风动火，过用下瘀血汤也不适合，便再一次改用清肝利胆、健脾去湿的茵陈蒿汤和小柴胡汤加减，又加白术安神健脾。以后的诊治都是用这些方来加减，这个病人每一两个月就来找我，随访到现在已经 10 年了。这个患者肝癌以黄疸为主，湿热蕴结，选方用茵陈蒿汤、四苓散、四君子、小柴胡、下瘀血汤等加减来治疗，运用现代医学的先进诊疗设备，开发经方的适应范围和临床疗效，扩大到肿瘤防治的不同阶段。这就是本病治疗、兼症治疗、放射跟化疗配合经方治疗癌前病变的一些大体内容，癌症的经方治疗，将会有更加广阔的天地等待我们去开拓。

古人有很多宝贵的经验，但是古人没有办法把当今的问题全部解决，譬如古代没有放射线，但是我们可以运用中医基础理论尝试着解释这些“新生事物”，放射线的中医属性应该归属到火邪，早期的病理表现是热邪内引，放射后期就是热毒伤阴。古人没有碰到器官移植，现在的器官移植也是弊端重重，移植后就要用抗排斥药，因为这个“外来的器官”对于机体就好像是“虚邪贼风”一样，机体的正气当然要“抗邪于外”，而抗排斥药则是帮助“邪气”战胜“正气”，所以关于中医肿瘤学的完善和发展还有很长的路要走，也希望我们中医界的同仁能够一起努力，共同开创中医灿烂的明天。

【名师答疑】

问： 鼻咽癌放疗后，常见夜尿多，为什么？可用何经方？

答： 一般来讲，鼻咽癌放疗后遗症包括口干、口张不开、口腔痛、头晕、颈部僵硬等。夜尿多也是其中一个症状，有时候很难辨证，有些病人会有尿清白、肢冷、恶寒这些肾阳虚的症状，至于用何方药，那还要"观其脉证，知犯何逆"，才能够"随证治之"呀！如果单纯的一个症状，是没有办法辨证的。

问： 乳腺癌后期转移至纵隔淋巴、腋后到膈肌，出现胸闷疼痛结气，中药可以减轻吗？

答： 乳腺癌出现纵隔转移，肯定首先是要纵隔淋巴结肿大或者有胸水，那才会有结气，可能淋巴结肿大，但结气的症状不一定很突出，那么治法就要有针对性了。如果肺有症状，就可以用葶苈大枣泻肺汤，有瘀血的表现可以考虑用祛瘀的方药。比如说大黄䗪虫丸、桂枝茯苓丸。

问： 癌症病人能否吃燕窝虫草，虫草是以打粉好还是炖汤好，每天用量多少？

答： 可以吃的，燕窝是滋阴的，冬虫夏草是补肺肾的，冬虫夏草有一个球果素，这个成分对癌症器官转移出现的免疫功能紊乱有很好的调节作用。一般冬虫夏草一次要吃 5 ~ 10 条，这样才有效果，至于打粉与炖汤，其实都是一样的。

问： 介绍一下萎缩性胃炎如何调治才能够更好的防止癌变？

答： 癌症是一种生活方式的疾病，如果你"以酒为浆，以妄为常"，就会引发癌症。对萎缩性胃炎，可以用小柴胡汤或者黄芪建中汤，最主要的还是要有良好的生活方式。

问： 直肠给药的常用剂量跟内服药一样吗？

答： 不一样，直肠给药的用量要按照内服用药量的两倍左右，因为直肠给药吸收率大概是内服药的三分之一到一半，所以直肠给药的药量是内服药的两到三倍，这样才会吸收到。

问： 病例中用四苓散而不用桂枝的原因是什么？

答： 我只是介绍病例，方药是我当时所写，不一定用药都正确，你们在临床上用药，还是要遵照你们自己的经验。

问：器官移植后，用中药调理提升免疫能力，会减轻身体对外来器官的排异，还是会把外来器官慢慢变成自身器官，是否值得去研究？

答：器官移植后的治疗主要是针对再复发。现在的器官移植，很多已经到了晚期才进行，或者是比较严重才做，所以多数是移植体再转移，这种器官移植后再出现内脏转移的治疗，叫“姑息性治疗”，并不是根本性治疗，这时候治疗目的只是要求能够改善患者症状，延长其生存期，而要达到正常人的状态是不可能的。

问：哪些经方对后壁腹膜脂肪瘤手术切除后引发的坐骨神经痛、放射痛有效？

答：腹壁后的腹膜脂肪瘤是不必切除的，如果出现了坐骨神经痛，可能是伤到了坐骨神经。腹壁后腹膜脂肪瘤还是重在预防，就是不要吃太肥、太咸的东西，同时要经常运动。

问：对肿瘤的治疗，西医放疗、化疗弊端太多，能否应用纯中医治疗，这能否成为医学的主流？

答：首先，我们不能对西医学存有偏见，要宽容。同样地，西医对中医也要宽容。西医界现在也提出肿瘤是一种全身性疾病，主张综合治疗，其中也包括联合中医治疗。那我们中医现在有没有把握不手术、不放射，就能够把肿瘤治愈呢？显然也是做不到。我们要中西医结合，共同为攻克肿瘤而努力。现在西医学治疗肿瘤的花销确实很大，一个月动辄几万块钱，主要是针对某个氨基酸片段、某个蛋白质，以及某个基因的定点调控，从而达到一种“靶向治疗”，使得肿瘤停止增长或者增长缓慢。而这个过程恰恰和中医的“带瘤生存治疗”相吻合。所以晚期癌病患者，我们中药对改善病人的生活质量、延长病人的生存时间都是相当乐观的，相信将来中医肿瘤学会发挥更好的作用。

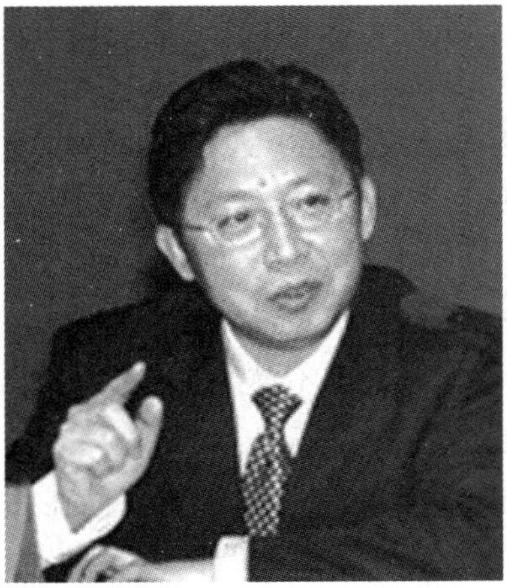

【名师介绍】

黄煌，南京中医药大学教授、博士生导师，江苏省名中医，南京中医药大学董事会副董事长。学术观点鲜明且具有新意，学术专著能紧密结合临床，实用性强，受到国内外中医界的广泛关注，是一位在继承发扬中医学术传统方面有突出贡献的中年学者。主要著作有《中医临床传统流派》、《张仲景50味药证》等学术专著11部。

我常用的几张经方

南京中医药大学　黄　煌

我的材料已经发给了大家，就是把我运用经方的经验归纳了一下，想通过这个机会和大家一起分享。经方，是中华民族数千年来运用天然药物的经验结晶，是中国古代医学家们的大智慧。这个经方了不得，说到能为人类作出贡献的发明创造，中医中药应该算一个，而其中的经方更是我们引以为自豪的，它也是我们中医院校的宝贝。很多人研究经方都喜欢搞纯理论或者纯粹的实验研究，这当然很重要，但更重要的是应该以整理其应用经验作为基础，这些经验历经几千年，非常宝贵，把它们清楚、有序的整理出来就显得尤为重要，我想这也应该是大家运用经方经验交流的重点所在。所以我还不能完全按照发给大家的讲义来讲，我抽取了经方运用经验其中的二十多条跟大家分享。首先讲第1条，大柴胡汤证。

一、大柴胡汤证

大柴胡汤是“心下按之满痛者”的必用方，我把这个意思抽出来，希望大家记住。大柴胡汤在临床上运用非常多，像胰腺炎、胆石症、胆汁反流性胃炎、支气管哮喘、高脂血证、高血压、胆道感染等等我都会用。但是我并不是盲目的用，张仲景是怎么说的？“按之心下满痛者，为实也，当下之，大柴胡汤主之。”现在很多中医没有触诊，也不摸脉，就靠问诊，从头问到尾。张仲景当时看病要摸肚子，那个人痛得不得了，一摸肚子，发现上腹部“按之满痛”，这时就用大柴胡汤，非常有效。所以我们在用大柴胡汤的时候，一定要让病人躺下来，再按一按他的上腹部。当我们医生手指有一种抵抗感，患者感到疼痛，甚至拒按的时候，我们就考虑用大柴胡汤；但反过来如果肚子软软的，像按在棉花枕头上一样，我们使用大柴胡汤就要注意了。

有时候中医是非常简单的，并不复杂。古代有很多技术因为简单所以要保密，要故意把它玄化，不能让你轻易学到，如果方法过于复杂也不需要保密的。所以张仲景用大柴胡汤就有这个诀窍。我在临床上就按照这个诀窍用，例如说现在得个胰腺炎 3 万、5 万医疗费是小事，多的甚至几十万。但是古代的治疗就是用大柴胡汤，很有效。有一个青年人慢性胰腺炎反复发作，有时一年要住几次院，痛苦不堪。后来经人介绍到我这里，我一摸肚子绷绷硬，人也非常壮实，舌苔厚腻。我用的就是大柴胡汤加减，柴胡、黄芩、半夏、枳实、枳壳、赤芍、白芍、大黄、姜、枣，就这几味药，吃下去原来的腹胀就没有了，嗳气、腹痛、大便秘结、口臭，这些症状全部消失。而且他一直吃下去，我就问他，我说你长期吃，还有什么难受啊？他说挺舒服，吃了以后身体变得轻快了，脑子也灵活了。他是 2007 年来看的，经常不间断地吃大柴胡汤，后来再也没有复发过。大家看，中药就是这么灵。

这种病例很多，胰腺炎可以用，胆石症也可以用。刚开始学医的时候，我碰到胆石症经常用金钱草，结果不是那么有效。后来我发现有一个老中医擅治胆结石，但他只给病人药，不给方。我后来一查是什么，大黄、枳壳、柴胡、黄芩……就是大柴胡汤。这个老中医有个特点，他要所有的病人喝药之前吃油煎鸡蛋或者红烧猪蹄。吃了以后病人就痛啊！痛了以后再吃他的药。这时大便里面就能跑出很多小石头来，病人就不疼了。为什么？我说这是个“人工大柴胡汤证”。人为地制造了一个大柴胡汤证，因为胆结石患者如果上腹不痛，用大柴胡汤是没有效的，只有“心下按之满痛”这种情况用才有效，这就是“有是证用是方，有是证用是药”，这也是我们用经方的原则。

这个经验对我很有启发，后来我就专门在临床上观察，像胆石症、胆囊炎、胆汁反流性胃炎的患者，他们临床表现不一，有的是“烧心”，有的是腹胀，有的是吐酸水，但他们共同的特点都是“心下按之满痛”，用大柴胡汤效果要比“吗丁啉”好得多，它就是一个天然的胃肠动力机，促进肠蠕动，把实邪积聚排出去病就好了。

另外，我还发现大柴胡汤可以用于支气管哮喘的治疗。支气管哮喘我们一般都用麻黄治，但是有很多情况哮喘不但没有缓解，反而加重了。其实很多支气管哮喘患者存在着大柴胡汤证，我按他们上腹的时候，都是绷硬，两胁下也硬，是不让你碰的，而且也有很多患者吃过东西以后就腹胀，一腹胀就发哮喘，大部分患者大便都很干结，胀气多，大柴胡汤治疗就有效。我非常推崇胡希恕先生的经验，胡希恕是现代中国非常著名的经方大家，他治疗支气管哮喘的经验就是大柴胡汤加桂枝茯苓丸，非常有效。我的太太就是一个支气管哮喘患者，现在经常服用大柴胡汤加桂枝茯苓丸，哮喘基本上得到了控制。

另外高血压患者也可以用大柴胡汤治疗。高血压患者不一定都是肝阳上亢啊！我们辨证总是“肝阳上亢，肝阴不足，水不荣木”，其实现在很多高血压患者是符合大柴胡汤证的。这些患者大多形体壮实，上腹部按压满痛，同时有的人伴有胆石症，如果你再用珍珠母、龙骨、牡蛎、羚羊角，一概无效。他有这个腹证，“上腹部按之满痛”，就用大柴胡汤。口干、口苦，舌苔微燥，心跳偏快的加黄连，大柴胡汤加黄连就是大柴胡汤合三黄泻心汤。因为大柴胡汤里面有大黄、有黄芩，再加上黄连就有三黄泻心汤了。这个方子清热泻火，降压效果比倍他乐克（美托洛尔）好得多。高脂血症患者也能用，很多高脂血症的患者也是上腹部饱满，他们大多是一些中年男士，喝酒吃肉，体型肥胖，上腹按压满痛，就可以给他用大柴胡汤，两个月后你再去测他的血脂，大部分都能下降，尤其是三酰甘油高的患者效果更好。方子里面不仅仅是大黄的作用，枳壳、柴胡都有作用，方里面的芍药我们用赤芍，还能降低血脂黏度。大柴胡汤用来治疗胆道感染更是百发百中，胆道感染临床表现为全眼睛发黄、恶心、呕吐、发烧，这种情况下要合上茵陈蒿汤或者是栀子柏皮汤，退黄的效果加强。这些疾病共有的特征就是心下按之满痛，张仲景很聪明，他在大柴胡汤临床应用的关键词中明确标述六个字："心下按之满痛"，同时还渗透着什么思想？腹诊。所以我在这里呼吁大家，不要过度的强调脉诊，切脉是需要的，但为什么我们不研究切腹呢？我们诊所里面放的诊察台不是做样子的。但是我们现在条件不太允许，诊室狭小，学生又多。所以我让病人坐在那里给他按压，也有作用。我在日本交流的时候，有些人说你们中国人没有腹诊。我说你错了，张仲景就讲腹诊，"心下按之满痛"，大柴胡汤证；"少腹急结"，桃核承气汤证，这些都是按腹的，腹诊不是日本汉方的专利，我们中国古代就是这样诊病的。我的祖师爷朱莘农看病是要摸患者肚子的，如果肚脐下跳得厉害的，就用桂枝甘草龙骨牡蛎汤。所以我们运用经方的时候，一定要把腹诊利用起来，经方不是空泛的阴阳水火，不是空泛的理论，它是在人身上能找到实实在在的作用部位的。如果我们搞一个经方的人体教学模型的话，可以在模型上贴很多纸条，心下这个地方就可以贴一个大柴胡汤，很直观啊！所以中医并不难学，你们不要只想到《周易》是如何重要，要把《周易》搞的多么熟，你还要回到具体的方上去，回到具体的人上去，我认为这个比较实在。当然五运六气学说、易学是中国传统文化里面非常重要的部分，是需要学的，但是作为一个中医更应该把这些技术性的东西学好。所以我讲大柴胡汤，先不去讲方义怎么样，妙在某一味，君臣佐使怎么样，而是先把方证搞清楚。方证之间要抓客观存在的指征，也就是看得见摸得着的指征。大柴胡汤为什么放在第一个讲，就是这个症状非常实在。在临床上，经常服用大柴胡汤还能消一些中年女人的肚腩，这个方有减肥作用。但是方里面有几个药很重要，一个就是大黄要多用，我一般用10g左右，其实10g也不是很多。还有枳实也要重用，可以用到30g，甚至是40g。有人考证张仲景用的枳实就是现在的枳壳，为什么这么说呢？张仲景用枳实的时候要把它剖开去瓤，实际上剩下的就是枳壳了。另外我们从药材质量来看，枳实是黑的，枳壳是黄的，枳壳香味扑鼻，枳实的香味不如枳壳，所以我现在用到枳实的话都是用枳壳来代。经常服用以后，很多人大便畅通了，胃也不胀气了。很多中年女性的体型都有一个特点，上腹饱满像一个苹果型。经常月经之前乳房胀痛，大便干结，有的人食欲是好的，但一吃东西就胀，这些情况都适合用大柴胡汤。如果她还有子宫肌瘤，有附件炎，或者痛经，皮肤干燥，舌紫暗，就可以配上桂枝茯苓丸。大柴胡汤配桂枝茯苓丸可以使血脂、血压、体重全方位下降。很多人能够穿上年轻时的衣服，这对女性来说是很兴奋的事情。但是我们还是要腹诊，如果肚子软软的，下肢浮肿，脸色发黄，这就不能用了。一般用大柴胡汤的人精神都很饱满，或者说营养状况比较好，上腹部绷硬，经常大便秘结，我称这种体质为“大柴胡汤体质”。大柴胡汤不仅仅是治疗几种病症，它调理的是一种体质状态。因为这次会议是跟呼吸系统有关，刚才讲的大柴胡汤可以治疗支气管哮喘，如果伴有呼吸道感染而出现吐黄黏痰的患者，用大柴胡汤合上小陷胸汤是很有效的。小陷胸汤是什么药物组成，黄连、瓜蒌、半夏，也就是说我只要在大柴胡汤的基础上加全瓜蒌（瓜蒌皮、瓜蒌仁），再加上黄连，就是大柴胡汤和小陷胸汤的合方，很多病人会讲到服药后拉出来的大便里面有黏液，上面的黄痰量有所减少，我发现只要感染有黄浓痰的情况，瓜蒌黄连合用祛痰屡试不爽。另外我还经常在用大柴胡汤治疗支气管哮喘的同时，叫病人服用一张小方，是《金匮要略》上的一条方，叫“排脓散”，共三味药，枳实、芍药、桔梗。一提到脓大家不要以为一定就是我们外科感染的那种痈疽的脓，这个脓是指分泌物黏稠，发黄的脓，所以我把这个方子移过来治疗支气管哮喘或者是喘息性支气管炎所出现的浓黏痰，因为大柴胡汤里面已经有枳实、芍药，我只要放进桔梗就是这个合方了，更多时候我把枳实、芍药、桔梗三味药作散剂，打成粉让病人冲服，或者用稀饭稀粥调理后吞服，或者用开水泡，拌茶喝，这都有利于痰液的稀释和排出，效果一点都不输于沐舒坦。排脓散就是中医的沐舒坦，桔梗有利于痰液的稀释，枳实、芍药能够舒张支气管平滑肌，有利于痰液的排出，尤其是很多人咳不出来，需要反复拍背的患者，用这个方子最有效。这个不起眼的小方都如此有效，老祖宗的经验大家一起来享用多好！如果能做成片剂、胶囊剂、颗粒剂怎么样，这样更方便，我看这都是值得研究的。但还是不要忘记摸肚子，只有肚子是紧绷的不让你碰的时候才可以用。这就是我经验的第一条。接下来，我要讲的是柴胡加龙骨牡蛎汤，这也是我临床常用的方。

二、柴胡加龙骨牡蛎汤

这个方子药物多了一点，有十二味，但是这张方也是非常有效的，它是健脑方、调神方。人身不外乎有“精、气、神”，如果“神”乱掉，就会出现脑部问题，所以我说用这个方剂健脑调神。这张方改善睡眠最有效果，我刚开始学医的时候一看到人睡不着觉，就想用安神药，像合欢皮、夜交藤、酸枣仁，有的时候每味药用到二两，也不及人家吃半片安定来得有效。这就是我们用药思路错了，总想着按照西医的思路去治病，而不是中医解决不了问题。中医治疗一些心理疾病、精神系统疾病是有很好的方的，柴胡加龙骨牡蛎汤就是一张精神、神经系统疾病、包括心理疾病的常用方。它能够改善睡眠，很多病人服用以后，明显感到睡眠质量提高了，睡眠的时间延长了，自然就精神振奋了，抑郁的情绪也能够减轻了。这张方很有意思，它治抑郁症也非常有用，现在抑郁症特别多，很多人情志不好，还时常感到疲劳，很多中医认为疲劳就是气虚，用补中益气汤，如果睡不着就用归脾汤，结果没有效，这个不是单纯用补气法能够解决的。这就是抑郁的迹象，属于神气郁积，用过柴胡加龙骨牡蛎汤以后，疲劳感很快就会消失。抑郁症患者临床上还有一个特点，他们多表现为怕冷，电风扇不能吹，空调房间不能进，平时都要比其他人多穿几件衣服，很多人以为这是阳虚的表现，用附子、乌头、四逆汤，却疗效一般。张仲景用附子要摸到脉伏不出，脉沉微，脉细弱才用附子，抑郁症的患者脉是弦、硬、滑的，他们虽然话语不多，但两眼是有神的，这些表现是不能用温药解决的，很多人容易误诊。其实“怕冷”就是心理抑郁的一个重要症状，用柴胡加龙骨牡蛎汤后，患者怕冷的感觉会明显减轻。

有一个中学老师，他上课一定要用麦克风，一个小小的教室他都讲不动，不知吃了多少补中益气汤都没有效果，我按他两胁下是硬的，而且还有胀痛，另外他还有严重的便秘，这显然不是气虚的表现，而是气郁，我就用柴胡加龙骨牡蛎汤，吃了以后很快不用麦克风了，胸闷没有了，神气也清爽了。所以我说这张方是治疗抑郁症的专方。我们学校的徐龙教授做动物实验，吃过柴胡加龙骨牡蛎汤的老鼠，拎着它尾巴的时候会不断的昂头挣扎，没有吃的很快就不动了。现在很多男士性功能不良，这并不是真正的肾虚，而是惊恐伤肾：股市跌了，生意砸了等等，他们郁郁寡欢，怎么能有这性功能？所以用柴胡加龙骨牡蛎汤治疗男士的性功能不良效果非常好。清代徐灵胎在《伤寒论类方》中写到“本方下肝胆之惊痰，治癫痫必效。”徐灵胎先生是我最推崇的医家，这个方子用来治疗癫痫确实效果很好。我治过好几例，小孩、大人都有，最有意思的是一个爱沙尼亚来的留学生，白皮肤，金头发，他就经常发癫痫，又不愿吃西药，我就给他开了柴胡加龙骨牡蛎汤，吃了很有效。后来他放假回到爱沙尼亚，找到当地的中医接着看。用的方药基本上都是化痰药，胆南星、天竺黄、石菖蒲……结果没有效，回过头来吃柴胡加龙骨牡蛎汤又有效，很有意思呀！这就是古人的经验，很有实效。现在有个误区，很多人辨证就非要加减，好像不加减就显不出你的水平。其实这个方之所以称为“经方”，就是几味药的结构，这是奥妙所在，不是你能够随便加减的，随便的一加一减，整个结构就会破坏。所以我说学中医首先要学会用成方，如果连成方都不会用，还想用加减方，这就相当于自己杜撰方子，这是极其愚蠢的。有些人总是想自己创个新方，你有多少经验，你能活多少年，把经方用好，就已经很有成效了。我们应该遵循前人留下来的经验，这样才能够学好中医。这张方治疗脑部的疾患，真是好极了。

它对老年性痴呆很有效，但是我这里说的有效，并不是说可以治好老年性痴呆，而指的是改善症状，包括改善睡眠，增强记忆力，提高日常生活的能力，但是有的时候治疗老年性痴呆需要合方。如果是脑出血导致脑功能退化，我们一般要合上桂枝茯苓丸，吃了以后患者的大便容易畅通，脑子也会清楚一些。还有一种病叫“阿尔茨海默氏病”，一些老年女性患者特别多，经常烦躁，漫无目的的乱跑，我们就要合上栀子厚朴汤，这也是一张小方，看上去不起眼，栀子、厚朴、枳实。这张小方主治“心烦腹满，卧起不安”，这个人肚子胀，心烦，睡不好，辗转反侧，这很符合现代焦虑症患者的临床表现。还有柴胡加龙骨牡蛎汤配上三黄泻心汤，这个组合能够保护脑血管，防止脑功能退化。所以柴胡加龙骨牡蛎汤很值得我们神经内科的医生好好研究，不要光想到用丹参。用柴胡加龙骨牡蛎汤的时候，我们也要摸肚子，这个腹诊的情况应该是腹部比较紧，按压两胁的时候有抵抗感，甚至是有压痛。我在临床上运用这个方子的几率也非常高。

三、小柴胡汤

第三条经验我讲小柴胡汤。我发现小柴胡汤是一张百病良方，很多疾病我们都能用。它是治疗各种发热性的疾病，包括呼吸性疾病、免疫性疾病、过敏性疾病、淋巴系统疾病……应用范围非常广，很多疾病都适用。它的治疗范围不能用现代医学的某一种病来概括，简单地说小柴胡汤治疗的就是"小柴胡汤病"，小柴胡汤证就是小柴胡汤病，又是"小柴胡汤综合征"。"往来寒热，胸胁苦满，默默不欲饮食，心烦喜呕"就是小柴胡汤病的主要指征，这是张仲景发现的，只是我们没有把它写到现在医学的大辞典里去，但是我们还没有把它完全规范化，如果找到了恰当的病理学基础，搞清了分子生物学机制，我们就可以把它推广出去。张仲景用这张方应用面非常宽，凡是发热性疾病进入到迁延不愈的状态，反反复复，不能够发汗又不能用下法的时候，就用小柴胡汤。因为很多疾病都能用，所以这个方子的加减最多，而且有很多药都能去掉，人参、半夏、姜、枣、黄芩都可以去掉。当然这里面有两味药不能去，一个是柴胡，一个是炙甘草。这是小柴胡汤的核心，是它的主药，现在我们的方剂学教学喜欢讲君臣佐使，君药往往是一味。但是在我们经方中，不能简单地用君臣佐使来考虑问题，像小青龙汤里面的核心药物姜、辛、味，离开这三味药就不叫小青龙汤，不是一味药就能统领全局的。所以我们现在中医有很多理论是需要改革的。临床上这张方治疗各种发热非常有效，就像现在甲流来了以后，特别是在月经期的女性，发烧不容易退，反反复复，这种情况小柴胡汤必效。这就是张仲景所讲的"热入血室"。用这个方子退烧的时候，柴胡的量要大，用5g、10g是退不了烧的，张仲景小柴胡汤柴胡用到多少？半斤，也就是八两，如果按一两等于3g来计算的话，八两就是24g，这是最最保守的换算标准；如果按一两等于15.625g计算的话，那起码要用到100g，所以我们现在的用量是远远不够的，用柴胡退烧最少要30g，而且不是一天吃两次，而是3小时吃1次，一般3次就可以退烧，不管是病毒性发热、细菌性发热，还是肿瘤引起的发热。我认为当时张仲景用的范围最广的不是桂枝汤，而是小柴胡汤。呼吸系统疾病也可使用此方，现在有很多的感冒表现为咳嗽不止，可能是隐匿性哮喘的先兆，或者是慢性支气管炎，我们就用小柴胡加半夏厚朴汤，对这些感冒以后的咳嗽效果非常好。这个在日本已经有了成药，效果比止嗽散不知要好多少倍。另外小柴胡汤在自身免疫性疾病上的作用，同样值得我们关注。有些中年妇女的免疫性肝病，治起来非常麻烦，就是平常疲劳，脸色不好，在体检的时候偶然发现肝功能异常，再进一步监测是免疫性肝病，不明原因，也无从用药。我发现就可以把当归芍药散跟小柴胡汤合用，疗效好，里面芍药的量要大。按照张仲景当归芍药散里面的用量，芍药用到了一斤，所以经方的量也要特别注意。还有年轻女性易患的桥本病，就是甲状腺炎，也属于自身免疫性疾病。这些人也没有什么特殊的症状，有时疲劳，有时食欲不振，有时表现出甲亢的征象，有时也出现甲减的情况，如果确诊以后就可以用小柴胡汤加当归芍药散。我有时候不讲什么辨证，也不需要根据症状去加减变化，只要抓住核心就可以使用。当然不是百分之百有效，但是至少这个方向是正确的，就可以使用。

小柴胡汤还有抗过敏的作用。比如过敏性鼻炎的患者，他们总是打喷嚏，一遇风鼻子就塞，就流鼻涕；像我们南京到了5月份梧桐花开的时候，很多人的鼻炎就该犯了，花粉过敏的患者非常多。这个时候就可以用小柴胡汤加五味子、辛夷、生石膏；对于皮肤痒、眼睛痒的患者，可以加荆芥、防风，往往就能解决问题，抗过敏效果非常好。小柴胡汤还能治疗淋巴系统的疾病，像淋巴癌、慢性淋巴性白血病都可以用小柴胡汤，但是要加味。一种是配五苓散，一种是加大剂量的连翘。连翘是古代治疗淋巴结肿大的一味重要药物，连翘能够治疗恶疮，中医外科就常常用到这味药。对于甲亢的治疗，可以用小柴胡汤配上白虎汤，对于心慌、手抖、汗多、口渴的症状效果很好。还有强直性脊柱炎、风湿性关节炎等等，可以用小柴胡汤加栀子柏皮汤治疗。所以说小柴胡汤是一个“百病良方”。可惜现在我们仅仅用它来治疗感冒，如果张仲景在天有灵的话，他会叹息这么好的方子我们居然不会用。

大家知道在日本小柴胡汤用得非常好。在上个世纪70年代，日本的津村顺天堂生产的小柴胡颗粒非常畅销，几乎全民都在吃小柴胡颗粒，但是后来出现了“小柴胡汤事件”，说吃了小柴胡汤以后导致肝功能损害，后来日本一下子不敢再用小柴胡汤。其实这是好方呀！如果你没用准的话就会出问题，只要你抓住小柴胡汤证“往来寒热，胸胁苦满”，一般来说用上去还是比较稳的。但是如果患者出现了明显气血两虚证，或是肝肾不足证，你还在拼命用小柴胡汤，当然就会出问题，我们要深入研究。

四、葛根汤

第四我要隆重推出葛根汤。葛根汤在日本是家喻户晓，老人小孩都知道。我们感冒了只晓得用什么康泰克、白加黑，其实葛根汤是治疗风寒感冒的一个好方，很多人感受风寒以后，鼻塞流涕，头昏脑涨，关节酸痛。可以趁热服用葛根汤，汗一出就全好了。葛根汤的功效远非这些，它还有通经的作用。我在高校深有体会，现在女大学生月经失调的太多了，她们经常月经两三个月才来一次，有的干脆闭经，脸色黄暗，汗毛多，上课打瞌睡，精力不集中，一做检查，往往有多囊卵巢综合征。月经不来，人又丑了，她们就着急啊！到处看西医也看不好，她们找我看，我用的就是葛根汤。有的女孩子50天来一次月经，吃了以后就能够提前来，这个方子能催月经，促使排卵，所以我临床经常用。它还能治疗闭经，根据不同的情况，有的要合上桂枝茯苓丸，有的要合当归芍药散。有些胖女孩脸上生痤疮，总是退不掉，此起彼伏，疮痘颜色发紫，月经又不来，下肢皮肤干燥，吃了葛根汤加桂枝茯苓丸后，痤疮没了，小腿的皮肤又变得滋润。还有一些胖女孩，闭经，有一点浮肿貌，大便经常拉稀的，我经常合上当归芍药散来治疗。还能治疗不孕，有些人不排卵总是不怀孕，吃了葛根汤以后就能够“调经种子”。葛根汤在妇科治疗不孕不育的作用很值得我们研究。更神奇的是吃了葛根汤以后，脸色可以变白，胸部还能更坚挺，这是我和一个美容界的人士交流的时候得知的。现在报纸上经常有广告说什么手术让女性没有赘肉，更加性感，其实不要做手术的，用葛根汤就可以。对于女性的性欲低下，往往用葛根汤配上甘姜苓术汤会有很好的效果。甘姜苓术汤又称“肾着汤”，这些女性往往都有“腰冷”，冷到什么程度？像坐在水里头一样，而且腰部沉重，《金匮要略》描述说“腹重如带五千钱”，这些女性肉变松了，腰也没力气了，用葛根汤、甘姜苓术汤合方很有效。这个方子还能治疗一些老年女性的尿失禁，很多人不好意思讲，一咳嗽、一着急小便就出来了，用葛根汤加上甘姜苓术汤就能够见成效。我们使用葛根汤的时候要分清体质，葛根汤适用于那些武夫壮士，这些人能喝酒能吃肉，肤色黄暗，一旦出现了毛病会表现为头昏、头痛、腰痛不利、性功能不良，女性也是那种脸发黄、皮肤比较粗有点浮肿的才能用，细皮白肉的不能用。因为葛根汤里有麻黄，在使用麻黄这味药的时候，我们要特别强调体质。张仲景治疗一身面目黄肿用过甘草麻黄汤，“黄、肿”，是个客观指标，“黄”是指脸发黄发暗，没有光泽；“肿”是指有浮肿貌，这种情况用麻黄才有效果。如果是个白白瘦瘦的文弱书生，用了后会出汗、心慌心悸的，所以有这种“麻黄体质”的人才能用麻黄、用葛根汤、用麻黄附子细辛汤。包括我刚才讲的种种病症，应用这个方子的时候都要考虑体质因素。

葛根汤还可以提神，这是我在日本听他们讲大冢敬节时学到的。大冢敬节是日本最有名的汉方大家，他的书可能以后在中国也会出版，他主要用古方来治疗现代的病，他最早是学西医的，因为严重的复发性口腔溃疡久治不愈去看中医，一个老中医给他开了甘草泻心汤，吃了以后口腔溃疡就好了，从此他就研究古方，现在成为日本汉方派的一个代表性人物！他晚年精神不大好了，经常喝饮料提神，喝的是什么呀？葛根汤。喝了葛根汤以后精神特别好。在日本很多青年考试前都要喝葛根汤，因为他们要提高成绩呀，要进入状态就喝葛根汤！葛根汤里的麻黄兴奋作用非常好。据说二战的时候日本军队就服用麻黄制剂，服完之后就兴奋得嗷嗷叫，架飞机去炸美国的珍珠港。现在有很多人经常白天打瞌睡，没精神，晚上又睡眠障碍，黑白颠倒，我干脆给他用葛根汤或者麻黄附子细辛汤，让他白天充分的兴奋。因为没有充分的兴奋，就不会有充分的抑制，这是一个矛盾，兴奋了以后，到晚上就能充分的休息了。我有时还用麻黄跟温胆汤合用，治疗一些精神病人吃镇静药后的副作用，像流口水，无力讲话，眼神呆滞，就是用温胆汤加麻黄兴奋一下，疗效立竿见影。所以麻黄的作用很值得我们研究。我在推测，当年张仲景可能是用葛根汤治疗醉酒的，喝醉酒以后，烂醉如泥，张仲景就用葛根汤。吐的厉害了就加半夏，有的第二天腹泻，就用葛根芩连汤。那么说葛根汤可能对大脑起作用，所以可以考虑用葛根汤来治疗脑梗，治疗一些脑供血不足、颈椎病等等。葛根汤还能治疗面瘫，效果也是不错的。很多人面瘫用牵正散没效，用葛根汤就有效，这是我的第四条经验。

五、桂枝茯苓丸

桂枝茯苓丸我用的也非常得手，这是活血化瘀第一方。我们现在讲到活血化瘀总是想到丹参，桂枝茯苓丸的活血效果不知要比丹参好多少倍呢！这张经方应用范围很广，可惜现在只用来治疗子宫肌瘤，这是远远没有用到位呀！古代用桂枝茯苓丸是下死胎的。胎死腹中怎么办？又没有手术，又不会开刀，张仲景就用像兔屎那么大的丸药，让患者吃几粒，吃了以后死胎就会下来，所以这张方又称为“催生汤”，又叫“夺命丹”。但桂枝茯苓丸绝不仅仅是下死胎的作用，它也可以治疗瘀血证。我用得最多的就是子宫内膜增生，月经来了20天还是不走，子宫内膜增厚到2cm，西医就说刮宫解决嘛！有人刮了这次，下次又增厚了，还有没有什么好办法呢？我经常用桂枝茯苓丸加大黄。张仲景治疗瘀血证有一个经典组合：大黄、桂枝、桃仁。这三味药下瘀血效果最好，桃核承气汤就有这个组合。我们在古方上加加减减一般都是根据张仲景的组合原则进行。桂枝茯苓丸里面虽然没有大黄，但是有桂枝、桃仁，如果我们加上大黄就与张仲景配伍原则相符。你们不妨试一试，子宫内膜增厚，月经滴滴答答不走的，看用这个方疗效怎样。男性也能用，男性没有子宫，但是有前列腺，前列腺增生啊、肥大啊，就用桂枝茯苓丸治。也可以加大黄，小便不畅通的话，还要加牛膝。小便不畅通、点滴不爽加牛膝效果很好。皮肤科能不能用桂枝茯苓丸？一样可以。我刚才已经提到了，现在大学生的痤疮很多种，有的脸上像黄瓜带点刺的，有的脸上像菠萝，还有脸上长着刺痘一样的东西，疮头发紫，疮体比较饱满，那是因为有囊泡、结节、疤痕、粉刺，粉头里面又有脓包。这种用桂枝茯苓丸最有效，我用了以后，确实很多就消掉了。女孩子吃了以后月经畅通，痛经没了，皮肤变滋润了，脸上痘痘也消了。男孩子也能吃，我告诉他把说明书拿掉再吃，因为上面写着“专治子宫肌瘤”，很多男生不愿意吃。对于一些壮实的男人，还要和葛根汤同用，就像《水浒传》里鲁智深那样，熊腰虎背，能喝酒能吃肉的，脸上又有痘痘，就可以两者合用，很有效。皮肤科也可以用来治疗银屑病。因为桂枝茯苓丸可以治疗“肌肤甲错”。“肌肤甲错”是说皮肤像鱼鳞一样，尤其到了冬天就变得粗糙、干燥、脱屑。用了桂枝茯苓丸虽然有效，却不容易除根。内科病可不可以用？当然可以。桂枝茯苓丸能治的病太多了，肺纤维化、间质性肺炎，这是医学难题，我发现这些病人的特征表现就是瘀血，嘴唇紫，舌底静脉显现，胸闷，肚子痛，我就用桂枝茯苓丸加川芎，这是让人置于死地的痛，现在看起来很像心绞痛，治疗上就是用川芎化胸中的瘀血。我曾经用桂枝茯苓丸加川芎治疗了一例肺间质纤维化的患者。他最主要的表现就是胸痛，用药后胸痛症状首先缓解，后来再检查发现肺明显好转，但还没有完全根治，现在还在治疗康复中。这也给了我们一个小小的提示，就是肺间质纤维化是不是可以考虑用活血化瘀的方法治疗呢？另外我还治疗过肺动脉高压，那是个中年男子，人消瘦，两眼发黑，眼圈就像“熊猫眼”一样，一走路就心慌，一动就气喘，一动就昏厥，走快了就会晕倒。西医诊断“血栓性肺动脉高压症”，西医溶栓之后还是没有起色，就说没有办法治疗了，只能这样慢慢耗着吧。后来找到我，我用桂枝甘草汤加上桂枝茯苓丸，再加上大黄䗪虫丸，这些都是经方。桂枝甘草汤治疗心悸，用桂枝茯苓丸除他的瘀血，大黄䗪虫丸就是治疗“两目黯黑”的，而且也能够消瘀血，尤其是血栓，效果很好，因为里面有虫类药。他本来一年要住三四次医院，用了以后连续3年都没有住院，通过前后明显的疗效对比，我们说它是有效的。

桂枝茯苓丸还能治疗外科的病症。下肢深静脉的血栓很令患者头疼，腿肿，不能走路，有些人又不想手术，常服桂枝茯苓丸就有效。我治疗过几例，最后患者的血栓可以消除，当然不可能消到干干净净，做B超发现只剩下一个囊壳了。桂枝茯苓丸还能用来治疗糖尿病肾病。经常与黄芪桂枝五物汤合用，同时还要加上几味药，首乌、牛膝、石斛。首乌滋补肾精，牛膝能够引血下行，行下焦瘀血，腰痛、腿痛、癃闭古人都是用牛膝来治疗的。石斛不是经典药，张仲景没有记载。但唐代的方子里面很多都用到石斛，用来治疗下肢痿软，不能走路。而且跟牛膝、桂枝合用的比较多。唐代是中国历史上生活富庶、经济发达的一个时代，那个时候肥人多，像杨贵妃肤如凝脂，体型也非常丰满。那个时代糖尿病叫“消渴病”。所以我们现在研究糖尿病的治疗，一定要研究唐方，这些方子治疗消渴用黄连、天花粉的非常多，还有就是牛膝、石斛。后来我发现石斛是保护血管内壁的，对于糖尿病下肢血管损害、下肢神经损害引起的两腿无力、麻木、腿疼很有效。我们经常加石斛治疗口干，缩小了它的使用范围。其实口干也是糖尿病的一种症状嘛！治糖尿病肾病我还常用到四味药，石斛、牛膝、赤芍、丹参，各30g。我称之为“四味健步汤”，就是让他健步如飞的意思。桂枝茯苓丸合黄芪桂枝五物汤，加石斛、牛膝、丹参，是个好方子。

我们江苏省连云港有一个制药公司叫做“康弘制药”，他们开发的桂枝茯苓丸软胶囊说只是治疗子宫肌瘤。我说这不对，桂枝茯苓丸是活血化瘀的第一方啊！它的应用范围就像我刚才提到的一样，不仅仅是治疗子宫肌瘤的。这个方子我们用的很不够，希望大家能够重视起来。但是用桂枝茯苓丸，要分清体质。因为它治疗的不是一个局部的症状，更不是一个单纯的疾病，所以我们说是一种体质，叫“桂枝茯苓丸体质”，概括一下主要有三大指征：第一个是面症。要看他的脸是不是桂枝茯苓丸的脸。脸的特点是紫红，还有紫红色的痘痘或是紫红色的鼻子，嘴唇紫红，舌头暗红，有的还脱发，这都是由瘀血引起的。第二个是腹症。我们一定要摸肚子的，桂枝茯苓丸证的部位不是在心下，而是在少腹，在脐周围两少腹部按压，往往有压痛，医生指间有抵抗感、充实感，甚至有的可以摸到一种条索状的东西。张仲景提到过“少腹急结”，这是瘀血表现的一大特点，这些都可以通过腹诊认清楚。第三个是腿症。腿是一个发现疾病、治疗疾病的重要场所。因为很多湿气、瘀血都聚积在下面。桂枝茯苓丸证的腿皮肤粗糙，脱屑，像鱼鳞一样，毛孔粗，皮肤颜色发暗，腿毛多，有的还会出现溃疡，下肢静脉曲张，脚上有很多鸡眼，脚底皮肤干糙、开裂。再问问这个患者有什么感觉，腿痛抽筋、腿发冷、间歇性颇行。再按一按腿，浮肿。这就是桂枝茯苓丸的脸、腹、腿。这三大指征也不是都出现的，有的偏于脸，有的偏于腿。当然还有一些全身症状，例如失眠，头痛，容易情绪激动等等，这些对于正确使用桂枝茯苓丸很有帮助。因为桂枝茯苓丸的服用不是三天五天，有的要服用三五个月，所以体质的判断非常重要，这涉及一个安全用药的问题。现在桂枝茯苓丸的体质越来越多，这与我们的饮食结构，缺少运动是有关的。

六、五苓散

五苓散和小柴胡汤一样，是我们临床上应用非常广泛的一张方药。它治疗的疾病是什么？就是五苓散病。中医讲就是“蓄水证”。就是过多的水在体内积蓄，排不出去。我想总有一天“蓄水综合征”要写入到“医学大辞典里”。现在的疾病诊断都被西方垄断了，我们中国人自己的东西没有写进去。五苓散证有几个特点，第一个是口渴；第二个是吐水，有的人肚子里头有“咕噜咕噜”的水声；第三个是腹泻，严重的一天三次以上，少的一天两次，而且大便不成形；第四个是他会出现一些神经症状：头痛，头晕，眼花等等。这些特点，就形成了五苓散的四大指征。很多医生看到患者口干，不断喝水，就给他用麦冬、生地、沙参，结果越用越糟糕。这就应该注意到患者是不是一个五苓散的体质。四诊里望诊为首啊！病人来了要看他胖瘦，高矮，肌肉坚紧还是松弛，面色黄还是白，是烦躁还是抑郁，声音是高亢还是低微，这是我们中医看病最为关键的地方。我想张步桃先生也是擅长望诊术，不然他不会一天看六百个病人。张仲景也是擅长望诊的，他描述的许多症状，就是他望出来的。要看一个人能不能用五苓散，看的不是体型，而是脸色。一般来说五苓散体质的脸色会发黄，浮肿貌，有的人眼袋很大，舌体胖大，有齿痕。腹诊肚子绷硬，但是不痛，里面还是软软的，不像大柴胡汤证那样“心下硬满痛”，患者肚子里面往往有水声，往往会说“我口渴又不能多喝，喝多了肚子胀，有时会吐出水来。”这种情况用五苓散就非常有效。现在这种体质非常多，原因是现在人缺少运动，食物中的添加剂太多，喝酒没有节制，高营养食物摄入过盛，所以“脂肪肝”很多。用五苓散治疗脂肪肝就非常有效。方法就是把五苓散打成粉，按照张仲景的比例，让病人用大麦粥调服，或者用一般米粥也行。甚至是你泡水泡茶喝也行，不难喝。尤其是对于五苓散体质，啤酒肚、血脂高、大便稀、头会晕的患者，服五苓散后可以使身体变轻，体重下降。它治疗酒精肝也有效，但是别忘了加一味药，葛根。葛根可以解酒毒，古人喝醉酒以后怎么办？就是把新鲜的葛根榨成汁给病人灌进去，灌了以后就能醒过来，喝醉酒以后口干舌燥也可以喝葛根汁，所以这张方对于现在的“时髦病”依然有效。五苓散还可以治疗肝病。农村有很多肝病患者是吃不起贵药的，我经常用五苓散打粉，胆红素高的就加些茵陈，让他们每天吃，用麦粥调服，非常的便宜，一个月至多一两百块钱，也非常的有效。我总是希望用最经济的手段来解决问题。因为我们是开方的，不是卖药的。有些肝病患者要适量的配上一点小柴胡汤，叫“柴苓汤”，对乙型肝炎“大三阳”的患者有效。

五苓散加牛膝、麻黄，减肥的效果非常好。我有一个病人，是个女孩子，身高 1.6m，体重 80kg 以上，非常胖，但心态很好，和男朋友一起来的，来找我减肥，他男朋友倒是很瘦。我看她这是全身的水啊，月经也好几个月没有了，我就用五苓散加麻黄、牛膝。用了以后，她说大便多，小便也多，而且月经也来了，现在体重已经下降4kg了。其实这种肥要比柴胡汤治疗的那种肥好减，主要就是水多，利了水就减下来了。五苓散还能够降血尿酸治痛风，加生薏苡仁可以治皮肤病里面的湿疹、扁平疣，还能治疗女性找不出原因的头痛。

张仲景的剂型是有他的道理的。他用散剂我们就用散剂，那么用五苓汤有没有效果？当然还是有效果，只不过浪费药材了。包括五苓散每味药的计量，现在研究也是最科学的，至于张仲景当时如何想出如此配比药物，我也说不清楚，所以五苓散是很值得我们深入研究的。

七、温胆汤

温胆汤是壮胆第一方，只要是病人由于过度惊吓的，就用温胆汤。现在有一种病叫"PTSD"，就是创伤后应激障碍。"911"事故后，很多美国人得了"PTSD"，他们总是恐慌，睡不着觉，不断重现当时双峰大厦倒下来的场景。然后工作无法进行，记忆力下降，成天哭泣，晚上做噩梦，食欲不振，恶心呕吐，血压增高，心跳加快……这就是一个创伤的应急障碍，温胆汤很有用。汶川大地震以后，我在我的经方沙龙网站上登录抗震救灾的经方，其中就有温胆汤。温胆汤虽然不是张仲景的方，但是里面却有张仲景方的影子——小半夏加茯苓汤。这张方能够治疗地震以后的创伤应急障碍。广东省中医心理睡眠科的李艳主任就用温胆汤合柴胡加龙骨牡蛎汤成功的治疗了很多汶川地震过来的灾民。对于创伤应激障碍这类疾病，很多人不会治，他们都以为是心血亏虚，用天王补心丹、柏子养心丸、归脾汤都没有效果。其实就是吓破了胆，直接用温胆汤就有效。甚至有些人心梗以后装了支架，虽然灌注已经非常好了，心电图也没有异常，但是病人依然感觉到心慌、心悸，睡不好觉。心血管专家没有办法，就来找我。我说"这个病人心脏的伤口已经愈合，但是心灵的创口还没愈合。"当患者得知得了心梗后，就已经吓出毛病来了，所以要用温胆汤，吃了以后睡眠能改善，头晕也没有了，很快症状就缓解了。所以说温胆汤是好方，不是经方胜似经方。

有很多人胆子小，甚至一个人不敢乘电梯，电梯上升她也害怕，不敢独处在黑暗的房间里面，还会出现幻听、幻嗅，这种就是温胆汤体质。当然有幻觉的时候要排除脑内肿瘤或是精神分裂症。不过温胆汤也是治疗精神分裂症的常用方。很多精神分裂症的病机是痰迷心窍，说到痰迷心窍，江苏有个医生开了一个精神病院，他除了用一些化痰方以外，还特别强调用吐法治疗精神病，这点与“金元四大家”中的张子和的学术观点相同。他用吐法配合化痰药来治疗精神病效果非常好。我也深有体会，治疗精神病的时候，经常用温胆汤再加上一些催吐的药，叫病人把胃液吐出来最好，吐完之后就会神清气爽。如果吐不出来，流点眼泪、鼻涕，吐些口水也行，这都是化痰涎的方法。一些焦虑性的神经症或者是异想症的患者，总是静不下心，焦虑、恶心、头晕，用温胆汤加上栀子厚朴汤有效。还有一些六七十岁的老奶奶，经常这里不舒服，那里也不舒服，睡不好觉，头晕，胸闷，我经常用温胆汤加上酸枣仁汤，病人吃了非常舒服，不管是高血压病也好，还是冠心病也好，吃了以后症状能够缓解。最有意思的是温胆汤还能治疗“白大褂综合征”。什么是“白大褂综合征”？很多人被怀疑是高血压，回到家里血压正常，但是一到医生那里血压就高，这个就是典型的“白大褂综合征”。这种情况下用温胆汤就可以把血压降下来。如果舌苔黄腻，口苦，烦躁，就加些黄连，黄连温胆汤效果更不错。

八、四逆散

四逆散不是四逆汤，药物组成是柴胡、枳实、芍药、甘草。四逆散专治四肢冷，四肢冰冷不一定是阳虚，现在很多人都有手冷，情绪紧张的时候就更加严重，你不要以为是阳虚，这是阳气郁结，是心理压力在躯体上的反应。老年人手都温暖，因为他们激动不起来，没有激情了。四逆散能够缓解心理压力，让躯体得到放松，所以说这是个释放心理压力的方。我用得最多的是四逆散加上半夏厚朴汤，用来治疗“肠道应激综合征”，现在这样的患者很多，有些同学考试的途中会上厕所，他并不是想作弊，而是心理压力太大了，还有的人要出门了就会肚子痛，要上厕所，上过之后就好了，这些都是因为紧张引起的。这种情况用葛根芩连汤、四神丸都没有效果，就是用四逆散加半夏厚朴汤，非常简单的方，我称之为“八味解郁汤”，因为四逆散四味药再加上半夏、茯苓、厚朴、苏梗一共八味药，所以叫“八味解郁汤”。还有一些神经症患者，经常这里、那里不舒服，喉咙里总觉得堵着一个东西，很难受，肚子又胀又痛，做检查又没有什么病变，就可以用四逆散来治疗。还能治疗小便不出来的症状，这些患者上小便的时候战战兢兢的，还要把人全赶走，把自来水笼头打开，听到了流水声小便才会出来，就可以用四逆散治疗。这个方法我是受范仲林的启发，范仲林是四川著名经方家，他有一本书叫《范仲林六经辨证医案选》，里面有一医案，是一个小学教师，他小便次数非常多，一天要二三十次，致使他成天不能睡觉，小便疼痛。我们遇到这种情况经常想到八正散，或者是用清热解毒的方法治疗。但是范老先生用的是四逆散加桔梗，仔细想来很有道理。四逆散是治疗里急后重的，这个里急后重既可表现为后阴，也可以表现为前阴。前阴的里急后重就是小便次数多，却排不顺畅。后来我就用四逆散治疗那些尿频、尿急而又紧迫不出的患者，很有效。有的时候伴有尿路感染的情况，就加猪苓汤。猪苓汤是治疗淋证第一方，当小便疼痛有出血的时候，猪苓汤最有效，不用加减，每味药各15g，煎出来的味道就像咖啡、牛奶没放糖，阿胶化在里面很好喝。如果是尿路感染、膀胱炎、尿路结石，用四逆散合上猪苓汤也可以用。如果是老太太的尿失禁，小便又有刺激症状，就用四逆散合上甘姜苓术汤，也就是刚才讲过的“肾着汤”，如果再不行的话，我喜欢加点麻黄，四逆散、甘姜苓术汤再加麻黄治疗老妇的尿失禁也很有效。四逆散还能用来治疗溃疡性结肠炎。我曾经用四逆散加上桂枝茯苓丸治疗溃疡性结肠炎，对那些痉挛性的疼痛，用四逆散来解痉、放松，可以很好的缓解疼痛。学好四逆散，当名中医也不难。因为有很多疾病都是由于心理压力过大导致的，所以现在四逆散证出现的频率很高。我在临床上用得最得手的方子就是四逆散，因为那个时候我们学校和省中医院的疾病研究方向是不同的。他们的医生都是专科研究，像心血管科、消化科等等，我们学校的老师呢，研究的是大内科，大内科的病人大部分是神经官能症。病人治得多了，久而久之，就发现四逆散合半夏最有效，发现四逆散就是治疗神经官能症的良方。

九、半夏厚朴汤

刚才已经提到半夏厚朴汤专治感觉异常。张仲景用它来治疗“咽中如有炙脔”，就好像喉咙里有一块烤肉，但是你要注意，这是好像有，其实是没有的，所以说这是感觉异常。现在我们把它放大，凡是所有的感觉异常都可以用半夏厚朴汤。临床症状多种多样，包括感觉脖子是硬的，动不了，或者是腰痛，查查各方面都正常，而且肤色滋润，精神饱满，就是坐在你面前喋喋不休说个没完，服了半夏厚朴汤后，这些症状往往能够迎刃而解。它可以和很多方子合用，例如合上四逆散，我叫“八味解郁汤”；用半夏厚朴汤加栀子、枳壳，这就是和栀子厚朴汤合用；在栀子厚朴汤基础上加上连翘、黄芩，也是八味药，用来除烦，我称之为“八味除烦汤”。这个方子在前面已有论及，我这里就不多讲了。

十、葛根芩连汤

张仲景这样描述葛根芩连汤的症状：“太阳病，桂枝证，医反下之，利遂不止。脉促者，表未解也，喘而汗出者，葛根芩连汤主之。”在《伤寒论》中这是个治疗邪热下利的方子，我们把它扩大范围，现在的肠炎、痢疾、糖尿病腹泻都能够使用，因为黄连、葛根本身都有降糖作用，加大黄、牛膝、肉桂，这个方子也可以应用到糖尿病患者中。同时对一些糖尿病患者出现的牙周炎、脓肿也有效。还有一些高血压患者，壮实得很，但是颈椎不大好，经常头晕、头痛，用葛根芩连汤加大黄，其实就是合三黄泻心汤，就可以收到良好的效果。

十一、黄连解毒汤

黄连解毒汤在日本研究的比较多，我们中国虽然文献检索出来的不少，但是临床运用的还不是很多，这张方值得开发。现在日本在经方的开发方面，已经进入了规范化、市场化的正轨，相比之下，我们中国开发的实在是太少了。经方是这么好的东西，却放在那里不开发，我心里很不是滋味，有种说不出来的无奈。古人的经验是无偿的贡献给大家，而现在一些人研究出来的成果却是要保密的，我们应该切实的重视经方研究，临床好多研究都还没有搞清楚，却整天做老鼠实验，拼命的搞机理研究。所以我要借着这个机会呼吁大家多实践，多交流。经验是需要交流的，不搞经方运用交流是没有出路的，而且必须无私，要毫无保留，哪怕你说错也没关系，只是不要搞得云里雾里的，大家都听不懂你在说什么。所以讲理论容易，讲经验最难。我不讲理论，只讲经验，希望你们多实践认证，把更宝贵的经验与大家分享。

十二、当归芍药散

下面我还要说说当归芍药散。当归芍药散是一张养胎调经方，它主治妊娠腹痛，是我国古代用于围产期的一张主要方。胎漏可以用，胎位不正也可以用。对于胎位不正的治疗，7个月左右的时候就可以开始用，用过之后胎位不正就可以转过来，不需要做什么卧膝位，它不但能转胎，而且还能养胎。胎儿不长的或是发育不好的，常服当归芍药散能使小儿健康发育。我一个学生的姐姐，是个高龄产妇，38岁才怀孕，怀孕以后肚子痛，而且胎位不正，我就给她开当归芍药散，当晚就觉得肚子动一下，好像是胎儿头转动，从此就再也不痛了。后来一直吃，生出的孩子非常聪明可爱。现在的年轻妈妈太谨慎了，一点药都不肯吃，一些医生也不敢用这个方，因为人家说方药里面有当归、川芎，吃了会把胎儿打下来，其实对于那些经常流产的、胎位不正的、胎儿发育不良的母亲，用这张方还是非常好的。对于一些月经不调的女孩子，一下子一个月来了两次，下个月又不来，我用这个方很有效。或者是中年女性脸上起的黄褐斑，我就用这个方子打粉，按古法冲服。当然古代用黄酒，我就用葡萄酒，都是美容的。有的人喝酒不行，我就要她们用酸奶调服，光明牌原味酸奶，调服以后就没有药味了，如果用开水冲服，会有细的粉末呛在喉咙里不舒服，用酸奶就没有这些问题。你们不妨试一下，只要经常服用，脸上肌肉就又会变紧了，面部又有光泽了，如果你再加点粉底的话，那就又回到20多岁了，所以这是张美容方。

十三、温经汤

我的病人70%是女性，因为她们喜欢吃药，所以她们往往比男性长寿。中医很多的方药都是为女性准备的，虽然我是看内科，但是妇科的病证也要研究。温经汤就是专治女性毛病的方子，它可以治疗妇女更年期的各种病症。很多女性原来是艳如桃李，到了更年期马上就干瘪、消瘦了，睡眠也不好了，原来肠胃很好的，现在也经常胃痛，大便也不正常了。手也很毛糙，有很多毛刺。人也很烦躁，总是担心自己是不是得了绝症。这种就是温经汤体质，广东省中医院心理睡眠科的李艳，温经汤用得精得不得了，量也大，吴茱萸用到十几克。吴茱萸很苦啊！我一般只用6g，她是用大量的红枣、生姜来调味，已经治好无数个病人。我用温经汤治过很多更年期久泻的病人，这些病人用理中汤没有效，用归脾汤也没有效，最后温经汤很快就止住了。温经汤更重要的是能让女性手滋润，当雌激素下降以后，手掌皮肤就开裂，有些主妇就抱怨是经常洗碗用了洗洁精造成的。其实罪魁祸首是体内荷尔蒙水平降低了，用了温经汤，会使这些人嘴唇红润，而且还能增肥，女性到了一定的年纪就不能够减肥，一减肥马上就变成老太婆，温经汤就是我们东方的雌激素，是个千古美容良方，它能够还女性魅力。我们江南一带非常盛行膏脂药，我就把温经汤按照20剂汤剂的量熬成膏，加桃仁、芝麻、桂圆、冰糖或者麦芽糖，甚至放点鹿角胶，叫患者每天早晚各一勺，开水冲服，既可口又美颜，深受女性的欢迎，你们可以自己做，并不复杂。

在张仲景那个年代，女性的地位很重要，她们是提供人力资源的源泉啊！那时战事频繁，女同胞就要多生，前提是要怀得上，还要保得住。实际上是三个方子解决三个问题，吃了温经汤以后，秀发容颜，唇荣齿润，体态丰满，很容易就能够怀孕；怀了孕以后要养胎啊，用当归芍药散；但是战事纷乱，百姓经常逃荒，女性跌扑摔倒了，胎死腹中，怎么办？这就要用到刚才提到的桂枝茯苓丸了。所以研究方药的前提是研究作者生存的时代，这些是非常有趣的。

十四、芍药甘草汤

芍药甘草汤是一张小方，只有芍药、甘草两味药。但你不要小看张仲景的小方，它们都是很有道理的。芍药甘草汤原本用来治疗“脚挛急”，但是现在我们可以用来治疗所有挛急的毛病，甚至是看似是“不挛急”的毛病。我这里有个奇怪的经验，治疗胆汁淤积性肝硬化。临床上很棘手，黑疸、黄疸持续增高，不好治。我治疗过一个胆汁淤积性黄疸的女性患者，周身发痒，每天都要用热水捂，不管用，又用手抓，浑身都是抓痕。找我看时，我发现这个人非常瘦，一到晚上就脚抽筋，而且大便干结如粒。她前面已经吃了几年的中药，效果不明显，我想这正好符合芍药甘草汤的特点，我就用了三味药，赤芍60g、白芍60g、甘草10g，这个方子一共几块钱，她将信将疑，但是也是走投无路了，就试着吃吃看。结果吃了以后皮肤痒就好转，后来体重也增加，肝功能好转，她这个方还在吃，并且到处讲，说“黄教授三味药就能解决问题，真是神医!”我后来也和西医院的医生探讨过这个问题，他们研究胆汁淤积性肝硬化患者，认为是患者的毛细胆管平滑肌处在痉挛状态，胆汁排出受阻引起的。芍药甘草汤有解痉缓急的作用，可能是缓解了毛细胆管平滑肌的紧张状态，所以有效。我把这个小经验告诉大家，大家可以试着用。

十五、三黄泻心汤加四逆汤

这是个合方，刚才讲麻黄附子细辛汤配上黄连解毒汤治疗类风湿性关节炎、关节痛，而这个四逆汤加泻心汤，附子、干姜、甘草、黄连、黄芩、大黄，可以治疗中老年男性的胃病，这些男性很壮实，平常应酬又比较多，很多都是老总啊、高官啊，胃病犯了会疼得要命，对这些人用药，我喜欢寒温并用，三黄泻心汤合上四逆汤，有时还要加肉桂，病人吃了以后很舒服，腹胀，腹泻，胃里烧灼感都能够得到缓解。这其实就是附子泻心汤的一张变方。

十六、半夏泻心汤

讲到胃病，我不得不提半夏泻心汤，这是治胃病的专方。尤其是伴有幽门螺旋杆菌感染的慢性胃炎，像浅表性胃炎、萎缩性胃炎、糜烂性胃炎等等，用半夏泻心汤就有效，而且是原方，不要加什么蒲公英、白花蛇舌草。如果硬要加减的话，加一点肉桂，黄连合上肉桂往往效果更好。我的老师治疗胃痛有个经验，就是见到胃痛不要就想着佛手、香附、良姜，而是要看看他的喉咙，如果咽喉通红，说明肺胃有火，可以加栀子泻火；如果大便里面有一点血，化验检查有隐血，做胃镜提示胃黏膜糜烂了，加一点炙大黄，其实就是三黄泻心汤的合方。

这些方子有效，但是问题也来了，太便宜。一付药也就 2～3 元钱吧，如果多用黄连的话，可能会到 5 元钱。卖药的不高兴啊！但是老百姓认可，我们一定要把这张方介绍给老百姓，又有效，又经济。因为经方本就起源于民间的，它并不是我们医生发明的，而是老百姓创造的，所以经方一定要让老百姓受益。我们做医生的就是要为老百姓解除疾苦，我们也要坚持走经方大众化的道路，要“还方于民”。同时，为了经方的可持续发展，要“藏方于民”，要把方子藏到民家，使平民百姓觉得这个方子很简单，很好用。今天就是没有学过医的人听我讲，可能也不会觉得难。陈修园曾经写过一本书叫《医学实在易》，是说医学都是实实在在的，不要把它神秘化、把它控制在某些具有特权的人手上。就像马克思主义也要走中国化的道路，中国化的道路就是大众化。经方也要大众化。我一直强调拒绝玄虚，回归临床，回归平实。

我通过网络认识了很多民间高手。有一个网名叫“沙丘沙”的人，真名叫姜宗瑞，是河北广中县的一个农民，他一面农耕一面看病，并且写了一本书叫《经方杂谈》，我看了以后，觉得他真的可以到我们学校来当副教授。他很多的方药都是严格地按照张仲景的用量、配比，临床病案记载得非常详细，这才是真正的经方家。而现在的高校，中医的学习严重脱离临床，而且不重视经典学习。我也想借助民间的力量，将经方推广发扬，希望广大的临床医生重视经典，研究经典。

我在这里权当抛砖引玉，把不成熟的经验介绍给大家，也希望大家浏览我的网站“黄煌经方沙龙”，你们会看到很多真东西，我从不搞保密，不做虚无缥缈的东西。其实经典并不是几个专家教授的“专利”，这是我们的芳草地，是我们的乐园，所以只要大家研究经典，研究经方，就一定会成功！谢谢大家！

【名师答疑】

问：请问您使用桂枝茯苓丸治子宫内膜增生的服药方法怎样，是经期服还是经前服？

答：桂枝茯苓丸我们用的汤剂比较多，一般加牛膝、大黄，一天两次。经前、经期都可以服，直到干净为止。大黄一般用制大黄，不需要后下。

问：请谈谈用小柴胡汤加减治疗带状疱疹的经验。

答：根据我的体会，一开始主要是清火解毒，小柴胡汤要加连翘、五苓散，疼痛时还要加大量的白芍、枳实止痛。以后就是带状疱疹的遗留问题，患者有一个心理障碍，其实已经不痛了，但他们还是觉得很痛，很多带状疱疹遗留治疗，都是无谓的治疗，即使用吗啡也没有效果。这时一般用四逆散、芍药散、黄芪建中汤等，还可以用温胆汤，是很有效的。

问：葛根汤中的葛根是何种？

答：我用的一般是柴葛，粉葛也有这种效果。但是葛根的用量一定要大，用10g、15g我看不行，我至少用30g，多的用到80g，一般用60g就可以了。至于葛根汤里面的葛根到底是哪一种，我没有考证，我不知道在座诸位对此有没有研究。

问：您用大柴胡汤都怎么治疗肾结石？有效吗？

答：我是在肾结石急性发作的时候或痛的时候用，方中的枳实、芍药和大黄的量必须要大，同时还有一个经验就是要加青皮、牛膝、当归、川芎，因为这些药都能够扩张痉挛的输尿管平滑肌，可以推动结石下移。

问：请谈谈对乌梅丸的用法。

答：乌梅丸我用得不多，我借用我们学校伤寒教研室的经验，用乌梅丸要注意患者有这么几个特点：第一舌红；第二便溏，大便不成形。满足这些条件就能用乌梅丸。

问：请谈一谈用桂枝茯苓丸治疗腰椎间盘病的使用经验。

答：腰椎间盘病不一定都是肾虚，也不一定完全能用黄芪桂枝五物汤、麻黄附子细辛汤解决。有很多的腰椎病是由于腰间有瘀血，这时用桂枝茯苓丸要加大黄。我的第一个学生有腰椎间盘突出，他急性发作时我用麻黄附子细辛汤和芍药甘草汤，用了很快就有效。但是他经常反复的疼痛，我就用桂枝茯苓丸加大黄，叫他打成丸后吞服，后来腰就不痛了。所以有一类腰椎间盘突出的问题是由于瘀血造成的，临床表现为下肢皮肤粗糙、冰冷，吃了桂枝茯苓丸后腰腿就都暖了。

问：这里有一个患者，男，25岁，学生。双膝骨性关节炎，双腿屈伸不利。辨证为“脾肾两虚兼血瘀”，请问内科可否治疗？

答：可以治的，我们中医讲辨证，只要有证就能治。这个学生不一定是脾肾两虚，可能还有湿热或者是瘀热。现在的中医药教学过分强调脏腑辨证，这里面有极大的缺陷。很多学生就学到脾虚肾虚、阴虚阳虚，知识太浅薄了，这样下去是看不好病的。现在很多中医之所以缺少自信就是因为脏腑辨证惹的祸。人身不仅仅是脏腑，还有经络气血神，太复杂了。所以有的时候不能完全从理论上、从脏腑上去看，要先把方证解决了。你要看看这个病人是什么体质，是用麻黄葛根汤，还是用麻黄附子细辛汤，还是用黄连解毒汤或者小柴胡汤，这里面非常复杂，没法说。

问：请问张仲景用的芍药是白芍还是赤芍？

答：当时芍药没有赤白之分，后来才有。我们如何区分白芍还是赤芍的使用？一般来说，以痉挛、疼痛为主的情况，我们用白芍；有瘀血或者是有出血的情况，我们就用赤芍。

问：经方的用量把握是用原量还是要遵循比例？

答：经方的用量是个非常复杂的问题。我也说不太清楚，张仲景用方的比例是我们应该关注的。但是并不绝对，比如说芍药甘草汤的比例是1∶1，芍药四两、甘草四两。但在临床使用上，有些人用6∶1，有些人用4∶1，效果也是很好的。但有些方剂，比如说麦门冬汤，麦冬和半夏的比例是7∶1，如果你半夏用10g的话，麦冬就一定要用到70g，因为我现在发现麦冬确实要大剂量使用才有效。包括在温经汤的使用，光靠10g麦冬根本没有作用，一定要用到20g，甚至是30g才起效。所以说张仲景的用药比例，我们是要尊重的，但是不可拘泥。疾病不同，体质不同，量也是可以变化的。这就需要我们在临床上慢慢摸索，仔细体会。

问：柴胡加龙骨牡蛎汤里的铅丹现在能不能用？

答：现在是买不到铅丹的。即使是药房有，也不允许多用，因为怕铅中毒，重金属中毒是很可怕的。但是我提供一个别人的经验，治疗癫痫非得用铅丹不可！我发现经常接触铅字的工人，很多都是脸灰灰的，手上也是黑的，经常发生铅中毒的事件。但几乎没有人犯癫痫，即使他们离开工厂以后也不会发癫痫。铅丹又称"黑锡"，"黑锡丹"是可以治疗癫痫的。我前面提到的那个"沙丘沙"叫姜宗瑞，是河北的经方家，他就在方药里面放了铅丹治疗癫痫，大家有兴趣可以研究一下，我一般就不用这味药，如果治疗癫痫可以用礞石或者是磁石代替。

问：子宫肌瘤囊肿用当归有所避忌吗？

答：我们用当归，是因为有"当归证"。有人说当归是补血药，有人说它是功同"四物汤"，当归头补血，当归身养血，当归尾活血。"当归证"按照经典用药来看是止痛药，女性肚子痛就用当归。所以"产后腹中㽲痛，当归生姜羊肉汤主之。"但是这种疼痛一般不会很剧烈，当归本身还有解痉止痛的作用。

问：芍药甘草汤里的甘草是用生的还是用炙的？

答：关于中药炮制的问题我也很难回答，我比较推崇张锡纯先生，他在《医学衷中参西录》里用的都是生甘草，现在的炮制太复杂了，你说土炒就能入脾吗，酒炒就能上头吗，鳖血炒了就能入肝经、能够养阴吗？清代医家过度看重中药的炮制，我认为这有点像一种文化。文化是一种信仰，一种风俗，一种习惯。所以芍药甘草汤中的甘草到底是生的还是炙的，我为了多开一味药，往往生的、炙的一起用！

问：小儿多动症用什么方治疗？

答：我们中医看病是要看人的，要看他的面色、舌象，还要听他的声音，一个病说出用什么药，这个我没法回答，否则可能会造成误导。凭经验来说呢，一般可以用桂枝甘草龙骨牡蛎汤、柴胡加龙骨牡蛎汤。但是我用温胆汤的情况偏多，那些多动症的孩子都是非常机灵的，也特别容易紧张，加上老师又凶，都吓得颤巍巍的，越难受就越容易多动。包括小孩子近视眼，我说也是压力大造成的，并不是用眼不卫生，不好好做眼保健操，我小时就经常做眼保健操，不是照样近视吗？我给这些孩子用温胆汤以后，发现不但比以前安静了，食欲好转了，而且视力也提高了。我在这里姑且提出这个近视眼病因的假说，大家以后可以在临床上体会。

问：请问脑出血和脑梗塞恢复期的用药要注意什么？

答：这个问题我还没有研究那么深，但脑出血的患者用三黄泻心汤一定有效，我曾经在我的网站上发过帖，赵本山的脑出血可以用三黄泻心汤治。这个人是“火体”，眼睛有神，讲话逗人。因为操劳过度，风火上冲，所以就出现了脑出血。按照张仲景的思路，身体上半部的出血，包括吐血、衄血，“泻心汤主之”。三黄泻心汤不仅仅用来治疗鼻子出血、口腔吐血，治疗颅内出血同样有效。神经内科的医生要好好研究。

问：请问您对“柴胡劫肝阴”有什么看法？

答：“柴胡劫肝阴”这个说法流传了几百年了吧，流毒很深，危害不浅啊！害得我们江苏的好多医生柴胡用几克，甚至是不敢用。我刚学医的时候柴胡用了三钱，被一位老医生骂，“你怎么才用三钱柴胡？”我说“好像柴胡劫肝阴”，“劫什么肝阴？说都说不清楚，还劫肝阴！”我是研究各家学说的，这句话是来源于《临床指南医案·幼科要略》，叶天士对当时的儿科医生治疗水痘、天花用柴葛解肌汤提出的理论。叶天士没有很好地去研究，也没做过统计，只是随口这样说说，很多人辨证不准，导致患者服药后抽风，就归罪于柴胡“劫肝阴”了。现在很多的医生对药证治疗记不准，但是对药的副作用都非常清楚。什么黄连苦寒伤中，硝黄攻下，麻桂伤阴动血，一个个都成了毒药了。结果一把刀连刃都没有了，怎么治得好病呢！要说柴胡用多了，我看到的不良反应就是腹泻，如此而已，因此“柴胡劫肝阴”并不符合临床实际的说法。

经方医学的源流与现状分析

南京中医药大学　黄煌

《医学源流论》这本书是徐灵胎先生所写，这本书教你如何来读中医的书，如何来认识中医的理论，如何来做一个医生。好书啊！我看了以后，思维一下子就活跃了。学中医要从源流入手，源是哪里？就是《伤寒论》、《金匮要略》。徐灵胎先生非常了不得，他的书一定要读，历史上的医生非常多，但是能成为医学家的并不多，如果要说医学家，徐灵胎算是一个。因为他有科学的精神，科学的头脑，他的文章和书是掷地有声的。他晚年写的《慎疾刍言》，对当时医学存在的问题进行了尖锐的批评。他说当时很多医生只想着用六味地黄丸，而对经典的理论、方药，都没有深入研究。《慎疾刍言》是一本小小的书，也是他的医话，写得非常好。我看了以后很震惊，也很受刺激，当时我在讲《各家学说》，讲赵献可，赵献可是谁？明代的一个医家，他写的一本书叫《医贯》。这本书讲的是命门学说，它说我们人体最本源的是真火和真水。就像太极一样，就是说我们腰间有一个太极，就是左肾和右肾，然后肾里头有两个小点，就像太极图里的鱼眼，这两个孔里有真水和真火，然后它周流全身，人的生命才能够生生不息。当时我讲得头头是道，同学们也很爱听。但是后来我看到了徐灵胎先生写的一本书，它居然叫做《医贯砭》，他在批驳赵献可的学说，批判什么？他说《医贯》这本书其实不用写那么多卷数的，只要两句话就行了：阴虚，六味地黄丸；阳虚，八味丸。人身不外乎阴阳，阴阳也不外乎就是虚损，那么就“阴虚，六味地黄丸；阳虚，八味丸”，何必要写那么多的文字呢？他说：“天下庸医一见此书，无不狂喜，做名医原来有如此之捷径，独此二丸矣。”何必要去读那么多的经典著作呢？那就不需要了，只要有“六味”、“八味”，那就足够了。他说从此之后我们千古流传的良方将无人继承，医道将就此中断。

我看了心里一抖，他说得对啊，医学有这么简单吗？就像我们说的脾虚肾虚，气虚血虚，阴虚阳虚就行了吗？有那么多的病，我们要去辨性；那么多的方，我们要去记住它的方证；有那么多的药，我们要去研究它的药性、药证；剂量问题，煎煮法问题，剂型问题等等……我们都要去研究。这些问题不研究，只讲一些阴阳水火，能解决问题吗？理论上讲得非常好听啊，太极在什么地方，命门在哪里啊？两个孔有多大？真水真火什么的，根本看不见摸不着。从那个时候我清醒了，哦，原来中医毕竟是中医，它不是哲学。医理是不能用哲理来替代的。所以《易经》的东西可以看，但是我们还要看《伤寒论》、《金匮要略》。

虽然我们中医的理论牵扯到天际的奥秘，但是起步的时候我们还是从一个病、一张方、一味药、一个穴位开始，这个就离不开经典。《伤寒论》、《金匮要略》是我们学医的基础，没有这些基础，你去讲一些空头的理论都是没用的。当初我搞《易经》的时候，也试图开展一些中医多学科的研究，也想请数学家来论证五行的关系，请天文学家来搞一些中医和天文学的联系。表面上讲的很好，但是落实到最后并不能解决问题。后来我就和他们分道扬镳，搞一些实在的东西。因为我是开方用药的，所以一定要研究《伤寒》和《金匮》，就像针灸家一定要看《灵枢》一样。学中医如果你不从经典入手，那是行不通的。我对中国330个名中医进行了调查，结果显示他们都认为《伤寒》、《金匮》和《黄帝内经》是基础，也是重中之重。

现在的教科书好不好？好。但是那仅仅是入门的一个讲稿，是我们研究经典著作的一个阶梯，而不能把它看成是中医学的全部。有一次我在日本，一个日本朋友说我们现在学的中医好像都差不多。我就问他：“你学的中医是什么年代的中医？”因为中医是有时代性的，汉唐时代和明清时代的中医不一样，明清时代和近代的中医又不一样，不同的历史时期有不同的中医。所以我问他学的是什么时代的中医？他愣住了，他没想到我问这个问题。我还有第二个问题：“你学的中医是什么区域的中医？”就像中国菜一样，不同的地方有不同的特色。川菜，红、油、辣；广东菜，生猛海鲜；我们江苏的菜，鱼虾比较多；山东菜，量大肉多。地域不同，中医的特色也不相同。岭南有岭南的特色，吴门有吴门的特色，浙江有浙江的特色。那个日本朋友说不上。我还有第三个问题："你跟谁学的中医？"中医有流有派，不同的老师有不同的思路。如果你是刘渡舟先生的学生，那你就有刘老的一套，或者你是邓老的学生，那么你自然有邓老的一套方法，哪怕你私塾也好啊，王清任就是叶天士的私塾学生，你是谁的学生啊？他说我就看你们的教科书啊。我说教科书只能是一年级，还是本科，上面还有研究生，有硕士、博士，还有很多东西要学，中医的内容是非常多的。它的精华在经典，它的精华在临床。因为《伤寒》、《金匮》、《黄帝内经》都是来自临床的。所以不要以为这些已经过时了，它们都是非常实在的东西。

所以学中医一定要从经典开始，读经典，才是学中医的正路。现在为什么很多人越学越糊涂？因为他们不读经典，光背教科书。教科书的东西好像非常有条理，在黑板上写起来也是井井有条，但是那些终究是写在黑板上的，你在临床上找不到。所以好多同学最后就只会辨个阴虚阳虚，气虚血虚，肾虚也辨不清楚，一看人家腰酸腿软就是肾虚。其实很多神经症的患者都是腰酸腿软的。看到怕冷就是阳虚，比如你们有些人四肢冰冷，根本不是什么阳虚，你们阳气旺得不得了，冬天只要穿一件衬衫加一件外套，手冰冷是什么？气郁，阳气郁在里头，那并不是阳虚啊。所以我在这里要说我们学中医是要借助教科书的，但是教科书不能代表中医的全部。要走出教科书，走进中医经典，这样你就打开了一扇窗，看到中医原来还有这么一个鲜活的世界，这才是我们中医人耕耘的方向。很多同学为了考分，拼命去背那些东西，背是要做的，但是完全高分也没意思。我们更应该把重点放到读经典上。

学中医为什么要读经典著作呢？说白了，就是要培养一种眼光，一种鉴别是非、优劣的眼光。因为中医太难学，它历史非常长，有好的也有坏的。有的是表面一块石头里面是璞玉，但是里面也有误区。我们学中医就像红军过草地一样，弄不好就要陷下去，黑洞太多，沼泽太多，而且一旦下陷以后无力自拔。我看现在有很多学生钻牛角尖，钻这个病到最后他也不晓得中医到底是怎么一回事。我感觉很可惜，思路有问题，只能越学越糟糕。很多同学刚入大学的时候思路还是比较清晰的，但是后来就变得麻木了，最后成了一个"宗教徒"，没有了怀疑没有了实践，更不敢提出一些不同的意见，只认为我心不诚，我学得不好。这是什么原因？就是缺少一种科学的精神。他已经分辨不出什么是优什么是劣，不会选择。

学中医又好像是吃自助餐，要自己选择，吃现成的是学不好中医的，你看哪一个老中医是吃现成餐的？都是自己去摸索体验，在临床上跌打滚爬得来的。所以说中医难学，没有鉴别精神的人不要来学中医。否则就学不好，反而觉得中医假的东西太多了。也难怪，中医是不同时代人们的生活方式、思考方式、价值取向的结晶。民俗的、宗教的，什么东西都有，哪能像现代科学那么规范，那么好懂啊！为什么大家要学文献，要学经典，就是要了解过去。经典最重要的是给大家一个脾胃，让你能够腐熟水谷，运化水谷，让你有一个思考的标准，这就是经典带给我们的益处。

有人说中医是没有规范和标准的，这显然是错误的。如果我们没有标准，没有规范，我们的学术就不能被称之为学术了。现在的标准之争焦点在于到底是以教科书为本还是以经典著作为本，我是坚持回归经典的。因为我们的教科书偏离了方向，刚开始的教科书是50年代的老专家编的，他们有临床经验，编得很好。后来的教科书越编离临床越远，越追求完美，就越偏离中医的本态，中医并不是像教科书所描述的那么严密，那么完美。中医是非常朴实的，它就是那些实实在在的方药，就是那些穴位、针法、刺法。有些是在书面上的，有些在民间，有些就是在医生的脑子里。所以学中医真的是难，没有文献功底不行，没有临床经验不行，没有科学的头脑更不行。

同学们，你们在学医的过程中出现困难，出现困惑，是完全正常的。没有困惑，就不可能成为一个好中医。我搞中医30多年，前10年基本上是混混沌沌，根本摸不到头绪的。后来搞了临床，看了很多书，特别是搞各家学说，比来比去，发现就那么几本好书。你不要说中医书籍汗牛充栋，其实还是要从《伤寒论》入手，要从经典入手。

那么为什么我们现在特别提倡读经典，用经方呢？现在各个地方都在搞经方班，同学们也对经典非常感兴趣，为什么？它的现实意义，我认为有三条：第一，拒绝神秘，回归朴实。现在中医界有一种倾向，就是把中医玄学化、神秘化，这种倾向表面上是为了中医的发展，其实是害了中医。我绝对反对把中医神秘化。经典来源于秦汉时期，那个时候的医学是非常朴实的，但是它又是具有科学精神的，是后世的医家所无法比拟的。那个时候的医生是真医生。因为那个时候的医生是奴隶，是要为奴隶主服务的。你看不好奴隶主的病，轻的鞭打，重的杀头，甚至满门抄斩。他不用心行吗？但是后来不一样，宋代以后随着城镇化的进程加快，很多人聚集在一起，医生变成了一种赚钱的行当。你们看看清明上河图，清明上河图上就有很多的药房。医生是怎么赚钱的？第一方子要大，40多味、50多味药，算起来钱多。《伤寒论》小方多啊，所以一般是不用的。第二，要用生僻的药，大家不大用的药，名贵的药要加进去，这样就可以大大加银子，价钱往上蹿。第三，最好大家都吃，像保健品一样。所以这张方子能够治男女五劳七伤，能够治七十二种风，能够化三十六种食，能够补元气。跟现在商家卖补肾药大同小异，不仅男人有肾虚，女人也有肾虚，甚至孩子也有肾虚。冬天补，夏天也要补。还有一个就是要故弄玄虚，因为中国人就是这样，中国人喜欢神秘，如果你把方子拿出来一看，桂枝、芍药、甘草、生姜、大枣，人家会说“这个叫方子啊”！桂枝汤是《伤寒论》的第一方，当时我是开给了一个捐肾后汗多低烧、食欲又不好的病人。她是一个瘦瘦的中年女性，成都人，她捐给自己弟弟一个肾，然后就出现上述症状。她问我要用什么药，我说：“桂枝15g，白芍15g，甘草5g，生姜5片，大枣10粒。”她说她到药店去配，药房的人说这个不是方，为什么？赚不到钱，太便宜。但是这就是正宗的经方，如果你把它密起来，不说这是什么方，你加价的话人家就买了。

从宋朝以后，我们中国人就搞这个，然后整个医学界就乱了。所以为什么说宋金元以后我们中医的血统出现了一次断裂，就是因为市场化介入了，中医变成赚钱的工具了。一旦学术与商业结合，那就乱套了。我也不能说它不好，但是为我们的学习研究带来了很大的困扰。到后来更糟，明朝时候的理学化，清代时的文学化，那时候看一个医生有没有水平是看他的文采如何，看字写得漂亮不漂亮，还要先写很多道理，“经曰什么什么”，写一大堆，最后才写几味药，这叫有“水平”。那个时候就是这样衡量一个医家的。到了后来竟成了一种文化，所以鲁迅先生笔下所批判的就是这种医生。现在有人说我不像中医，我说什么样像中医啊？好像中医就得说一通听不懂的话，衣服要穿得比较多，要戴帽子，还要用毛笔来写字，那才叫中医啊？我们的中医也穿西装，用电脑，可以讲两国外语。

虽然后来的中医学变得那么复杂，但是这并不妨碍它里面很多好的东西。好东西在哪里？在《伤寒论》、《金匮要略》中。有些东西是后世医方所无法比拟的。比如说经方配伍，配伍是非常严谨而有规矩的。比如说药味，有单味药，喉咙痛，甘草一味，叫甘草汤。如果喉咙还痛，再加一味，桔梗，叫桔梗甘草汤。如果咽喉干燥，人消瘦，可以在这个基础上加玄参、麦冬，变成一个成药，现在叫“玄麦甘桔颗粒”。芍药甘草汤两味药，就是芍药配甘草。有效啊，张仲景当时治疗脚抽筋，喝下去痉挛就解除了。现在我们可以用来治疗所有痉挛性的疾病，比如说你现在痉挛性的便秘，大便一粒一粒像羊屎状的，这个时候你就可以用芍药甘草汤；还有胃痛得厉害，芍药甘草汤也有用。如果加上桂枝加上饴糖，那更好，那就是小建中汤。它还可以用来治疗什么？胆汁淤积性肝硬化，它的特点是黄疸持续不退。我常用赤芍、白芍各60g，甘草10g，用下去，效果很好！连当时主管病房的西医都非常认同，有效果。后来那个西医说，现在的研究表明胆汁淤积型肝硬化的毛细胆管平滑肌痉挛，所以我们把它放松了，胆汁通过了，黄疸指数下降，肝功能好转。有道理啊！所以这种配伍非常精妙。至于是怎么想到的，我也弄不清楚。为什么想到了芍药配甘草？这么多的植物他想到了这样配，这是种经验啊。这种技术是了不得的。

我一直说中国人对世界有贡献，经方就是一个。这种天然药物的配伍，也就是在中国这片土地上才能实现。泱泱大国，这么多的样本，大家用了药以后互相交流，经验慢慢就积淀了。如果是小国，人数少，样本小，经常打仗，也是产生不了经方的。只有在中华民族这个大家庭中，经方才能得以诞生。三味药的泻心汤，大黄、黄连、黄芩，这个治吐血，陈修园先生说过，“我治吐血，诸药不止者，泻心汤百试百效”，这就是在临床上见功。赵本山蛛网膜下腔出血，这种出血可以用什么？三黄泻心汤，而且是非常有效的。“吐血、衄血，泻心汤主之”，寥寥几笔，但却包含了多少古人的经验啊。

还有四逆汤，三味药，这个大家都听说过，李可先生善用四逆汤，原来云南中医学院的老院长吴佩衡先生，外号叫“吴附子”，他四逆汤用得也是呱呱叫，往往能够救人于危亡之际，他的用药量非常大，李可先生的用药量也是让人心跳的。但是方子的结构非常严谨，附子、干姜、甘草配伍以后，它就能够解毒、增效。古人怎么想到的呢？长期的实践。中国人吃中药最少也有几千年了。从杭州跨湖桥遗址挖出的一个陶罐，里面有一束碳化的植物根茎，考古学家认为这是七千年前古人的一个煎药罐。一束根茎说明了什么？说明了当时古人用的是单味药。后来慢慢才有复方。那么怎么想到药物之间的相配呢？就在人身上实验！这些东西都是我们的祖先用嘴尝出来的。鲁迅先生说过，古人有了病，就是这个东西尝一点，那个东西尝一点，不对症的人就死了，对症的人活了就记录下来，慢慢就形成了记录，就像《本草纲目》。鲁迅先生批判中医，但是他不否认中国人进行临床实践这个艰苦的经历。神农尝百草背后是什么？是累累的白骨，是无数的代价。因为那是以生命为代价换来的。砒霜在《本草纲目》上写的是“大毒”，为什么不写中毒、小毒？因为吃一个死一个。这个“砒霜大毒”的字面里死了多少人！所以我们要珍惜我们所学的东西。对古人的东西要敬畏，对经典要敬畏。但是现在很多人蔑视经典，甚至践踏经典，这是很有问题的。我们要晓得古人的艰难历程。很多人开方都有自己的一些配伍，好像不加减方就显示不出自己的水平。这都是教科书惹的祸，教科书总是说辨证论治，好像辨证论治就要变动。其实不需要，你没有这个水平，就不要随意加减。我建议同学们先开成方，开成方不代表你没水平，相反显示出你是懂中医的。经方的组合非常严谨，它有很多的搭档（配伍），我们称这些搭档为“方根”，它是组成方剂的基础，而这些配伍都是长期实践中形成的。

比如说黄连、黄芩，合在一起用可以治疗心下痞，你不要认为左金丸治疗胃痛效果最好，其实半夏泻心汤最好。因为黄连、黄芩是半夏泻心汤的一个拳头，参、夏、姜、枣、草是另一个拳头，两拳出击，治疗胃痛就很有作用。黄连、黄芩出现在很多组方里头，葛根芩连汤、黄连阿胶汤、三黄泻心汤，所以这两个药的组合很有道理。止痢、除痞、除烦，黄连、黄芩都要合用。再比如生地、阿胶合用，古人是没有补血的概念的，首先要止血，阿胶是止血的。为什么要和生地合用？因为生地也是止血的。凡是血暴崩、吐血、皮下出血，离不开生地、阿胶，所以你看张仲景的方，凡是大便出血，小便出血，或者子宫出血都用到阿胶，严重的要加生地。包括炙甘草汤，它里面有大量的生地和阿胶，因为血去以后才出现“脉结代，心动悸”，这是一个失血性休克的前兆，这就是治疗出血的一对搭档。所以凡是用生地、阿胶，都有止血作用。

大黄、桂枝、桃仁，这是一个经典的活血化瘀方。对于瘀血引起烦躁不安，其人如狂的情况，一定要用大黄、桂枝、桃仁。这比你单用丹参、红花要好得多。它是经典组合，不要以为活血化瘀只是桃仁、大黄，桂枝也有活血作用，所以这种活血结构非常严谨。枳实、芍药是一对搭档，经常出现在止痛的方子里，特别是腹痛，四逆散、大柴胡汤都有，它能够解痉止痛，除痞，很多腹痛、便秘的病人，一定要用枳实、芍药。柴胡甘草也是一个搭档，小柴胡汤的核心是柴胡甘草，有人用小柴胡汤里面没有甘草，那不叫小柴胡汤。《伤寒论》里小柴胡汤主治范围非常广，所以它要加减，黄芩、生姜、大枣都可以减，唯独柴胡、甘草不可以减，因为它是一个核心，是小柴胡汤的主药。所以我们这里讲到的配伍是很有意思的，包括干姜、细辛、五味子的配伍，治疗咳逆上气，治疗一些如支气管哮喘、慢性支气管炎、花粉症等。麻黄、附子、细辛合用以后镇痛作用大大加强……这些都是古人在长期实践中取得的经验，你们只要翻翻《伤寒》、《金匮》这些组方，不难发现都是非常实在的。这些都是学中医的规矩，一定要把它记住。就像下棋，你不知道车怎么走，马怎么跳，你就不能做一个棋手。这些东西我们要下大力气去研究。比你记住脾虚气虚、脾主运化之类，不知要好多少倍。

经方里用量也非常实在，我们开方就讲用量的问题。大家讲得比较多的，桂枝汤里面桂、芍是等量的，如果芍倍于桂就是桂枝加芍药汤。麻黄，大量用和小量用是不一样的。大青龙汤麻黄六两是用来发汗，但是你如果治疗一些哮喘，或者和附子、细辛同用，麻黄小剂量就行。所以麻黄量越大，发汗作用越明显，而小剂量是温阳通经的作用。附子也一样，大剂量镇痛，小剂量温阳。大黄附子汤，治疗胁下痛得厉害，要三枚，麻黄附子细辛汤就只用一枚。厚朴也是，如果治疗腹胀，肚子滚圆，手一敲咚咚响，这个时候就要用大量的厚朴，用八两；但是小剂量治疗咳嗽气喘，用二两。所以你说这个量实不实在，我们一定要研究到这个程度。

现在很多同学连中药都没尝过。我的研究生在我的安排下，都要尝药。但是我没叫他们尝很毒的药。有一个尝麻黄尝到了45g，一个晚上没睡觉；有一个吃附子，他不断加，50g、60g，吃到100g，到最后他说看到的都是黑白照片，有点恍惚了。我说你吃得太厉害了。但是他说要做记录。这种研究生在做实践，他是科学的。我不是主张大家都去这样吃啊，巴豆、马钱子大家不能乱吃，砒霜不能乱用。当然砒霜用好了也是一味好药。通过这些实践我们发现学的东西不是玄虚的。我们是有很多课题需要研究的。还有很多配比、组合、服法需要我们去研究，你看看经方里服法是很讲究的，不像现在一剂药分早晚服，它有的药一天要服四次，朝三夜一，比如半夏厚朴汤。喝半夏厚朴汤的人是神经症患者，它可能是用以治咽中如有炙脔，难受，可能是一个女人，因为丈夫突然去世，痛哭到气喘不过来，变成一种歇斯底里的神经症。这个要用半夏厚朴汤，白天三次，晚上一次。不断吃药，可能还加强了她心理上干预的效果。桂枝汤也是，有的是吃一次，出汗了，就不吃了；有的是不出汗再吃，一天有时候要吃好几次，吃到发汗为止。所以我们要打破服法上只是单调的一天两次的服法。最近流感比较多，我在南京治疗孩子们的发烧，用黄芩、甘草、连翘，还有大剂量的柴胡，3 小时 1 次，煮了以后，好几碗分几次吃，吃到出汗为止。一般吃两次，然后大量排汗，体温就降到正常。6 小时、8 小时 1 次的话，那样就没有效果。所以服法的问题我们要研究。

还有剂型的问题，原来我都用汤剂。我的一个学生，是一个真正的经方爱好者，不过他已经去世了，是先天性心脏病患者，做手术没有成功，非常可惜。他原来是搞工科的，后来喜欢中医就转到中医的队伍中来。叫赵立波，河北人，他用经方，完全是按照张仲景的剂型。五苓散、当归芍药散就是散剂，他还去做了一个“方寸匕”。方寸大小的硬板子，让人家每次就按照这个量挑一勺，他说这样五苓散的效果要比五苓汤的效果好，当归芍药散要比当归芍药汤的效果好。后来我也觉得有道理，桂枝茯苓丸就要丸剂，现在我给南京中医药大学的学生开方，他们脸上的痘痘很多，我经常推荐用桂枝茯苓丸，而且要自己做药，打成粉用蜂蜜搓，搓了以后如兔屎大，每天吃几粒，慢慢就好了。中药里面有好多剂型需要我们去研究，但是我感到非常难过的就是，有一次我问一个考中药硕士的同学怎么煎煮中药，他说他们从来不会煎的。我说一个中医院校的学生连中药都不会煎的话，那是不合格的。你们会不会煎？最后还要做膏制药，现在要冬季了，给你们的妈妈做一个温经膏，是让女人保持魅力的一个方子，有美容、美发、美甲的作用。温经汤，《金匮要略》的一张好方。如果你妈妈现在已经更年期了，嘴唇黯淡了，人也瘦了，你就应该帮她熬制温经膏，要自己试啊。我们学校有一个经方研究会，同学们就自己煎药，还有模拟煎药室，现在还有模拟的诊室和药房。不实践，你怎么把经典的东西学好！

而且我要告诉大家经典并不难学，《伤寒论》、《金匮要略》的条文，都是白描式的手法，很多东西比我们现在四个字的理论好记得多，老师写的很多四个字的病机，表面上听起来耳熟能详，但细细想想什么东西啊？不知道。你们想想看，你们都背下来了，怎么去描述这种场景啊，说不出来的。但是张仲景的东西，是实实在在的，是可见的。黄连阿胶汤，主治什么？“心中烦，不得卧”六个字，这个人是什么病他没有讲，只是这个人躺在床上翻来覆去、焦虑不安的状态。所以黄连阿胶汤有除烦的作用，当然它引起的热病，可能是晚期了，低烧不退，人消瘦，舌头通红，也可能是大便便血非常多，人烦躁不安。但是他把这个人勾画出来了。大柴胡汤症，最典型，最客观：“按之心下满痛，此为实也，当下之，大柴胡汤主之。”临床就这样用，一点都不复杂，不要以为中医的东西都这么复杂。中医的东西最容易，比西医的东西容易得多。所以中医为了不外传，要保密！同学们想要秘诀，好，把《黄帝内经》背熟了，这就是秘诀。我把它说出来，就像很多魔术，其实很简单。就像有一个化工企业，老是做不好某种材料，后来请了一个德国人来，那个德国专家就多搅和几下，就解决问题了。但是你要懂得这个，是不容易的。中医也是一样，如果张仲景不把这些简单的东西讲出来，我们也不知道中医会是什么样子。经方是前人流传下来的，他违反了当时的规矩，第一个勇敢地把它记录下来。所以现在我们也要破一破规矩，就是要把中医非常实在的东西讲出来。但是我们要知道这个规矩在哪里，在《伤寒论》、《金匮要略》。经方的很多规矩很简单，包括桂枝甘草汤，非常的质朴、形象，说“发汗过多，其人叉手自冒心，心下悸”，讲《伤寒》的老师都会讲到这个问题，“其人叉手自冒心”非常形象地写一个人抖得厉害，心慌得厉害，就用桂枝甘草汤，这些大部分是心血管疾病。桃核承气汤，治疗的是“少腹急结，其人如狂”，八个字把这个状态描绘得非常清楚，你可以想一想，这个人首先有少腹症，两少腹急结，腹硬，甚至疼痛，如果按压的话有反跳痛，然后病人精神极度烦躁，不是精神病，就是烦躁。而且思维迟钝，甚至是狂乱，他把这个描述出来了。所以我说经典是古朴的，简略的，实在的，是不会骗人的。

古人这些东西本来是传给子女的，是在家族中间传的，都是非常真的东西，当然它不像现在我们可以细细地描述，那个时候惜墨如金，写在书上的东西一般都比较简略，所以经典的东西是不全的，是不完全表述，但它是真实的表述，可能只是把你身材婀娜多姿的样子记录下来，但是具体面孔怎么样没有描述。这个就需要用我们的经验和常识，用我们的实践去反推，去复原。我们要把张仲景没有说的东西复原出来，最后描述出一个完整的形象，这样用经方就更对证。为什么要有老师？老师就是有经验的医生，来帮你复原。炙甘草汤证是什么样的形象？桂枝甘草汤证又是什么样的形象？什么样的人？那些刚从战场上下来疲惫不堪的将士，他们多次冲杀、多次流汗、饥寒交迫，他们衣衫褴褛，面如菜色，就像在地震中三四天不吃东西的人一样。他们已经累得不得了，血糖极低，这个时候最好的是什么？稀粥。所以张仲景那个时候已经备好了，军人下来每人先一碗桂枝汤，强心温阳，然后马上一碗稀粥，让他血糖能够上来，肚子饿的时候只要吃粥，血糖就能上来，像饿昏过去的一些穷人，给他喂稀粥，一会儿血糖就上来了。所以现在糖尿病人不能喝粥就是这个道理，它糖化指数最高。疲惫不堪的战士要温服药，要卧床休息，他们喝了以后浑身热了，出汗了，第二天疲劳感消失了，重新上战场。还有桂枝汤就是用在那些瘦瘦白白、弱不禁风的人，饿了很多天营养不良的这些人，效果最好。

炙甘草汤呢，桂枝、甘草加人参，麦冬加进去以后，研究出来对心肌有保护作用。血糖很低了怎么办，用 30 枚大枣，30 枚河南大枣煮出来的话，那是糖汤啊。另外还要酒，这个酒是米酒，又有姜，煎出来的炙甘草汤黏黏的、稠稠的，闻上去香香甜甜，它具有强心止血强壮的作用，吃了以后血止了，脉搏好了，心功能也好了，所以炙甘草汤又叫作复脉汤。你把这个人复原以后你就晓得怎么样用炙甘草汤，怎么样用桂枝汤了。炙甘草汤是给那些消瘦的、贫血的人用比较好。我现在用在肿瘤患者身上，肿瘤患者消瘦贫血，就用炙甘草汤。这样用以后就清楚了。同学们你们要运用想象力，回归历史，跟张仲景出门诊。大柴胡汤治什么？可能是庆功宴上这个人大块肉大碗酒吃多了，半夜胰腺炎发作，就用大柴胡汤。所以大柴胡汤治疗胰腺炎百发百中。也可能胆石症急性发作，都有可能。所以要复原，这样我们就可以拒绝中医神秘化，我们搞的东西都是实实在在的，大家都听得懂的。不要讲那些阴阳五行生克制化，浮泛笼统。当然不是说讲阴阳五行不好，我是说青年学子要把重心放在技术性强的方药、治证、剂量、剂型上面。从经典着手，回归经典，抛弃那些神秘兮兮的理论。

中医是自然科学，严格地讲，我们所追寻的经方医学是自然科学。搞经方就是要回归医学的朴实，不要搞玄乎其玄。这就是我们强调要回归经典的原因。我们还要修正思路，回归本源。为什么中医会被人家骂，被人家侮辱，被人家践踏，为什么会到这个地步？就是我们的思路变了。我们失去了本源，所以变得庸俗。最后你病也不能治了。我们中医变成"治已病"了，你已病都不会治，连最起码的中工都不会当，还当上工？现在有很多中医的思路出了问题，看到失眠就想到合欢皮、夜交藤安神药，看到了浮肿就想到了利水药，看到了久病就想到气虚要用补益药，甚至感冒了，老想到"邪之所凑，其气必虚"，想到肺气虚，哪知道这个病人感冒是喉咙通红，扁桃体红肿，突然高烧，还去用玉屏风散，根本是风马牛不相及。但是从理论上讲，为什么生病呢？"邪之所凑，其气必虚"，没错，但是你没想到"虚处受邪，其病则实"。生了病以后就是实证啊，这些东西古人给我们留下来，我们要通过读经典，看一些经方家的医案，才能把思路转过来。张仲景看病不仅仅是看症状，虽然一些方证很简单，你不要以为只是一些往来寒热，胸胁苦满，自汗，烦、痞，你不要以为这些是症状，表面上它是症状，其实它是一类病，一个系统的病。"悸"是指循环系统，"咳"是指呼吸系统，"痞"是消化系统，"利"是指肠道的问题，"烦"是心理上的焦虑，"恍"是精神症状，一个字代表的是一大类疾病。像"往来寒热"，你不要以为这是怕冷怕热，往来寒热是一大类疾病，是指好好坏坏，时发时止，对外界适应能力差都叫"往来寒热"，甚至一些过敏性疾病，有节律的疾病都是属于"往来寒热"。"往来"嘛，来来往往。

所以我写《张仲景五十味药》时，把它大大地拓宽，现在的很多呼吸系统疾病、过敏性疾病、免疫性疾病，那些好好坏坏，反复发作的疾病都可以归属于"往来寒热综合征"。它是中国人民发现的，只是没有把小柴胡汤的这些治证，规范以后写入到综合征的大字典里去。但是很多人认为经典就是要对症治疗，错了！我们这个"方证"的"证"，有的就是病，甚至把西医的某几种病合在一起，大柴胡汤证，"心下按之满痛"，是一个很多疾病汇集过来的，是一个综合征，我们都把它归纳为大柴胡汤证。有的还不仅仅是一类病，有的就是一种体质状态。现在西医考虑更多的是疾病，我们中医还要考虑到人。我们从来不是专门看病的，我们是看有病的人。人最重要的一条信息就是有精神状态，有思维特征，有心理特征，有社会属性，这个在张仲景的书里边都有记载。

《伤寒论》很多方子里都有精神症状，“气上冲”是桂枝一类的方证。气上冲不是心跳的气冲，更不是嗳气，是指人容易紧张惊恐。“胸胁苦满，默默不欲饮食”这是指人处在一种抑郁状态，白虎汤证的“烦渴”的“烦”是指狂躁不安的状态。少阴“脉微细，但欲寐”，“但欲寐”是什么？是一种精神萎靡的状态。所以古人辨证都要和精神状态密切相关的。“其人如狂”不是吗？“咽中如有炙脔”是半夏厚朴汤证，“咽中如有炙脔”是咽中其实没有烤肉，只是一种感觉，这就把人的心理情况反映出来了。所以张仲景的东西是以人为本，和人的心理、精神状态、心理特征相关，甚至和人的社会地位都是相关的。黄芪桂枝五物汤治疗血痹，血痹治疗什么人啊，是治疗尊荣人的，就是社会地位高、养尊处优的人。所以在张仲景眼里看到的不仅仅是一种病症，更是一个有病的人，这才是真正的整体观。但是现在的教科书呢，讲的都是西医的一个病，然后分型，讲来讲去都是讲病的，没有讲人。为什么现在体质学说被大家重视？经典是讲体质的，只不过《伤寒论》是讲急性病的，急性病的过程中重证不重疾，直到《金匮要略》有失精家、湿家、尊荣人、强人、羸人等等……像这些思路我们要从经典里好好吸取。日本的汉方比较重视腹诊，还有我们现在比较强调舌诊，其实这个不是看病，而是看体质。肚子大还是小，舌头胖大还是瘦小，这都是一种体质状态。同样脉搏也是反映人体质的，瘦的人脉浮，因为皮下面就是骨头，所以桂枝汤治疗脉浮是瘦人用的。肥人脉沉，为什么？手肉乎乎的，脉搏当然在里头了，所以一般胖人是脉沉的。这些都是和辨体质有关的，对于这个思路，我们一定要重视。

除了看经典，我们还要看一些经方家的书，后世医家补充经典的一些医案。这些医案能让我们大开眼界。我当时看一个伤寒家舒驰远先生的医案，让我震惊。他是乾隆年间的江西名医。这个医家刚开始学医很苦啊，不知道怎么学，后来碰到了喻嘉言先生，喻嘉言是明末清初的著名伤寒家、古方家，他的学生叫罗子尚，罗子尚介绍说你一定要看《尚论篇》，《尚论篇》是喻嘉言先生写的一本《伤寒论》著作。他一看，大开眼界，从此就以《伤寒论》为中心，成为一个经方大家。舒驰远先生有一个医案我看了也是惊心动魄。他治疗一个产妇，羊水破了，过了几天，孩子下不来，很多药都吃过了，补气药、养血药，就是下不来，后来又请道士来做道场，又用符咒烧成灰让她吃，最后都没有效果。这个时候舒驰远先生到了，他主张六经辨证，凡病皆辨六经，都用《伤寒》方。他跑过来一看，这个女人身体强壮，恶寒无汗项背强，病在太阳，用了一剂麻黄汤，产妇喝完一身大汗，肚子饿了，又吃了粥，后来气力就来了，这个小孩子一下子就生出来了。我说怎么从来没见过医生用麻黄汤治难产？还有一例是治疗胎动不安的，胎动不安我们想到的是什么啊？阿胶、苎麻根、桑寄生，那个时候都是这样的。哪晓得这个舒老先生用的什么啊？白虎汤！原来她有烦渴，大汗，白虎汤证在，就用白虎汤。还看到一个医案是关于堕胎的，那个时候20世纪70年代初期还没有实行计划生育，很多人希望吃中药把胎儿打下来，我用大量的活血药给她，结果没用。什么三棱、莪术、红娘子用上了，就是下不来。结果我看到舒老先生的说法，他说十月怀胎，一朝分娩，此乃天道，怎么会生不下来的？有邪，风寒之邪。有病有邪就用六经来分，在太阳，就用麻黄汤；有邪热，属阳明气分，所以他用白虎汤来清热。

看了以后大受启发，马上看他的一本小册子，叫《六经定法》，现在已成为火神派的一个老祖宗。凡病都按照六经来。这本小书后来启发了一个大家叫汪莲石，是安徽的一个经方大家，当时在上海行医，丁甘仁先生常来请教，汪莲石先生说，你要看这本书，《六经定法》，丁甘仁先生也得到了启发，所以他也成了一代大家。他治疗湿温病，阳热证用卫气营血辨证，阴寒证用六经辨证。所以附子干姜他经常用在湿温病上。我的思路一下子就打开了。那个时候我认为经方一定要加减，不加减就好像是迂腐，直到我看了曹颖甫的医案。曹颖甫是经方大家，不过这个人在政治上是不合时宜的，已经光复了，他还拖了一条小辫子，因为他是末代举人，清朝最后一代举人。这个人性格非常刚烈，认中医，认死理，他认为张仲景的东西就是好，因为他自己临床是用经方的。他自己有病用，母亲有病也用，用大黄牡丹汤治疗佣人的阑尾炎，用皂荚丸治疗妈妈的胸满、痰多，在上海号称“野郎中”，因为他用的都是经方，一味不更一味不改。当时慈善堂经常叫他去，因为他开的方便宜。他大胆呼吁：“仲景之法，今古咸宜。”他治疗夏令的腹泻，空洞无物，就用五苓散。章次公先生就用五苓散在上海治好了很多人。夏令受寒，桂枝汤、麻黄汤照用。曹老先生从来不加不减。所以这个就打破了我们说方剂一定要加减的神话。还有就是看到了范仲林先生的医案，范仲林是四川的名中医，善用六经辨证。他治疗一个前列腺炎的患者，原来的医生都是用清热解毒、清热利湿的方药。结果老先生是用附子、干姜、甘草，因为这个人精神萎靡，脸色晦暗，腰痛小腹冷，这是一个阴寒证，用四逆汤治疗。没有清热药，照样把他治好。

最让我拍案叫绝的是吴佩衡先生的医案，他在上世纪50年代治疗一个19岁的女青年，肺脓肿，大量的脓排不出来，而且已经是呼吸衰竭了。脸色发青，嘴唇乌紫，她去看的时候，脉搏非常微细，老先生马上给她肉桂泡水服，这边用大量的附子煎汤，用四逆汤，结果硬把她救过来了，第二天病人脸色好转，吐出很多的脓痰，后来就慢慢恢复了。没用什么金荞麦、鱼腥草，就用附子、干姜、甘草、肉桂，治疗这个热毒的病，这才叫中医。那时候我才晓得，原来中医的方是这么开的。又看到胡希恕先生的书，他是著名的中医大家，善用经方。刘渡舟先生说他去病房会诊的时候，人家辨不清楚了，老先生一到，寥寥几味药，用下去，其效如神。冯世纶先生总结他的老师胡希恕先生的医案，尤其是用大柴胡汤治疗支气管哮喘，原来支气管哮喘总是归为咳喘，都用麻杏石甘汤、定喘汤、小青龙汤，哪晓得这位老先生用大柴胡汤加桂枝茯苓丸，他认为这种哮喘不是风寒，是气滞血瘀。我看了很受启发，我的太太也是支气管哮喘，一用果然有效。现在很多支气管哮喘的患者，就是感觉到心下按之满痛，而且嘴唇乌紫，因为供氧不足以后，肺循环不好，舌头也黯，然后肚子胀，不能多吃，一吃肚子就胀得厉害，大便还不通，很多人还伴有食道反流。你们不要以为支气管哮喘只是支气管这个地方的毛病，全身都有问题的，这个人就是个气滞血瘀的人，结果大柴胡汤加桂枝茯苓丸合用，很快症状就缓解了。我治愈了很多人，有的不用桂枝茯苓丸，我加小陷胸汤，也有效果。原来大柴胡汤不只是治疗消化道的问题，还可以治疗呼吸道的问题，关键就是要“心下按之满痛”。原来治疗感冒，我和你们一样，就想到用板蓝根，或者银翘散，或者桑菊饮，没有什么大的效果，直到后来我看了山东著名老中医刘惠民先生的医案，他替毛泽东看病，1957年毛泽东在山东开会的时候，受凉感冒，发烧不退，省委书记舒同，赶快请西医给主席治病，但是西医就是死活不敢治，后来请中医，毛主席说中医好嘛！很多中医都是这样子的，西医没有办法了，才来找你治。治好了，就说是应该好的；治不好，就说你这个中医没有水平。中医看的病都是西医看不好的病。刘惠民先生看到毛泽东人高马大，红光满面，正气好，这种壮实之体，不用麻黄下不来，大青龙汤，厉害吧。大青龙汤下去以后，一汗而解。现在我们国家中管局推荐的治疗流感的药方，是根本解决不了问题的。两三钱，十几克怎么解决问题啊！后来毛泽东再请刘惠民先生来，说刘老我已经20多年没有吃中药了，他说刘老的医术好，说中医好。其实应该叫经方好。毛泽东不在了，如果在的话，那经方就不是我们现在这个样子了。

还有葛根汤，平淡之中见惊奇，在中国知名度不高，但是在日本知名度很高。葛根汤不仅能治疗感冒，还能够提神。日本一个著名的汉方家叫大冢敬节先生，晚年他还看病，看病的时候喝一种饮料，就是葛根汤。吃了葛根以后精神抖擞，很多日本学生知道，要考试了，喝葛根汤，因为里面有麻黄，有兴奋作用。所以这个要告诉大家，体育选手比赛之前如果用了葛根汤，成绩肯定上来。当年日本兵在二战的时候，就吃这个麻黄制剂，吃了以后嗷嗷乱叫，就开了飞机去撞美国的军舰。我现在也用它来治病，一个老师晚上睡不好觉，白天昏昏沉沉的，很受影响，调不过来，看着脸色发黄，发暗，鼻子经常塞，我就用了葛根汤，用了以后，马上精神抖擞，白天兴奋，晚上就呼呼大睡，从此进入良性循环。

炙甘草汤，我经常用来治疗肿瘤，这个人已经是骨瘦如柴，我说好，我治不好你的病，但是我留得住你的人，这个肿瘤你说吃了药以后把它缩小，我没有这个能力，但是我要留住你这个人，不让你消瘦，不让你胃口倒。我说你做到三条就行：第一，精神不垮，如果你自己放弃了，那没办法；第二，胃口不倒；第三，体重不减。做好三步，你就能和肿瘤和平共处，肿瘤也是你身上的一块肉，你不要忌口到鸡肉不吃，鱼肉不吃，什么都不吃，成天吃素，最后肿瘤细胞汲取营养的能力比你正常细胞强得多。你营养状况下降它会疯狂汲取你的营养，你不给它肉吃，它吃你的肉，你不吃荤，它就吸你的血，我说赶快不要忌口，红烧肉、红烧猪蹄……因为红烧肉是饭桌上的炙甘草汤，红烧肉有猪皮，就是阿胶嘛，然后要放桂、姜、糖、葱、酒，烧出来以后一样是炙甘草汤，一样的价值。病人一听，两个眼睛瞳孔放大，为什么？他想吃，但是大家都说忌口，中医也说，西医也提，一旦出了事，他就说我这个药对，是你没忌口。如果我们逃避风险，这样治下去人没了，还治什么病。所以我们一定要把这个思路转过来。我们强调读经典，用经方，就是在强调基础理论、基本知识，以及基本技能，这就是“三基训练”。

但是我这里也要提示大家，思路要宽一点，不要只局限于《伤寒论》、《金匮要略》，你们要看经方家的书，还要收集整理。通过他们的实践，来启发我们的思路，这样我们才能学得好经典。陆九芝先生说过，学《伤寒论》的时候好像很难，但是慢慢就容易了，但是你从后世分类方入手，初若易，继则大难！所以经典要学啊。这样我们才能做真正的中医。我们学经典还有一个理由，就是要传承经验，如果经验不传承，临床不去做，还搞什么中医啊！很多人认为中医也像西医一样，是讲理论的，其实中医没有什么基础临床之分，凡是搞中医就必须会看病。凡是搞科研、搞中医教育、中医管理的人，都要会临床。临床是中医的一张通行证，是我们的护照。临床就是我们的实验室，为什么说你们广州中医药大学的《伤寒》、《金匮》搞得好？因为你们很早就有临床，有病房。但是现在很多高校连诊室都没有，很多老师不去临床，讲什么《伤寒论》、《金匮要略》啊！问题就出在我们的教学体制上。我们在临床上能够发现很多的东西，很多经验，比如说同学们脸上痘痘非常多，可以用桂枝茯苓丸，这个适合于疮起比较饱满、硬结，同时这个人经常腿冷，下肢皮肤粗，大便干结，晚上睡不好觉，白天打瞌睡，这个是有瘀血。但是还有一种，他的脸像个菠萝，坑坑洼洼，有疤痕形成，有囊泡，就要用防风通圣散。再有一种女孩子肤色发暗，胖胖的，月经又不来，老是往后延，也不容易出汗，动作也比较迟缓，经常打瞌睡，没有精神，用葛根汤！还有一种美女，嘴唇通红，咽喉通红，脸上有很多痘痘，里面还有脓，月经一来更厉害，舌苔黄，有点口气，眼睛有神，汗多，脸上油多，用荆棘连翘汤。这些方子有的是后世方，但是都有经方的影子。这些方子我们通过临床实践以后，得到了很好的验证，坚定了我们的临床信心。

提到中医的经验医学，那是不得了的。西医是实验医学，中医是经验医学。西医讲循证医学，中医是随证医学。张仲景讲过“观其脉证，知犯何逆，随证治之。”我们是随证的医学，是在汲取前人宝贵经验的基础上，是从人身上试出来的医学，西医是在老鼠身上试出来的医学；我们从宏观入手，他们从微观入手。其实两方面我们都可以，不要以为我们做了中医就自卑了，我们靠的是经验。经验有什么不好啊？治理国家也是这样的，治国政体是不能随便试验的，我们国家在政治改革上就非常慎重。治人也是一样的，人的生命只有一次，找你开方的机会也就这么一次，你要是随便试的话，是要贻误病人的病情的。为什么我们在出诊的时候要非常小心，全神贯注，就是因为病人把生命都交给你了。所以要靠经验，要靠前人留下来的东西。所以我现在呼吁大家要多临床。我总是说同学们要先给自己看病，小病自己开方吃药；再下来，你爸爸妈妈的病你治，他们是肯定愿意让你治的；然后亲戚朋友、同学。很多同学学完经方以后就能给其他同学看病了，给南大的同学、南师大的同学，都很有效。还有的同学听完三黄泻心汤以后，就跟父亲讲："把人参停掉。你的体质，三黄泻心汤主之！你血压高、血脂高、满脸油光，还经常有痘痘，应该吃大黄、黄连、黄芩。"他爸爸人参不吃了，冬虫夏草不吃了，开始吃三黄，结果血压下降了，肚子也小了，人也变轻松了，口也不臭了。后来他爸爸给他打电话说："你打了多少次电话，就这个电话最有用。"

很多人第一次尝到了当名医的感觉，然后他就坚持下去，逐渐积累经验。学校一定要为他们创造有利条件，要开设模拟诊室、模拟药房，这样才能培养出好中医。所以你们广州中医药大学现在提倡读经典、读经方不是一般的读书活动，而是一次积极的引导，是一次思路的调整，也是一次学术视野的开拓。你们第一临床医学院的党政领导有眼光，研究生会有眼光，这是积极的引导，因为现在正是振兴经方的时候，也是我们经方走向正轨的时候。只有引导年轻的中医关注经典，关注医学基本功的训练，关注科学精神的弘扬，关注中医学发展的正确方向，才是我们倡导读经典、用经方的真正含义。所以我希望大家学好经方，读好经典，人人都成名中医，因为没有名的中医是没有价值的。就像拿破仑说的，不想当将军的士兵不是好士兵。要当名中医就要学经典，因为名中医说过中医必读的书：《伤寒论》、《金匮要略》、《黄帝内经》。

谢谢大家！

【名师答疑】

问：用药是否要考虑患者体质？

答：我讲的“药人”，就是一种体质，还有“方人”，也是一种体质，因为我们中医讲药证相应、方证相应，我们现在就是要寻找一种方式，把人的体质状态和药、方结合起来。比如说，桂枝体质，就是用桂枝的量比较大。长期服用桂枝的人，是什么样的特征呢？我发现是皮肤白，容易出汗，舌质淡暗，脉搏比较弱，血压偏低，同时伴有心血管疾病的人群，我们称之为桂枝体质。反过来，身体非常强壮，皮肤粗糙，不容易出汗，对寒冷不敏感，但是容易鼻塞、气喘、关节痛，我们称之为麻黄体质，这就叫“药人”。

还有一种叫“方人”。比如防风通圣散，它治疗一种特殊的体质：人胖，皮肤痒，肚子大，尤其是肚子要以肚脐为中心，这种人我们叫“防风通圣散体质”。如果有兴趣的话可以看看我的《十大类方》、《十类药证》，还有《药证经方》等等，这里面都有一些论述，这就是把方、药、人结合起来看问题。我们不知其他环节，就直接对应，这是一种方法，我也正处在研究的过程中，希望在座的各位总结、提炼，形成新的“药人”和新的“方人”，不要只关注四个字的方证，而是回到一个活生生的人身上。

问：中医讲求辨证论治，有些名老中医辨病机，有些提出要抓主证……中医治病，方不定方，法不定法，现今还出现了辨病论治，诸多方法让我们初学者理不清头绪，您如何看待？

答：这个非常正常，学中医刚开始非常难，众说纷纭，莫衷一是，不知道听谁的？我说，听张仲景的！要回归经典，我们从经方上来，各种各样的辨证方式落实到最后都是给病人一张方，所以我们就从方入手，而方是药组成的。现在非常强调“理法方药”，我说应该是“药方法理”，先把药方搞清楚，然后再去搞临床。现在问题是我们的好多药还搞不清楚。

问：2010 年天干地支为庚寅年，庚为阳金，寅为阳木，金克木，天克地，是白虎年，必遭瘟疫，目前甲流为患，明年天克地，疫气重，请问将如何治疗甲流？如何防未病、养生？

答：这个同学很不简单，对五运六气有研究，说明他很好学，对于这个问题呢，我是只管现在，现在出现什么问题呢，我就用什么药。受本难知，受什么邪气我不知道，我们只是看人体在接受外界刺激下，出现的不同反映来分辨。“受本难知，发则可辨，因发知受。”就是说看你现在什么反应，是属于寒，还是属于热？就是在同一个寒流下，大家都受冷，但是有的人可能会发热，有的人可能成湿，有的人变成寒，这个还是要根据病人的体质来讲。所以我讲甲流的问题还是要根据患者目前的症状来定。哪些体质的人容易得甲流？从这个上面来看比较好。所以你说今年一定要用温药吗？也不一定。全用白虎汤吗？也不一定，因为体质是不一样的。当然在共同的病因下它肯定有一致的发病规律。

问：广州中医药大学被称为“岭南医学派”，它与“新安医学派”有何不同？

答：新安医学派主要指黄山脚下、新安江流域明清时期的一个医生群体，也是一个地方医学派，这些学派所处的时代已经过去了。我一直坚持中医是要有流派的，中医还没到统一的时候，就需要有各种流派，各种声音，才能可持续发展。现在对地方医学派系的重视，我认为还是有价值的。因为中医的治疗是根据本地的风土人情来决定的。因为中医不仅是医师，还是护理师、营养师、牧师、民俗师，这是一个新的职业，所以学习地方医学有利于了解、吸取这个地方的一些经验。这个是有利的，但是仅凭地方医学也是不行的。

问：今天经方班上听一个老师提问，肾结石能不能用大柴胡汤，请黄老师说一下胆道结石和尿路结石的相同之处和有别之处？

答：这是两种不同的病，但是在急性发作的时候我们用止痛的方子是差不多的。比如大柴胡汤，都可以用来治疗胆道结石和尿路结石急性发作。胆道结石用鸡内金，肾结石用金钱草，止痛是第一的，因为出现的症状都是腹痛，所以大柴胡汤是必用的，枳实、芍药是要用大剂量的。

问：能否说一下腹诊对临床的重要性？

答：一般认为日本的腹诊搞得比较好，因为他们深入、细致，对腹部情有独钟，包括自杀也是切腹。但是张仲景时代已有腹诊，“心下按之满痛”、“少腹急结”等等，你们可以去深入研究一下。

问：一妇女，50 岁，一到冬天双手发麻，有触电的感觉，甚至睡中触醒，形体较胖，有没有什么方药可以治疗？

答：根据我的经验可以使用温胆汤，这是初期的痰饮，但是现在没有看到人，所以这样看病很难。

问：请用提纲式说一下经方的源流。

答：经方医学不是我们现在这个医学，古有经方和易经这两大派别，但是这只是对医书的分类，真正提出经方的重要性应该是从明末清初开始。喻嘉言是经方的大家。还有就是像徐灵胎、尤在泾，像舒驰远、方有执，都是致力于经方的。宋金元就开始衰落了。宋金元时期并不是像历史所说是医学的兴盛时期。金元四大家是中医杂学化的一个开始，结果我们经方医学出现了波折断裂。经过明朝医学，笼统腐败的风气盛行，很多明末清初的医学家已经觉察到问题的严重性，看到了我们医学传统出现了问题，所以他们提出来要复兴。在明代末年和近代初期，经方派有了第一次崛起。然后到了清代的末期又开始崛起。像陆九芝、邹澍，都是当时的代表人物。

尤其是在民国初年，政府要求废除中医，学术界有很多人谩骂中医，认为中医不科学，这个时候怎样和这些废除中医的人抗争？仅仅讲阴阳五行是不够的。必须讲大论，讲《伤寒论》，因为《伤寒论》是经验，是事实，这是不可抹杀的。而且当时日本出来复兴中医，那个时候日本的近代汉方出现，像汤本求真的《皇汉医学》，在中国印行两个版本，一时洛阳纸贵，很快就被抢光了。当时中国的医生受日本汉方的影响，看了《皇汉医学》以后，掀起了复兴经方的又一次高潮。所以建国以后我们那些名医，都与经方派有关系，胡希恕、刘渡舟、岳美中，还有山西太原一个著名的老中医叫刘绍武先生，搞这个“三步六病”医学，这也是一个经方派医学。那么现在经方派又处在一个复兴期，前段时间经方派的名医年岁已高，有的不能看病了，有的已经走了，像北京刘渡舟先生、江西陈瑞春先生，还有我们南京的陈亦人先生等，他们走了以后，经方派非常需要传人。好在现在经方兴了，在广东兴了，在网上也兴了，民间也非常热，所以经方派又迎来了第三个高潮期，这个高潮期我预计会比较久，这个将带来我们中医的全面复兴。

所以经方还是值得我们研究的，但是我还是对现状不满，原因是民间热，政府冷；网上热，课堂冷；是少数人在呼吁，大部分人沉默。因为经方一讲，教科书的地位就下降，因为经方它不讲那些病因病机的东西，一堂课讲下来有什么收获啊，没有。另外经方也比较复杂，给教学人员带来极大的难度，你要讲经验，你不上临床有经验吗？我们的经验是看过多少书，经过多少年的积累获得的，没有一个礼拜三个半天的门诊我们积累不了那么多的经验，难度也大。但是我们国家目前没有那么多的老师，怎么办？我也想不出好办法。

问：如何将经典和妇科结合？

答：这个最好结合，刚才我举了个舒驰远的例子。舒驰远是内科医生，他说妇科的书不要看，儿科的书不要看，学《伤寒论》就行了。我认为还是需要看的，但是《伤寒》、《金匮》学一点，对你妇科肯定有利。很多经方就能治疗妇科病，像麻黄附子细辛汤、葛根汤，全是《伤寒》方。

问：黄老师，我外婆因为心梗入院，请问治疗心梗的经方有哪些？

答：我最近就心梗，因为长期的疲劳，舌头胖大发紫，脉搏软弱，我马上开方：附子、干姜、甘草、肉桂；晚上还出虚汗，睡不着觉，龙骨、牡蛎、桂枝、甘草、红参，还有葛根、川芎，这个方是参附汤、桂枝加龙骨牡蛎汤、桂枝加附子汤，这些都好用，这些都离不开活血化瘀，离不开温阳。

问：多囊肾晚期怎么用药？

答：多囊肾早期我治过，用猪苓汤，它能够消除隐血，消除蛋白尿，但是晚期肾功能不全的话比较难治疗，我的医案不多，所以还不能给你提供什么经验。但是肾功能不全不外乎是真武汤证，但是如果有瘀血的话就用桂枝茯苓丸加大黄。

问：怎样用经方治疗带状疱疹？

答：你们广东有个叫欧阳卫权的医生，治疗带状疱疹很有经验，我看他方子好像也不只一张，有用柴胡剂的，有用附子剂的，最好请他来专门做一个讲座，因为他有临床，有活生生的经验。

问：请问三黄泻心汤的煎煮法？是否用开水浸泡服用？

答：三黄泻心汤按照服法，是用滚开水泡服的，那么因为药物比较少，所以我有时候也用滚开水泡。但是一般你用三味药病人不满意，辛辛苦苦挂号你才开三味药，我回去放在口袋里就可以带走了，所以我很少单用三味药，但是你用热开水浸泡是有用的。

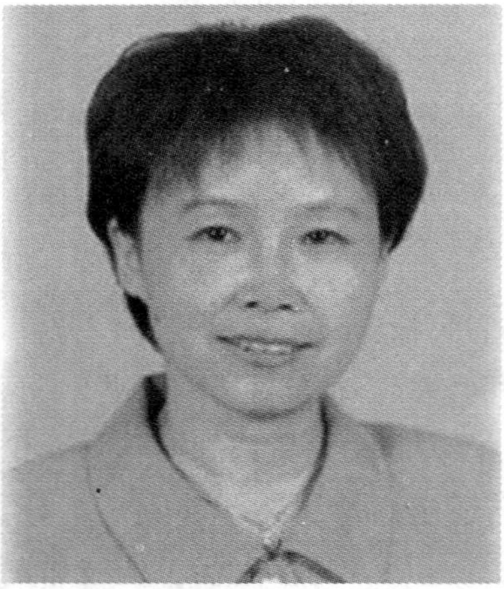

【名师介绍】

李赛美，广州中医药大学教授，博士生导师，第一临床医学院经典临床研究所所长，伤寒论教研室主任。国家重点学科（中医临床基础）学术带头人，国家中医药管理局重点学科（伤寒论）学科带头人，国家精品课程（伤寒论）负责人，国家级教学团队（中医临床基础）核心成员。荣获全国模范教师，全国教育系统巾帼建功标兵，全国首届杰出女中医师，全国优秀中医临床人才，广东省高校教学名师等称号。擅长经方治疗疑难症。主编全国首届研究生规划教材《伤寒论理论与实践》、案例版《伤寒论》。获国家科技进步二等奖1项、省部级科技成果奖4项、教学成果奖5项。主持“全国经方高研班”，成为享誉海内外的国家级继续教育品牌项目。

经方辨治糖尿病思路举隅

广州中医药大学　李赛美

谢谢各位，我想简要介绍一下这个讲座的背景。在座有我们的新学员，也有老学员，可能大家对我们广州中医药大学第一附属医院中医临床基础学科——《伤寒》、《金匮》、《温病学》还是有一些了解的。在1984年由熊曼琪教授、陈纪藩教授、彭坚教授开创了一个天地——将经典学科回归临床。这在全国来说也是独一无二的，这也是教育部教学评估的唯一特色项目。我们这个经方班能走到今天，是与梅国强老、朱良春老等几位老前辈的支持分不开的，是他们打下江山创建了这个经方班。十几年来我们的经方班越来越红火，同时，我们也在走一条专科发展的大路。

我们这次经方班请到的专家的级别特别高，海峡两岸的明星基本上都到齐了，台湾的中医大师张步桃老师，相当于大陆我们邓老的地位。这一次张步桃老师拜见了邓老，邓老也是特别为我们经方班题词，我们非常感谢。我们就是要以高效益、高强度、高频率来展示这些专家的风采。而且我们这次的学员是最多的，除国内的学员外，还有来自新加坡的、马来西亚的、瑞士的、日本的朋友，以及我们的港、澳、台同胞，感谢你们的参与。关于讲课的质量，大家评价非常好，都说专家的讲课很精彩，把心里话都讲出来了。大家很多的疑惑，听过这些课以后就迎刃而解了。当然这么高密度的灌输大家会觉得有点“消化不良”，所以有些人跟我讲，我们一年只要听一次经方班就足够了。

我在这里首先感谢所有的授课专家给予我们的支持，他们听说是我们的经方班，没有任何的拒绝、拖沓，像陈明教授昨天晚上下了门诊赶过来，饭都不吃，讲到晚上 11 点钟才回去吃饭。还有周袋翰教授，他告诉我今天刚刚拿到了教育部科技进步一等奖，用纯中医方法研究肿瘤，很值得钦佩。我还要感谢学员，可以说上课比上班还要辛苦，没有午睡，还得早起晚睡，所以非常感谢大家的支持和厚爱。还要感谢我们的学会、我们的大学、我们的医院！我们的院领导给了这个班大力的支持，我非常感谢他们。我还要感谢伤寒教研室、金匮教研室给予的大力支持。其实我们的授课很多，像《金匮》、《伤寒》一年要承担 1400 多学时的授课，却只有 12 个老师，还有 4 位年轻老师在外面轮科，实际上只有 8 个人，我们要管 45 张病床，天天要运作，所以大量的工作是靠我们研究生来完成的。伤寒、金匮的发展是我们几代人努力拼搏的结果。当时伤寒、金匮合管一个病区，叫做“综合病区”，也是华南地区第一家华侨病区。主要是诊治华侨的一些疑难病症，突出特色就是用经方治疗。随着不断的发展，金匮教研室主要研究风湿病，而伤寒教研室重点研究糖尿病。这是前辈们作出的非常好的决策，熊教授很有眼光，选取了世界的“流行病”——糖尿病作为我们经方辨证的研究对象，目的就是要突出“六经辨证”。去年我们糖尿病专科也是作为国家中医药管理局重点专科建设的主导单位，承担关于中药防治糖尿病的一些研究。

这次经方班，前面的教授讲得很精彩，他们从不同的角度阐释了经典的内涵。他们的思路、方法都很有借鉴意义。确实像前面教授讲的那样，我们的病人不会按书上得病，都很复杂。我们就是要在临床上突出经方的运用，这也是我们的专科特色，我们教研室的荣誉都是大家共同努力的结果。我今天主要从三个方面和大家共同切磋、探讨。一是糖尿病六经辨证的思路；二是仲景治法的运用；第三就是举一些案例和大家探讨。

一、糖尿病六经辨证思路

糖尿病的六经辨证思路是很特别的，应该说糖尿病是全身性的疾病。就像周黛翰教授讲的肿瘤，除了指甲、牙齿、头发之外，其他地方都可以长肿瘤。糖尿病也是一样的。我们内、外、妇、儿科都可以见到糖尿病病人。六经辨证治疗糖尿病临床上的确非常有价值，因为从《伤寒论》中的桂枝汤、麻黄汤到厥阴病的乌梅汤都可以应用上，这条思路是非常好的。而糖尿病的慢性并发症，从太阳、阳明、少阳、太阴、少阴、厥阴都有体现。

糖尿病的主打学说是不能脱离仲景学说的。关于中医治疗糖尿病有很多学说，比如说“阴虚燥热说”，还有“湿热说”，今天黄煌教授就是从这个角度来说明葛根芩连汤治疗糖尿病的。还有人提出单味的黄连也可以降血糖。今年10月份在北京召开了一个糖尿病学术大会，会上就有专家研究黄连对糖尿病降糖的作用。其实我们国内已经用了很久了，比如说黄连素（小檗碱）片降血糖。前一段时间有一个来自英国牛津大学的学者，主要研究糖尿病，他很想加入我们的团队，因为他在国外就听说黄连可以降血糖，认为这是个很好的切入点。所以“湿热学说”也是研究糖尿病的焦点。“瘀热学说”，在这方面我们伤寒教研室付出了多年的心血，提出了用太阳蓄血证的理论来指导临床，用桃核承气汤。还有就是“阳虚说”，李可老的医案里面有很多是使用四逆汤、破格救心汤治疗糖尿病的，也很有特色。还有就是“肝郁学说”，今天黄煌教授讲了很多治疗精神神志方面的方药，也谈到了可以降血糖，这些都没有脱离《伤寒》的范畴，所以你只要搞临床就离不开《伤寒论》。只是这些大教授从不同的角度来阐释这一点。

在我们的经方班，有些教授是有所侧重的来谈他们的心得，但还是归属于《伤寒论》的范畴。还有糖尿病的发展进程，这个进程有表有里，有寒有热，有实有虚，到后期是虚实夹杂、寒热错杂。尤其是《伤寒论》提出了很多的寒温并用的方法，攻补兼施，表里同治。这种思路和方法很切合糖尿病的一些具体情况。所以选择糖尿病作为临床切入点就明确了主攻的方向，给我们提供了非常好的平台。所以我们广州中医药大学的同学学习经典都非常有兴趣，因为伤寒理论在临床上得到了很好的验证，我们的伤寒病区在全国也是独一无二的。人家叫我们“四六八分队”，指的是《温病学》的四内科，我们《伤寒》的六内科，还有《金匮》的八内科，这都是我们医院最有特色的地方。

我们说治糖尿病不仅仅是降糖的问题，它的并发症更是大家所关注的，而且是致残致死的主要原因。对于糖尿病的急性并发症酮症酸中毒，只要用胰岛素处理得及时疗效就非常好。我们科每年都处理相当多的糖尿病酮症酸中毒，成功率是100%。那么慢性并发症就体现了中医的优势。糖尿病慢性并发症的基础病变是血管病变，我就从糖尿病的大血管、小血管、微血管病变，把这些并发症串起来，突出伤寒方证的运用，这是我们的一个切入点。关于它的指征治法，我们还是承袭了仲景的思路方法。

二、仲景治法的运用

比如说扶正祛邪，“扶正气”《伤寒论》突出三句话九个字。就是“扶阳气，存津液，保胃气。”糖尿病的治疗也是一样的。对阳气的重视，无可非议，尤其是早期的代谢综合征，我们很多老师就是注重扶阳气，他们经常会用到附子、干姜这一类药，但是我们的量没有那么大。这个思路就体现在“扶阳、存津、保胃气”。同时祛邪也非常重要，应该说祛邪是一种治标的办法，但这个方法也是非常重要的。糖尿病病人血糖高有很多影响因素，反过来这些影响因素又干扰了他的血糖，恶性循环。所以在临床治疗过程中，除了关注血糖，还要关注影响他血糖升高的原因。祛邪不仅仅是温阳、滋阴，我们把和法也放到祛邪法里。为什么？小柴胡汤是少阳病的代表方，同时它是和解剂的代表方，它虽然是表里同治，寒温并用，攻补兼施，但是这个方还是偏凉的。所以我们说少阳病的病位在半表半里，病性偏热。前面黄煌教授也讲过了，柴胡用大量会拉肚子，对脾胃虚寒的病人，张仲景是有警告的。所以我们说柴胡剂是在扶正的基础上祛邪，应用的就是寒温并用的方法。在临床上典型的伤寒方证是比较少见的，更多的是疑难杂病。疑难杂病是怎么产生的？一个是很多病人首先想到看西医，西医搞不好再去找中医，这个时候病人已经受到了很多西药的干扰。还有一种就是病程比较长，治得乱七八糟后才来看中医，所以临床见症非常复杂。那么复杂的病症就要用到复杂的方法。伤寒论有个特点，它的方药就是那么三五味。三味药的方，比如说四逆汤、小承气汤、调胃承气汤、小陷胸汤等；五味药的方像桂枝汤、葛根汤、真武汤、附子汤……但是伤寒论也有一些大方子，比如说麻黄升麻汤、乌梅丸，以及柴胡加龙骨牡蛎汤，这些大方往往是病势比较平缓，但病情比较复杂。所以我们说杂病就要杂治，尤其应该体现寒温并用。还有辨病辨证相结合，这个是具有现实意义的。

在糖尿病科这个大病区，西医的知识我们要了解，而且该用的时候也要用，西医有的我们都有，包括动态血糖仪、胰岛素泵。但是我们更注重辨证论治，重视中医中药的治疗。可能很多人在问，你们糖尿病科中医治疗有效率是多少？我们也可以实话说，糖尿病在不同的阶段中医药疗效是不一样的。在早期代谢综合征的时候，血糖不是太高，我们更强调中药的治疗。在急性期的并发症也要用到胰岛素，慢性阶段病人还是会吃一些西药。但是西药也不是万能的，特别是磺脲类的降糖药，时间久了就会失效；有些病人每天胰岛素的量打到80个单位，血糖还是降不下来。所以我们中医在这个方面还是有非常大的优势，这是我们中医的特色。

中医中药的治疗优势我给大家讲几点。一个是我们中医学对糖尿病有非常丰富的临床经验和理论基础，从《内经》开始就有对糖尿病的认识。今天黄煌教授特别提到了唐代消渴病和现在糖尿病非常相似的地方，药物方面也是注重整体的调节，注重生命的质量。所以有些病人高血压、高血糖，又高血脂，要吃一大把药，甚至连饭都不想吃了，虽然从西医来说血压、血糖控制不错，但是病人可能头晕目眩，生活质量下降。这就是中医有用武之地的时候了，既改善症状，也可以改善指标，这是我们中医在糖尿病治疗方面的优势。

在座的有很多来自海外，像新加坡、马来西亚、香港，那里的中医师是不能开西药的。在中国就可以，但老百姓想一步到位，除了“三多一少”的症状改善，他很关注血糖、糖化血红蛋白、血脂、血压，除了按照中医的标准解决问题，西医的指标他也要得到改善。所以我们做中医的压力更大，我们兼顾了两方面的责任。我们总结中医对糖尿病的治疗规律就是“一二三”。一是“全”，要注重整体。因为糖尿病的治疗不只是降糖，我们还要兼顾代谢综合征、胰岛素抵抗、各种急慢性并发症、全身的多脏器的功能衰竭，以及神经、内分泌、免疫方面的问题，这就是我们强调的整体观。二是“两条主线”，一条主线是指标要降，包括血糖以及其他相关并发症的指标；另一条主线是要改善临床方面症状，提高生活质量。三是“三个结合”。第一个结合是局部和整体的结合。因为糖尿病除了整体的反应外，局部的反应也非常多。比如说外科、骨伤科、眼科、妇科、耳鼻喉科、皮肤科等等，他们都有相关的反应，实际上最根本的原因就是血糖高，降血糖是一个很重要的目标。所以我们要和其他相关的科室配合。第二个结合是短期和长期的结合。糖尿病是慢性病，需要终身治疗，不像感冒发烧，几剂药就治好了。它需要漫长的时间，还有长远的策划，优质的方案，正确的指导。第三个结合是标本缓急的结合。在临床经常见到病人血糖波动，尤其像一些1型糖尿病的小朋友，很多都是“脆性糖尿病”，加一个单位胰岛素他就低血糖，不加他血糖又回到30（mmol/L）多。有一个小朋友是从两岁多开始找我看病，到现在已经上中学了，血糖控制很好。他妈妈对我这样讲：“李教授，你就是我们的靠山。”她不知道流过多少泪，小孩子要扎手指非常可怜，所以后来我就不要他扎。妈妈每天都很紧张，有一天半夜哭着打电话说孩子血糖升到30（mmol/L）多，怎么办？我就跟他讲这小孩加一点胰岛素就低血糖，所以我们不要管他，下一餐按照规定程序做，血糖自然就下来了。血糖检测只能作参考，关键是要找出血糖升高的原因，这才是最重要的。关于标本的问题，仲景告诉我们：“身疼痛者，急当救里；后身疼痛，清便自调者，急当救表。救里，宜四逆汤；救表，宜桂枝汤。”如果是病情平缓，则表里同治。所以说标本缓急的结合也是非常有意义的。很多糖尿病人作“胰岛素释放试验”，发现胰岛功能很差，但是病人说发现糖尿病没多久，实际只要见到“三多一少”的症状，就已经进入了糖尿病的中期甚至是晚期了，病人往往是因为糖尿病并发症才来就诊。

我们治疗的很多糖尿病人，按照六经辨证是虚实夹杂的。在临床上我也有一些体会，治糖尿病有时候疗效是非常好的。但是总有那么两到三个病人血糖控制不下来，但是某一次病人血糖突然降的非常好。我们就要回过头来仔细分析：病人是黄连阿胶汤证、乌梅丸证、葛根芩连汤证？经过一段时间的调理后就出现了寒热错杂、虚实夹杂的证型，甚至转为里实证，比如说大柴胡汤证，再后来用药血糖就降下来了，我想前面调了那么久不是说没效，而是在做积累，病人血糖下降也不是偶然现象。

《伤寒论》厥阴病篇说："呕而发热者，小柴胡汤主之。"厥阴病怎么用小柴胡汤证？小柴胡汤证属于少阳病，少阳和厥阴是表里关系。一般来讲少阳病是阳证，属于三阳病阶段，厥阴病是疾病的后期阶段。应该说少阳病比较急，实证多；厥阴病虚证、寒证多。那么厥阴病出现少阳证是好现象。所以我们讲虚证、寒证难治，实证、热证好治。就像治疗肝病一样，转氨酶高不怕，很快就可以降下来。但是如果转氨酶高一点点，就很难降下来。在课堂上讲阴证转阳证很抽象，但是到了临床讲案例，就很容易明白了！病人出现阳热的反应，舌红，口干，心烦，还有发烧，这是好兆头，后来血糖都降下来了。这是我的第一个心得。

第二个心得，我发现这几个方都有黄连，黄连降糖是很好的，现在对黄连降血糖的研究很热，但是脾胃虚寒的人不要用。这个肯定还需要中医的辨证作基础。

三、病案举例

病例一　糖尿病烦躁、厥逆、腹痛案

接下来再说说真寒假热。这个我都写在讲义上面了，在这里我重点放一下视频，大家看一下真实的场景回放（观看视频）……这个病人是我们病房5月份的病人，老年人，80多岁，当时病人腹痛，烦躁，神志有点模糊，做了什么都不知道，搞得同一间病房的病人要求换房间。她的西医诊断很多，检查也不少，都有问题：白细胞高、小肠郁张、膀胱炎、输尿管扩张有积水、肾积水、房颤、甲状腺功能低下。我们在西医的治疗基础上用了八正散，但是效果不好。后来我们查房，大家通过视频看到当时的场景，我也在这里写了对她病情的辨证思路。因为我们病房每个星期有一次教学查房，就是把同学带去看一到两个比较重的病例，然后大家一起讨论确定方药，过几天我们还要观察疗效，大家除了学习糖尿病知识，更多的是突出对经方的运用。前面教授讲了中医看病要辨证论治，不是一方到底。熊继柏教授讲得很好，"高血压开什么方？没方开。"

现在回到这个病人，我们前面用的八正散治疗，但后来通过辨证以后发现这个病人有几个特点：小便失禁，四肢冰冷，腹部灼热，神志不清，问她昨天的事情都不知道，还有晚上很烦躁，白天就比较安静。《伤寒论》干姜附子汤讲"昼日烦躁不得眠，夜而安静"，他是夜而烦躁，昼日安静，而且舌质暗红，舌苔比较厚，黄腻，中间还是黑的，脉比较有力。我们也摸了她的趺阳脉，也是比较有力的。就治疗方面，我们抓住这个病人的特点：烦躁，腹痛，四肢厥逆，另外她年岁比较大，病症比较复杂，所以不是前面单纯一个八正散的问题。在临床上我们还是要综合考虑，首先是四肢厥逆。四肢厥逆在《伤寒论》里面有十多处论述：寒厥、阳郁厥、水厥、血虚寒凝厥、蛔厥、痰厥、热厥、寒凝膀胱关元厥等等，《伤寒论》讲的厥是"阴阳气不相顺接，便为厥，厥者，手足逆冷者是也。"当然也有一些学者认为厥不单单是手足逆冷，还可以昏厥。但是这个病人一方面四肢凉，另一方面有很多的热象，查房时她把衣服、被子全部掀开了，胸腹感觉很热，手脚非常凉。这个病人还有大便干结，而且舌苔、脉象都显示热象、实象，我们还是考虑热厥，是一个真热假寒，阳气内闭不能外达的证候，应该考虑四逆散证。

前面讲了这个病人的"四肢厥逆"。接下来辨识这个病人的"烦躁"，这个病人烦躁怎么辨？《伤寒》里面有实烦、有虚烦、有阴烦、有阳烦。我们讲的虚烦不是正气的虚，像栀子豉汤证："虚烦不得眠，反复颠倒，心中懊侬。"由于无形邪热内郁而引起的烦，这还是属于阳烦的范畴。承气汤证的恶寒，无汗出，烦躁，也是阳烦。但是干姜附子汤、茯苓四逆汤证的烦躁是阴烦。这个病人的烦躁，我们怎么去辨识？寒热不同，相差得就非常远，一定不能搞错。结合她的病症、脉象，考虑病久年高，正气不足是肯定的。但是她不大便，少腹疼痛拒按，还有腹胀，疼痛拒按，还是要考虑到她瘀热互结，我们就想到了桃核承气汤。但是这个病人病程长，年岁大，所以还要固她的正气，我们用茯苓四逆汤固她的本，就是说在祛邪的过程中不要伤害她的正气，但她的现证是以实为主。

腹痛也是个问题，实对阳明虚对太阴，脾虚的腹痛有桂枝加芍药汤证、小建中汤证，是以寒为主。西医检测指标我们也不要抗拒，这是对中医望诊的一个延伸。结合化验结果，她有双肾积液以及膀胱炎，这些我们认为跟湿有关，所以这个腹痛与燥结、瘀阻、湿浊有关。治则还是要强调祛邪，要邪有出路，因势利导。还加薏苡附子败酱散，活血祛瘀的同时，加强通腑泻热的作用，既能够解毒又能够祛湿，所以把桃核承气、薏苡附子败酱散合起来用。这是个多方组合，包括了茯苓四逆汤、四逆散、桃核承气汤、薏苡附子败酱散，体现了一个寒温并用、攻补兼施的学术思想。

处方一：熟附子10g（先煎） 干姜10g 边条参10g 柴胡10g 白芍10g 枳实10g 桃仁10g 桂枝10g 大黄10g 炙甘草6g 茯苓20g 薏苡仁30g 败酱草30g

处方二：原方去边条参、附子、干姜，加生地黄、山茱萸各15g、苦杏仁10g、白豆蔻6g

之后这个病人又调了几次方，我们也加了温病的三仁汤，实际上是四大经典融会贯通，在临床上我们才能取得更好疗效。做中医不能独树一家，我们有一些老师比较偏激，《伤寒》的老师用《伤寒》的方，《金匮》的老师用《金匮》的方，其实《伤寒》、《金匮》没有分家，仲景的方我们都要用，而且后世温病的方我们也要掌握。这些都是前人留下的宝贵财富，我们可以直接拿来用。临床上活用经方治疗疑难病症是一种常用的模式，《伤寒论》本身就有这种方法。比如说桂麻各半汤、桂二麻一汤、桂二越一汤，以及柴胡桂枝汤，像大承气汤是小承气汤、调味承气汤合方去掉甘草，也是合方应用。刚才林主任也讲过，张仲景的条文本身就是医案，非常高明，给了我们很多思维模式、思维办法，也留下了很多发展空间。

病例二　糖尿病并表情淡漠、消瘦、烦躁、肢厥案

还有个病人，是深圳一个医生的妈妈，有70多岁了。在那边住院状况不太好，就转到我们这里来，病人主要是表情淡漠，全身乏力，非常的瘦，看上去像骷髅一样，而且烦躁，高热，口干，多饮，手足冰凉至肘膝关节，小便量多，纳佳，夜不眠，白天无神，前额头痛，大便调，舌暗红，苔黑老厚腻，脉弦大。当时是以“糖尿病酮症酸中毒”收入病房的。化验检查提示：白细胞升高，胸片显示化脓性肺炎，一直用舒普深、奥硝唑抗感染，临床疗效不明显。中医方面，这个病人以前是按虚证治的，没见起色。这个患者临床有如下特点：一是老年患者，血糖控制不佳，出现急性并发症——酮症酸中毒；二是虚象突出，大肉峻脱，表情淡漠，气精大伤；三是病情复杂危重，烦躁，高热，肢厥；四是运用抗生素效果不显。《伤寒论》少阴病有“少阴之为病，脉微细，但欲寐”的论述，那是少阴阳衰、阴寒内盛所致的淡漠，而这个患者舌脉均不符合虚证的表现，这应该是热毒痰浊困阻，清阳蒙蔽之证；患者大肉峻脱，气精大伤。此因年老病久，热毒内闭，灼伤阴津所致，所以清热护阴为当务之急；结合患者舌脉，她的手足厥逆应为“热厥”，所以治疗上应该用清法、下法；患者病久伤正，确实有虚证，但是高热、烦躁、神志欠清、肺部化脓又为实象，在治疗上还应该以祛邪解毒为主，邪去则正安。

基于上述辨证，我们就把抗生素停掉了。用什么方？大柴胡汤。并没有刻意去扶她的正气，又合上小青龙汤、达原饮、安宫牛黄丸，寒温并用，祛邪扶正。

处方：柴胡 15g　法夏 10g　黄芩 10g　太子参 30g　黄连 10g　瓜蒌皮 15g　槟榔 10g　草果 10g　青蒿 30g　生姜 10g　大枣 10g　炙甘草 6g　枳实 10g　赤芍 10g

病人服药后恢复得不错，血糖控制比较好，肺部感染也好了，最后生命体征平稳，出院了。

病例三　糖尿病并发骨折、发热、腹胀案

第三个病人是一个 67 岁的女性患者，糖尿病合并骨折，从骨科转过来的。病人很胖，容易出汗，腹胀，越胀越不想动，越不想动就越胖，腰围有 125cm，多汗喘息；精神疲倦，右髋及右肩疼痛、活动受限，小便多，大便秘结。舌暗红，苔白腻，脉浮滑。她当时有发烧，恶寒。这个患者的特点：一是从骨科转入，涉及多科；二是重度肥胖；三是合并外感，恶寒发热。究其原因，应该是由实转虚，又由虚转实。在治疗方面，我们确立了先急后缓，先新病、后痼疾的治疗原则。患者腹胀、不大便，《伤寒论》66 条说“发汗后腹胀满者，厚朴生姜半夏甘草人参汤主之”。这个患者老年女性，考虑为气虚气滞所致，可以排除阳明燥结的承气汤证、水热互结的陷胸汤证。最后我们考虑用小柴胡汤，一是扶正以解表；二是调畅三焦，化痰通便；三是骨折瘀阻部位以少阳经为主，行气以活血。又合用温胆汤，重在化痰行气。

处方一：柴胡 15g　黄芩 10g　法夏 10g　太子参 30g　陈皮 10g　茯苓 20g　竹茹 15g　枳实 10g　炙甘草 6g　生姜 15g　大枣 15g　藿香 10g　白豆蔻 10g　槟榔 15g　草果 10g　青蒿 15g

结果效果非常好。以后查房病人还有腹胀，我们又用了厚朴生姜半夏甘草人参汤。

处方二：法夏 15g　厚朴 25g　生姜 10g　党参 10g　炙甘草 6g

服后效果很好。这个病人来我们病区用了两个经方就好了，后来转回骨科做手术。这个患者我们用了《伤寒》和温病的合方，《伤寒》方长于温阳、通达、扶正；温病方长于化湿、清热、滋阴。两者优势互补，取得了非常好的疗效。

病例四　糖尿病并发水肿、足趾坏死案

这是一个印尼人，53 岁的男性。有 10 多年的糖尿病史了，又发展为糖尿病肾病，双下肢水肿，印尼当地医院对他进行血液透析治疗，还建议他做截肢手术，他不想手术，就到中国来治疗。他先到西医院，西医院也要他截肢，他后来到我们中医药大学就诊。收入院的时候，我们看他精神疲倦，时时欲寐，双下肢凹陷性水肿，右脚中趾变色坏死，局部皮温升高，左足麻木，汗出恶寒，咳嗽咳痰，痰白清稀，少许口干多饮，纳眠可，小便多，夜尿 3 ~ 4 次，大便调。舌淡苔薄白，边有瘀点，脉沉弦滑无力。

这个患者不远千里来到中国，就是不想截肢。他糖尿病病程长，出现了肾病，又合并了足部坏疽，另外他全身虚寒的征象明显，还有局部湿热。患者病程长，正气不足，使用大量抗生素伤及阳气，恶寒，痰清，都是一派寒象，可以选用温药为主。对于右趾坏疽，可以采用大黄、五倍子等清热解毒、活血化瘀中药浸洗。我们用了真武汤、附子理中汤、小青龙汤、当归补血汤加减，温补肺脾肾，利水化饮降浊，气血双补。随病情变化，又选用金匮肾气汤合四物汤加减。

处方一：茯苓 20g　白术 10g　白芍 10g　熟附子 15g（先煎）　生姜 30g　干姜 10g　炙甘草 6g　黄芪 30g　当归 30g　陈皮 10g　五味子 6g　细辛 3g　法夏 10g　丹参 10g　边条参 10g

处方二：生地 15g　淮山药 30g　山萸肉 15g　丹皮 15g　茯苓 20g　泽

泻 10g　桂枝 10g　熟附子 15g（先煎）　当归 10g　赤芍 15g　白术 10g　连翘 10g　菟丝子 15g　川芎 10g　边条参 15g

经过治疗，他可以下地走了，肾功能也恢复到了正常，现在已经回国了。听我的研究生说他回国以后脚部坏疽自然脱落，没有留下痕迹，很干净，这对于已经坏死的趾骨来说，是非常不错的结局了。

这个患者的辨证，我们首先确定他是个虚证、寒证兼有表证，又兼有痰饮，所以取小青龙汤的姜、辛、味化饮，而不用麻黄峻汗，用仲景法而不泥于仲景方，最后取得了神奇的疗效。这个就是中医辨治糖尿病的大致思路，我只是给大家提供一个应用经方的思路，分享一个过程，树立一个概念，展呈一个印象，希望大家能够有所启发，有所收获。

很快就到圣诞节、新年了。在这里预祝大家新年吉祥，幸福健康！

谢谢大家！

下篇

名师查房篇

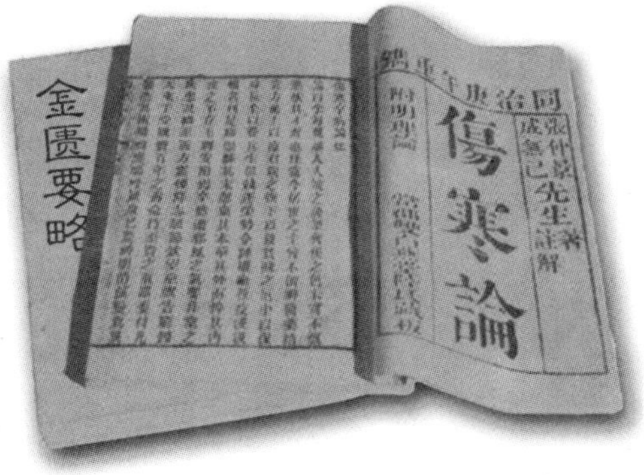

郝万山教授查房实录

糖尿病咳嗽腹胀案

【病情介绍】

一般情况：梁某，男，82岁，广州人，入院时间2009年11月18日。

病史概述：因“反复口干多饮多尿31年，咳嗽气促两天”入内分泌科。患者31年前无明显诱因出现口干多饮症状，到当地医院就诊，当地医院诊断为“2型糖尿病”。期间服用格列奇特缓释片、二甲双胍、阿卡波糖等降糖药，血糖控制不佳，平时波动在13mmol/L，2009年9月2日因双下肢水肿在我院内分泌科诊断为：2型糖尿病、糖尿病肾病、高血压病3级 极高危。住院期间改用甘精胰岛素及门冬胰岛素皮下注射，血糖控制尚可，水肿消退后出院。出院后一直注射胰岛素控制血糖。两日前患者因受凉后出现咳嗽少痰、气促，低热，体温最高37.8℃，伴有恶寒，口服中药治疗后症状改善不明显。11月18日2点左右患者气促及恶寒、乏力加重，伴有双脚颤抖，无法站立，家属考虑低血糖反应，给予进食后测随机测血糖13.2mmol/L，但上述症状缓解不明显。为系统治疗，患者入住内分泌科。入科症见：咳嗽气促，无咯痰，脸部浮肿，无发热，恶寒，无鼻塞流涕，无咽痛头痛，稍胸闷，腹胀，小便难，量少，大便3日未行。

体格检查：T 36.5℃，P 84次/分，R 18次/分，BP 160/77mmHg。胸廓对称无畸形，胸式呼吸为主，双肺叩诊呈清音，双肺呼吸音粗，双侧中下肺可闻及湿啰音，心前区无隆起，未触及抬举样搏动，心界向左下扩大，心率84次/分，心音有力，心律齐，各瓣膜听诊区未闻及杂音。舌质淡红，苔白，脉弦。

入院诊断：中医诊断：消渴病（气阴两虚 水湿内蕴）

西医诊断：2 型糖尿病

糖尿病肾病

糖尿病心脏病

肺部感染

高血压病 3 级　极高危

诊疗经过：入院后完善相关检查。治疗上予静滴左氧氟沙星抗感染，银杏达莫针扩血管，氨溴索针化痰，参附针以回阳救逆，口服阿司匹林抗血小板凝聚，贝那普利、倍他乐克片（美托洛尔）、硝苯地平缓释片降血压，门冬胰岛素皮下注射以控制血糖。中药曾服用附子干姜汤、麻黄附子细辛汤加减治疗。现患者疲倦乏力，胸闷不适，咳嗽，泛酸，腹胀，阴囊水肿，大便 5 天未行。

【查房实录】

医生：梁老，您好！今天我们从北京请来一个大专家给您看病。

郝教授：梁老，您好！我来这里学习、参观，顺便来看看您。肚子胀吗，大便怎么样？

患者：肚子胀。大便两、三天拉不出来了。

郝教授：有放屁吗？

患者：有，就是没有大便。

郝教授：胸闷憋气吗？

患者：憋气，偶然有胸闷，因为我有冠心病。

郝教授：夜里有没有咳嗽，夜里能躺平吗？

患者：有，轻微的咳嗽。可以躺平的。

郝教授：白天咳嗽吗？

患者：白天也咳，但没夜里次数那么多。

郝教授：您嗓子痒吗？

患者：好像有点凉凉的感觉，一凉就会咳嗽。

郝教授：有痰没有？

患者：痰很少。

郝教授：眼睛怎么这么红呢？

患者：是老眼病，糖尿病并发症，我右眼已经失明了。

郝教授：您现在觉得最不舒服的是什么？

患者：肚子胀。上边顶着，下边空空的。

郝教授：上边的气下不去，底下空虚，大便没有力气，也没有力气排小便，是吗？

患者：差不多，不过小便很多，一天可以排2000多毫升，原来有点脚肿，现在好多了。

郝教授：（按双足背）这里疼吗？

患者：不疼。

郝教授：让我看看肚子好吗？（腹部触诊）您觉得哪里胀得最厉害？

患者：上面。

郝教授：打嗝吗？

患者：不打嗝。

郝教授：（叩诊）这都是气，胃肠都是气。这敷的什么药？

医生：敷的是细辛。

郝教授：我看看舌头……舌质偏红，舌苔是黄的，有一点干。您的皮肤真好，很少有80多岁老人的皮肤像您这样光泽。周围循环也很好，手脚都是红红的。

患者：谢谢！我很迷信的，打不了胰岛素。

郝教授：该用就得用。

医生：他前几年打了，但是血糖降不下来，越打越高，所以一直都没有再打，到了这里才打胰岛素的。

郝教授：好的，注意休息，我和刘教授商量商量。

【名师精析】

郝教授：这个病人从症状来说有三个突出的问题：第一是腹胀满，有很多气胀在上面，使得肺气无法肃降，所以他胸闷气短。第二是咳嗽，这也是肺气不宣的表现。第三就是大便不通。另外他还有恶寒，这是中阳不足的表现，运化机能低下，腐浊不化，因此腹胀满，大便不畅，胃气无法很好的“降浊”，浊邪上逆，就会反酸，如果刺激咽喉，就会引起刺激性的咳嗽，他这是中间气胀，上面咳嗽，下面大便不通。另外他的右寸脉比较弱，这是肺气虚的表现。如果说整个气机通顺了，很多症状就会缓解。我想可以从中焦行气、化浊或者温中、祛风的方面考虑，调一调看。

我倒是没有想到用《伤寒》的方子，我想用后世的一些方子，温中我想到的是良附丸：高良姜 10g、香附 10g；化浊我会用二陈汤加味：陈皮10g，法半夏 6g，茯苓 15g，川贝母 6g，枳壳、厚朴各 10g，焦槟榔 10g。可以在化痰的同时加重行气的药物，如果他痰很多的话，我就会用芒硝、全瓜蒌，但是他的痰不多，所以这两味药不用。舌苔是薄黄的，说明上面还有热，我还要用连苏饮，苏叶 10g、黄连 5g。西医讲的“反流性食管炎”经常会有胸膈部的闷痛感，甚至夜里会出现咳嗽，这是因为食道反流刺激咽喉所引起的。这时候连苏饮就派上用场了，你可以用黄连、苏叶泡水喝，应该是够苦的了。一次喝一小口，使它慢慢的浸入食道，可以减轻胸闷痛的症状。如果胸膈部的症状比较重的话，可以加用小陷胸汤，半夏、黄连、全瓜蒌。对这个老先生来说，苔干黄，大便不通，全瓜蒌可以用到 30g，还要加乌贼骨 20g 来控制他的胃酸分泌。而且他一有温差的变化就咽痒、咳嗽，可以考虑加一些祛风的药。我常用荆芥、防风和蝉衣，这三味药不用多用，每味用 5g 就可以了。但是这三味药都偏于散，我们还要收敛肺气，收敛肺气常常用到两味药：五味子、乌梅。老先生反酸，所以乌梅不要用，用五味子 6g 即可。再加一味甘草，这个方子已经不小了，高良姜、香附、陈皮、法半夏、川贝、厚朴、焦槟榔、苏叶、黄连、瓜蒌仁、瓜蒌皮、荆芥、防风、乌贼骨、五味子、乌梅、甘草，共 17 味药，药煮两次，饭后一个小时吃药，一天三次。腹部还可以用通阳、温热的药热敷，促进肠蠕动，促进气体的吸收。

【名师答疑】

刘敏主任：我请教一个问题，您在用二陈汤的时候，为什么用半夏6g、陈皮 10g？

郝教授：因为老先生的舌头比较干，他毕竟是个糖尿病的病人，是以阴虚为特征的，所以温燥的半夏就没用太多，陈皮行气的作用比较明显，配合枳壳、厚朴、槟榔，对消腹胀是有一定好处的，所以半夏用得少，陈皮用的多。

刘敏主任：您在把他的脉的时候是怎样分析的？

郝教授：我先摸的是右手的脉，他寸脉不足，这是肺气衰的表现，关脉和尺脉相对比较盛，所以他的肚子很胀，肺气不能下降，“肺与大肠相表里”，所以他大便比较难通，这又导致他胸闷、憋气，甚至是引起水液代谢的问题。人体任意一个部位都可以看成是整个机体的缩影，从内踝沿着胫骨内沿往上推，依手下的感觉就可以感觉到每个脏器气血循环的情况。所以我就从下往上推他，看看有没有结节、条索的感觉，结果老先生没有。如果他血糖控制得不好，在胃、胰、十二指肠的区域就会有结节，也就是小腿胫骨内侧沿的中部偏上处，而且碰到的时候就会疼得受不了，也有人叫这个结节为“糖尿病结节”。这说明血糖控制得非常好。

日常生活中，当你捡个葡萄枝或者月季花插在土里，就能够复制出跟母本一样的葡萄或者月季花，这就说明一个花枝里面包含了母本里面的所有信息。其实人体也是一样，比如说这小手指，它就能显示五脏六腑的发育情况。如果能找到被闭锁的基因，它就能够发育成一个人。这也是我们手针、耳针的基础所在。有人试验将第二掌骨远端到近端分为肺、心、胃、胰、肾、十二指肠、肝、大肠、小肠、膀胱等等，并用耳穴探测仪探测哪个穴位比较敏感。当点到敏感穴的时候，探测仪的指针会突然偏移，说明这个地方的电阻低，通过的电流强度大，同时病人会感到这个点很疼，这个就是敏感点，再通过敏感区域所对应的脏器做相关的检查。例如在心区，那就要做心电图、心脏超声、心脏运动实验等等。我主张用小腿来划分相应的区域，因为它的体积、面积比较大，而且又拉得开，它反映的信息量也比较大。比如颈椎病或者颈部肌肉紧张痉挛的患者，只要在他的内踝上一点，就会摸到条索、结节，而且他也会痛。如果在双侧揉揉，几分钟后颈部肌肉就会放松。另外虚证的病人是摸不到什么东西的，因为他的肌肉是松的。虽然我没有摸到什么，但是老先生的肌肉还不至于到非常松软的程度。曾经有个练健美的女孩子，肌肉结实，但她生完小孩后第二天焦虑地打电话给我说：“老师我生了，我练了那么多年的肌肉不见了，看我还能活不能活。”我去了一看，肌肉都是松松的，什么都摸不着了，我就告诉她：“没事，好好休息 4 个星期。”结果第 29 天的早上，她高兴地打电话告诉我说：“老师，我的肌肉都有了。”她刚生过孩子，消耗大，所以很虚弱，后来经过调养，自然就恢复了。还有舌头有齿痕也是体虚的表现，因为肉松了，像瘫在口腔里一样，没有张力了，这是脾虚的表现。咽痒就是气道过敏的表现，所以要用点祛风的药。如果老先生的嗓子不痒，那几个祛风的药就不用，主要从中焦论治，采用温胃、化浊、行气的方法就行了。

刘敏主任：平时他的大便不通畅，曾经给他用过蜜煎导方，现在还在用，大便开始时很难拉出来，使用蜜煎导方后最多拉过7、8粒大便，肚子也没见消，后来大便也是偏稀的。

郝教授：他的肚子胀是胃肠道机能低下的表现。胃肠道发酵太过，产气增多，另外就是胃肠道的血液循环差，产生的气体不能及时吸收走。所以我们在治疗的时候就要从改进胃肠蠕动、促进胃肠循环、控制发酵过多这几个角度入手。而行气化痰的药都有此作用，只要肚子不太胀了，通便的药就可以不用，因为他的问题不在于大便燥结不通，而是由于他的肠蠕动比较慢，使结肠把水分都吸收干了，如果他一天保持一次大便的话，它就不会太干了。所以还是以加强胃肠动力为主。

实习医生：广州这里湿热之邪很难除，很多疾病的病因都与湿热相关。祛湿易伤阴，补益更易助湿。请问教授对此有何看法？

郝教授：我们在选药的时候，选养阴的药不要太滋腻，选利湿的药不要太温燥，比如薏仁、玉米须、白茅根一般不伤阴，甚至包括赤小豆；滋阴的药不要用生地、熟地这一类的，而天花粉、麦冬、石斛这都可以用。在这个过程中，要注意使用宣通气机的药，必要时用一些风药，就像我刚才所说的荆芥、防风、蝉衣等，风能胜湿，所以北京很多人治疗肾病都用风药，甚至对水肿的病人，除了用利湿的药以外，还要加上一些风药。

实习医生：对于糖尿病，请问南北有何差异？北京祝谌予教授从上世纪70年代起主张“气阴两虚”为糖尿病主要病机，从那时起，益气养阴几乎成为糖尿病的治法。我们南方，很多糖尿病病人都是舌淡胖、边有齿印甚至很深，苔白厚浊滑，脉偏沉微。请问郝教授对糖尿病有何看法？

郝教授：过去在北方治糖尿病之所以用益气养阴的药多，是因为大多数病人有明显的口渴、多饮、多尿这样阴液不足的症状，而糖尿病人常常容易疲劳、乏力，因此用益气养阴法还是可以的。不过确实在北京有一些糖尿病人表现为痰浊内蕴、湿邪内生、阳气不振的征象。在这种情况下用益气养阴的药，就会使他们觉得不舒服，毕竟这些病人不是以口渴、舌干红、少苔为主的。所以在这种情况下用通阳化浊，甚至是化痰湿的药治疗，在客观上对血糖的控制也是有作用的。总体来说，还是依据病人的状况选方用药。

我曾经遇到一个十分奇怪的病例，这个病人75岁，有二三十年的糖尿病史，他女儿特别孝顺，给他买了很多治疗糖尿病的保健品，结果吃过之后就出现严重的过敏反应，全身水肿，眼睛就剩一条缝。然后就到了协和医院住院，医院随即就用上了激素。但是老先生对激素有成见，不但不同意用，还坚持要回家。医生叫他本人及家属签字，出院就相当于放弃治疗，并告诉他出院后的危险，而且还下了病危通知。老头回家了，闺女就来找我。我说先试着吃我3剂药，如果血管神经性过敏能缓解，你就在家吃；如果不缓解，还是赶紧住院。

我开的是什么药呢？主要是荆芥、蝉衣、防风、地龙、乌梅，有散有收嘛！3天后，他家闺女打电话来说："脸上的肿消了，眼睛也可以睁开了。"后来我知道老先生因为这个药舒服就一直吃，大约吃了一个多月之后，他就不再用胰岛素了，即使随便吃东西血糖也不再上去了，吃了两个月后，他发现原来糖尿病的一些症状没有了，而且血糖也完全正常了。到现在两年过去了，这位70多岁的老先生再也没有用过降糖药，而且饮食从来也不控制。我觉得这个案例非常奇怪，为什么用了祛风的药，就"治好了"糖尿病呢？后来她闺女介绍很多患糖尿病的亲戚来找我看，她说："郝老师，他们能不能都吃我爸爸那个方子？"我说："不能，你爸爸突然出现水肿，其他人并没有类似情况。"她爸爸和她都认为这是因祸得福，由于吃了保健品产生过敏，结果治疗过敏把糖尿病给治好了。关于这个机理，我想不通，我曾经请教了一个西医大夫，他也讲不清楚怎么回事。

我们学校的赵绍琴老师和他的弟子们治疗肾小球肾炎都是以祛风的药为主，一看都是荆芥、防风、蝉衣、地龙这些抗过敏的药，他们用量都比我大，10g、15g不等。他们的观点就是"风能胜湿"。所以治疗糖尿病需要不拘一格，根据各人的情况辨证论治。

实习医生：对于《伤寒论》中的经方，运用的最高境界是方证合一吗？

郝教授：因为胡希恕老师是读《皇汉医学》起家，所以他特别强调这个观点。我跟着胡希恕老师出诊，断断续续加起来有半年，但他的观点我没有太接受，我觉得古代的方子在组方上有很多的奥秘，我们今天还没有完完全全的解析清楚。对方中药与药的关系，我们的阐述比它实际的本质还有一段距离。我的主张是抓住每个方子的病机，并根据病机来用方，就是说不见得症状都对上了才用这个方。另外我们临床所看到的疾病是非常复杂的，复杂的病机我们就要用复合的方子或者复合的药组，后世很多方子的组方成就也是很高的。我在临床上不仅仅使用《伤寒》、《金匮》的方子，后世方子的应用也能占到用方的一半以上。比如这个人有肝气郁结、脾胃虚寒、痰浊中阻、神智不宁，那我们肝气郁结就用逍遥散或者四逆散，或者从中选几个药；脾胃虚寒我们就可以采用温中补虚的一组药比如理中汤；痰浊中阻我们可能用到二陈汤；神智不宁我们可能用到定智丸。因为有四个病机，我们就用四个药组或四个小方来进行组合，这样可以更切合病人的具体情况。所以，对“方证对应是中医应用的最高境界”这个说法，我觉得是一个学派的观点，我还是强调抓病机辨证论治的，这是我自己狭隘的观点。

实习医生：请问您对久咳病人的治疗有什么体会？

郝教授：首先要明确咳嗽的原因是什么，是因为有痰排不出来咳嗽，还是气道有刺激咳嗽呢？比如说冷风、热气，或者闻到烟味、异味，咽喉就会痒，如果皮肤痒还可以抓一抓，咽喉痒就只能咳嗽了。有些人咳嗽得非常厉害，比如咳嗽到尿裤子，咳嗽到胸肋疼痛，像这些顽固的咳嗽用抗生素是没有任何效果的。这类的咳嗽，就要用润肺、祛风的药物来治疗，我常用的是这么几味药：桔梗、杏仁、陈皮、紫菀、防风、荆芥、牛蒡子、蝉衣、地龙、乌梅，乌梅要多用一些，10～15g，防风、荆芥、蝉衣一般情况下用6g，地龙用10g。用当归治咳嗽不常用，但是顽固性的咳嗽影响了肺、气管、支气管的血液循环，刺激了管壁的黏膜，会产生过敏现象，这时候就用当归来治疗，还可以加牛蒡子、生甘草。《伤寒论》中的桔梗汤证的患者，常常伴有慢性咽炎，他们在咳嗽严重的时候会发生气喘，那过敏就从上呼吸道往下发展了。如果是喘得比较明显的话，就用定喘汤加减，但是不一定用麻黄，这类咳嗽常常比较顽固，我曾经遇到一个病人，从5岁开始咳嗽，咳了十几年。

实习医生：请问对治疗过敏性鼻炎的治疗体会？

郝教授：可以用我刚才所说的乌梅、防风、荆芥、蝉衣、地龙、牛蒡子、生甘草这组药做底方；如果是过敏性鼻炎的话，要配合辛夷、白芷、川芎、白菊花；若经常反复发作，好感冒，再配合玉屏风散，黄芪、白术、防风在药里面已经有了；如果觉得鼻涕偏黄，就在这个方子里加知母，来制约黄芪偏温燥的副作用。

还可以采用物理疗法，就是改善头部的血液循环，因为头部有三条经脉和鼻子相关，督脉、足太阳膀胱经、足阳明胃经，可以拿一个刮痧板，沿着百会往前刮到发际30次，左侧平行线30次，右侧平行线30次，然后由太阳穴沿着耳上胆经一直刮到风池再往下肩部，也是30次。一天做1~2回。头部的血液循环改善了，局部鼻黏膜、咽后壁黏膜的血液循环也改善了，它对外来的各种异味、温差变化的刺激抵抗能力就强了。这是治疗过敏性鼻炎的一个方法。还有，隐白穴是鼻子的反射区，所以当鼻塞不通气时，把脚泡热了，用手指顶住这个穴位会感到很酸、很疼，顶上30秒钟后，鼻子就通了。

实习医生：请问郝教授临床上常见的“弦脉”，弦脉主寒、主痛、主肝郁等，临床上如见病人有痛兼有寒或肝郁，您是如何辨证的?

郝教授：弦脉就是血管紧张度高。在《伤寒论》中，弦脉与紧脉有的时候不分，紧就是弦。对于寒邪，寒主收引，这时古人可能说弦脉，也就是紧脉。所以，紧脉和弦脉是很难区分的。这是个概念的问题，而不是你手下如何来区别的问题。另外肝气郁结和痰浊其实是相同的，“气行则水行，气行则血行”，气郁时间稍长就会痰浊内生，这样就更会影响气郁。所以弦脉主气郁、痰饮是一回事。就像小柴胡汤的少阳病一样，它有几个特点：一个是气机郁结影响脾胃的问题，如腹痛、呕恶；一个是气郁后影响三焦代谢的问题，因此可以生痰、生饮、生水。小柴胡汤里的生姜、半夏就是起到化痰、消饮、祛水的作用。我们摸到一个“弦脉”，就说明这个患者的身体处于一个焦虑、郁闷的状态，中医讲是“肝气郁结”，这提示了人体的代谢旺盛，肾上腺素分泌增多，耗能增多，病人容易紧张、疲劳，人体长期处于这样的状态是很不利的。如果他的脉和缓有力，那么他的血管是松松的、软软的，说明这个人肾上腺素分泌相对较少，生长激素相对偏多，他的心情很放松，自然就不会觉得累。

【编者谨按】

患者高龄，患糖尿病30余年，并发症多。郝万山教授将其症状归纳为腹胀满，咳嗽，大便不通三大主症，认为其病机为气机不畅，湿浊困阻所致，可用舒畅气机，化浊温中之法治疗。方药上选用良附丸、二陈汤、小陷胸汤、连苏饮等合方治疗。在咳嗽治法上，郝教授特别提到要应用祛风剂，并从西医学的机理上论述了咳嗽的原因，将祛风药物应用于咳嗽病患者，可以有效地缓解气管黏膜的“刺激”症状，收到很好的效果。

郝教授“治愈”糖尿病一案，对我们临床的遣方用药亦有一定的借鉴作用，但正如郝教授所言，最关键之处仍在于“辨证论治”，不可拘于一方一药。不过仍然很好地体现了中医中药在治疗急危重症时的巨大优势。

梅国强教授查房实录

糖尿病胸闷腹胀案

【病情介绍】

一般情况：朱某，女，77岁，广州人，入院时间2009年11月20日。

病史概述：因“反复口干多饮10余年，腰背痛10天，纳差1天”入内分泌科。患者10余年前无明显诱因出现口干、多饮，测血糖升高，诊断为“2型糖尿病”，曾服“消渴丸”等药物治疗，后因血糖控制不佳，改胰岛素皮下注射，曾予诺和灵30R早晚两次皮下注射，目前以门冬胰岛素早6u，午6u，甘精胰岛素晚16u皮下注射，血糖控制不详。10天前因不慎跌倒致腰背部疼痛，不能转侧，未行诊治。昨晚开始出现纳差，无恶心呕吐，无腹痛腹泻，为求系统治疗，由门诊以“2型糖尿病”收入内分泌科。入院症见：神清，精神疲倦，口干欲饮，纳差，畏寒，腰背部疼痛，时咳嗽，无痰，无恶心呕吐，无手脚麻木，无腹痛腹泻，眠可，夜尿3~4次/晚，大便调。

体格检查：T 36.2℃，P 72次/分，R 20次/分，BP 150/80mmHg，坐轮椅入院，听诊双下肺可闻及湿啰音，以右下肺明显。脊柱四肢无畸形，T8~L3椎体叩击痛（+）。舌质淡，边有齿痕，苔厚腻微黄，中有裂纹，脉沉细。

入院诊断：中医诊断：消渴病（脾肾亏虚，湿热内蕴）

西医诊断：2型糖尿病

糖尿病性肾病

高血压3级　极高危

混合性心脏病（冠心病、糖尿病性心脏病）

双肺肺炎

溃疡性结肠炎急性发作期

诊疗经过：入院后完善相关检查。治疗给予静滴香丹、参附针以及能量合剂，并且给予皮下注射胰岛素控制血糖，口服厄贝沙坦及美托洛尔控制血压，阿托伐他汀控制血脂，并且给予多潘立酮促进胃动力，中药先后服用过参苓白术散、四君子汤合白头翁汤、藿香正气散合瓜蒌薤白半夏汤治疗。目前患者手足冷，偶有胸闷、胸痛，胃胀，恶心欲呕，少量便血。

【查房实录】

刘敏主任：我们全国的名老中医梅国强教授来看你，你有什么不舒服跟他讲。

梅教授：老太太，你哪里不舒服啊？

病人：我的腰刚刚抽着痛，动不了。

梅教授：（按腰椎）是这个地方痛吗？

患者：嗯，昨天骨科医生说我的腰椎“压扁了”！

梅教授：现在肚子还痛不痛？

患者：不痛了。

梅教授：现在大便一天几次啊？

患者：昨天有两次，今天就没有。

梅教授：昨天两次是成形的还是稀的，解大便困难吗？

患者：稀的。想便的时候便不出，不便的时候又便。

梅教授：肚子胀吗？恶心吗？

患者：肚子天天都胀，有时候就不胀，我一讲话就想呕！

梅教授：头晕吗？

患者：一坐起来就晕。

梅教授：哦！看看脉吧……现在怕不怕冷？

患者：不冷！好热！

梅教授：小便正常吗？

患者家属：小便她都用那个尿袋，不能自己排尿。

梅教授：是昨天开始大便没有血的吧？

患者家属：很少很少。

梅教授：有黏液没有？

患者家属：青色和黄色为主，大便还是稀的。

梅教授：（按腹部）这样痛不痛？

患者：这里有点痛。

梅教授：肚子还是比较软的，还有什么不舒服啊？

患者：就是动一动就想吐，肚子还疼，静静躺着就不痛。

梅教授：舌头我看看……苔黄厚腻，边尖是红的，这还是热证。可以了，你好好休息啊

患者：谢谢你啊！

梅教授：我们帮你研究一下，希望你快点好起来。

【名师精析】

梅教授：这个老年患者，病情比较危重。她不光是一种病，她有好几种病：2 型糖尿病、糖尿病肾病，还有高血压病、混合性心脏病、腰痛。她腰痛应该是有一个腰椎的压缩性骨折吧。病人住院以后，病情稳定并且好转，这与正确的诊断与治疗是密不可分的。但是老人年老体衰，病症太多，仍属于危重病范畴。她入院的时候虽然神智是清楚的，但是精神疲倦，口干欲饮，纳差，畏寒，腰背部疼痛，时有干咳，手足麻木，腹痛腹泻，有时候还大便下血。入院到现在大约有 17 天了，现在大便出血基本停止。但今后会不会再出血是很难预料的，因为她毕竟有一个“慢性溃疡性结肠炎”的病史。我问她冷不冷，她说不冷，但是我们要注意，现在年轻人穿件衬衣就可以了，而她还盖着很厚的被子，虽然她的手是温暖的，但是她的双肘、双脚是冷的。如果她是湿热证，又如何解释她全身恶寒和手足冷呢？

我想这大概有两方面原因，第一，就像病历上所写，湿热阻滞，她的舌苔是淡黄的，有好多津液，这就是“湿胜阳微”的体现，因为湿邪阻滞体内的阴阳气机，不能很好的贯通血液循环，所以导致身冷，四末冷。这和《伤寒论》中论述“厥证”的机理是相同的：“凡厥者，阴阳气不相顺接，便为厥。厥者，手足逆冷者是也。”《伤寒论》中讲到的“厥证”有

很多种，像蛔厥、气厥、水厥、痰厥、寒厥、热厥、冷结膀胱关元厥、血虚寒凝厥等等，唯独没有提到“湿热内阻厥”。这个病人就是个典型的湿热内阻厥，由湿热引起的怕冷、手足冷，这也是温病学家将这种情况归属于“湿胜阳微”的道理。

明确了湿热致厥，那么湿热停留在什么地方呢？这也是我要说的第二个问题。这个病人湿热范围比较广，头晕，主要责之于上焦，上焦是从鼻子到头顶，横膈以上都属于上焦的范畴；中焦的症状也有，她腹胀，不想吃饭，而且说话多了都想呕，她在回答我的问话过程中会暂时停顿，这个停顿不是在思考，而是她又要恶心、呕吐，只是暂时缓一缓、压一压；下焦的症状就更不用讲了，大便下血，而且现在上导尿管，说明解小便困难，或是遗尿，一点一滴下来，解得不通畅。所以可以说湿热之邪“弥漫三焦”。对于年老体弱，长期有病的人，“三焦同病治从中焦”，这是叶天士说的。我在写一篇文章的时候曾经提到，上下焦病，症状百出，以和为贵，可以选用柴胡桂枝汤。我在这里不做过多介绍。那此处重心又在什么地方呢？应该在中上二焦。因为她从起病开始，就是腰背痛。中上焦不光是说前面啊！膈肌以上的部分，包括背部一直到头，都属于中上焦。她有时会胸闷，主要痛的症状在后面。下面的问题主要就是下血，一直到昨天晚上，才基本止住出血。这是湿热伤络的表现，并非热入营血。她口臭，舌苔厚腻，舌边尖红，叶天士在《温热论》中说：“舌黄黏腻皆无渴。”她感到口渴但是喝水却不会很多，腹胀又不敢进食，吃了胀得就更厉害。如果单纯的按照温病学说，可以用温胆汤，叶天士讲的“如近时之杏朴苓等类，或如温胆汤之走泄。”意思不是说用杏仁、厚朴、茯苓这三味药，而是代表了三种不同的治法，杏仁宣上，厚朴宽中理气，茯苓导下，并不是说其他的药都不能用。她上焦痰热阻滞，病久入络。她背部疼痛，固定不移，舌质上有一块瘀斑，这是瘀血的征象，是一个痰热互结于上焦的病证特点，下焦又湿热伤络，导致出血，不可妄用清营汤、犀角地黄汤之类的方子，现在的治法应该是清热化痰散结，宁络止血，兼以理气止痛。

不过我想这个病人的治法还要加以变化，要和《伤寒论》结合起来看，《伤寒论》中讲，“小结胸病，正在心下，按之则痛，脉浮滑者，小陷胸汤主之。”这个病人的病位不仅仅在“心下”，还有胸部的问题。但小结胸病虽病位在“心下”，但为何以“结胸病”来命名呢，其主证又为何叫

"结胸证"呢？根据张仲景的命名原则，肯定是与胸有关的。这个病人痰热互结于上焦，病位在心下胃脘，我主张用小陷胸汤为主方进行加减。提到小陷胸汤，自然想到它的姊妹方瓜蒌薤白半夏汤。小陷胸汤去黄连、加薤白，就是瓜蒌薤白半夏汤。这两个方子对中上二焦的痰结都有很好的作用。但是瓜蒌薤白半夏汤偏温，舌苔是不可能黄的，这个病人舌苔黄，舌边尖红，所以用小陷胸汤不用瓜蒌薤白半夏汤。

至于方药的加减，因为她腹胀很明显，应该加枳实，我不知道在广州枳实的用量怎样，我在武汉经常用到20～25g，还可以加莱菔子；她大便解得有困难，可以加10g石菖蒲，小陷胸汤的用量可以用常用量10g，瓜蒌用全瓜蒌，也有一定的通便作用；宁络止血方面，可以用大黄炭，按照大黄黄连泻心汤的思路，还可以加上黄芩炭，但现在出血趋于缓和，所以不用也可以，还可以加清络饮里的鲜荷叶；活血方面我常用土鳖、红花、丹参，但现在暂时不用，如果大便没有血了，疼痛的时候还可以考虑；对于腰背痛可以考虑加玄胡、姜黄、郁金。我的方子开的很乱，见解有限，望各位包涵。

【名师答疑】

实习医生：梅老，您好！刚才您对这个病人的病机分析是"湿热弥漫三焦"。我想问一个关于"湿邪"的问题。湿为阴邪，黏腻重着，易兼他邪，其治法分为"淡渗利湿"、"芳香化湿"、"苦寒燥湿"等。燥湿药多为苦寒药，如黄连、黄芩，湿又为阴邪，那苦寒之药如何以燥阴邪之湿呢？我还有第二个问题，与湿邪性质相同的还有"痰"、"饮"，《金匮要略》就说"病痰饮者，当以温药和之"，这个时候又提到了温法，在临床上我们如何辨别"湿"、"痰"、"饮"，治法又如何区分"渗湿"、"化湿"、"温化水湿"、"苦寒燥湿"呢？

梅教授：这个问题要是彭胜权教授来解答肯定会非常的全面，我对这个问题就会笨拙一些。如果单纯湿邪为患的话，是不可能用黄连、黄芩一类的苦寒药的，即使是用，也有某种特殊的原因。湿邪易合并其他的病邪，若湿与寒合，谓之"寒湿"，治寒湿是绝不能用辛凉苦寒药的，这时要用辛香而燥的药；还有湿热，治疗湿热就需要用上苦寒的药物，像黄连、黄芩，就像我刚才提到的，小陷胸汤去掉黄连、加瓜蒌就变成瓜蒌薤白半夏汤，这时病邪不叫“湿邪”，而是叫“痰浊”，虽然性质相同，但是这时就不能用苦寒药。温病理论讲到一个“湿热里结阳明”，说的是舌苔黄厚，腹胀、腹痛，大便解不出来，有些人甚至是大便稀溏，却解便非常困难。这就需要用另一套下法，不是“三承气汤”，而是用“苦辛通降法”，叶天士讲的如青皮、枳实、玄明粉、生首乌之类的药，代表方剂就是枳实导滞汤。刚才的病人舌质红，舌苔黄，脉数，当然脉数可以主多种病，可以为虚、为热、为寒，但综合来看，这个病人是痰热阻滞，瘀血相搏，湿热里结阳明，伤及血络，这也是湿热里结阳明的另一种情况。所以我用了大黄炭止血，我在武汉用过多次大黄炭，10g 一般不会拉肚子。当然这个病人已经没有血了，可以考虑不用，那黄芩炭还是可以的。

万晓刚教授：自师从梅老，他对我的谆谆教诲已经有 20 年了。我现在已经不知道该讲什么了。记得在十几年前，跟梅老出诊的时候，老师用五苓散治疗了一个无汗症的患者。昨天跟梅老师见面，老师又讲了一个治疗多汗症的案例，我想梅老师是不是把这个案例讲一讲，我想对大家辨证的方法、思路一定会有启迪作用的。

梅教授：你怎么又提到这里来了！这个病人是一个将近 50 岁的妇女，可能是要停经，经期比较混乱，好多医生都把她当做“更年期综合征”来治疗，效果不好。她是什么主症呢？第一就是怕冷，她第一次来找我的时候是今年 9 月份，武汉的 9 月份是相当的热啊！她说诊室里开着空调她受不了，她非常怕冷。第二是她汗出特别多，我就问她是活动后出汗还是因为天气热出汗，她说只要是喝水就会出汗，做一般的事情也不出汗。但就是口渴，口渴肯定要喝水的，她一次能喝 3 大玻璃杯的水，喝了水之后就又出汗，汗多了就把衣服湿透了，她每天晚上都要换三四件衣服。我问她二便的情况，她说大便正常，小便就非常少，我按诊她又没有浮肿，我就想到了《伤寒论》中关于五苓散的记述：“微热消渴者，五苓散主之。”我曾经在《上海中医杂志》发表过一篇文章，叫“水泉不利治膀胱”，《素问·灵兰秘典论》里讲：“膀胱者，州都之官，津液藏焉，气化则能出矣。”这句话就告诉了我们膀胱的功能。膀胱的功能包括两方面的内容，第一是藏津液。现在《中医基础理论》讲膀胱是藏尿液的，中医所讲的膀胱，固然有它解剖学的意义，但更重要的是脏象学的膀胱，它是一个功能单位，那么膀胱藏的“津液”来源于何处呢？《内经》里说“饮入于胃，游溢精气，上输于脾，脾气散精，上归于肺，通调水道，下输膀胱，水津四布，五精并行……”这就是人体津液的来源与流通形式，也就是说身体里面正常运行并且能够为人体所用、能够滋润人体内外各部的液体，这才叫津液，一旦停聚下来了，或者是出入不正常了，都会发病。膀胱的一个功能，就是看它能不能藏津液，很多病人喝水多，小便就多，而这个病人恰恰相反，她是饮水多，小便不多，而是汗多，这就涉及膀胱的第二个功能，气化功能。人体津液经过膀胱气化之后，“其清者”循行于津液运行的轨道，“其浊者”随小便排出体外。这个病人，我们就是要增强她膀胱的气化功能，让她“水精四布，五精并行”。我曾经用五苓散治疗尿崩症，《内经》里说：“水泉不止者，是膀胱不藏也。”就是针对津液不藏，膀胱气化功能不好而用，这个患者，我还是用五苓散，目的也是改善膀胱气化功能，也许饮的水就会从小便排出来。这个患者到现在就诊已经有5、6次了，症状基本消失。所以说五苓散不但能够治疗尿崩症，也可以治疗汗多、小便不利，最主要的还是要辨证治疗。

【编者谨按】

梅老抓住患者胸闷，腰痛，口干，畏寒，腹痛、腹泻，下少量鲜血等主要特点，抽丝剥茧，逐一分析，并从“湿热之邪弥漫三焦”作为病证切入点，指出此病当从上、中二焦论治。并抓住仲圣“凡厥者，阴阳气不相顺接”的病机，提出“湿热内阻”亦可致厥，正合温病学中“湿胜阳微”之理论，更为本例辨证起到提纲挈领之作用。在治疗方面，结合伤寒、温病两大学说，提出清热化痰，宁络止血，理气止痛的治法，以小陷胸汤为底方加减。其对小陷胸汤证病位的论述，更是独具见解，不落窠臼，对伤寒学术的研究具有一定的指导作用。

梅老用五苓散治疗尿少、汗泄一案，运用《内经》之法，《伤寒》之方，指出无论是尿崩还是尿少，都责之于“膀胱气化不利”，遂大胆施用五苓散，则症除病瘥。精通《内经》几乎是所有名医成才的必由条件，清代陆以湉医家在《冷庐医话》中感慨：“近世医者，能读《内经》鲜矣！”重读《内经》势必成为当今中医学者之首务，梅老之言传身教，可谓后学之楷模！

张步桃查房实录

病例一、水肿腹胀案

【病情介绍】

一般情况： 谭某，女，66 岁，广州人。入院时间 2009 年 11 月 3 日。

病史概述： 因“反复腹胀 10 年，双下肢水肿 1 年，加重 3 月”入综合科。患者 10 年前出现双侧股骨头坏死，服相关治疗药物后出现药物性肝炎、肝硬化。10 年来反复腹胀，1 年前无明显诱因出现双下肢水肿，未予重视。3 月前上述症状加重，服药后无明显改善（具体不详），于肾内科门诊查血肌酐 243umol/L，心脏彩超示：右心衰，肺动脉高压。入肾内科病房住院，未能改善，于 11 月 17 日转入 ICU 行血液透析治疗。经治疗，患者肾功改善，水肿消退，病情平稳，遂入住综合科系统治疗。入综合科症见：胸闷，腹胀，下肢浮肿，皮肤散在皮疹，破溃，小便少，大便偏干，纳呆，夜寐可。

体格检查： T36.5℃，P92 次/分，R18 次/分，BP179/90mmHg。胸廓对称无畸形，听诊双肺呼吸音粗，可闻及大量湿啰音，心率 84 次/分，律齐，各瓣膜听诊区未闻及杂音。舌质淡，苔白，脉弦滑。

入院诊断： 中医诊断：水肿（脾肾两虚 水湿内蕴）

西医诊断：慢性肾功能不全（尿毒症期）

肾性贫血（中度）

慢性药物型肝炎后肝硬化失代偿期

胸腔积液

腹腔积液
慢性心功能不全
心功能Ⅳ级
高血压病 3 级　极高危
双侧股骨头坏死

诊疗经过：入院后完善相关检查。治疗上予静亚胺培南抗感染；门冬氨酸、鸟氨酸降血氨；人血白蛋白、免疫球蛋白提高血浆胶体渗透压、增强免疫力；门冬氨酸钾镁、磷酸肌酸营养心肌；口服地高辛强心，倍他乐克（美托洛尔）、培垛普利改善心肌耗氧、预防心室重构、降血压；保肾康以保护残余肾；肌注重组人红细胞生成素以改善肾性贫血。现患者胸闷，夜间加重，不能平卧，双下肢水肿，左下肢皮肤红肿，皮温增高，小便频数，量少，夜尿达 10 余次。

【名师精析】

张步桃：这个病人从一开始股骨头坏死就没有系统的治疗，我治疗股骨头坏死的案例比较多。我偏爱小建中汤，这种情况我喜欢小建中汤和当归捻痛汤一起用。她的肾功能有损害，尿少，我一般用猪苓汤，这种病人通常是营养不良的，我经常把糙米皮磨碎，熬成膏配合药物来服，对营养不良性的水肿效果非常好。水肿方面可以把小柴胡汤和猪苓汤合起来用。腹胀就加大腹皮、香附、槟榔、神曲这类行气药。如果要增强利尿效果，可以加牛膝、车前草、白茅根这些利水渗湿药，最关键的是利水而不伤阴。当时台湾地区流行 SARS，很多医生都用龙胆泻肝汤治疗，结果导致肾脏衰竭，到最后不得不洗肾，所以用药一定要小心。关木通是马兜铃科的植物，有毒，要用五加皮科的木通才不会出问题。如果治疗别的问题，却引发了肾功不全，那就得不偿失了。有人会问，她不是小便频数吗？怎么要加利尿剂呢？其实她小便虽然次数多，但是量不多，加利水药就体现了“通因通用”的治则。另外这个人病了 10 年了，我还是考虑要补虚的，有人会用黄芪补气，但是如果有外感就不能用。《伤寒论》里用黄芪补气吗？没有，只是在《金匮要略》中出现了黄芪。我们可以用党参，《伤寒论》中顾护脾胃、建立中焦一般就是用到参、草、枣这三味药。

实习医生：她左下肢皮肤红肿如何解决呢？

张步桃：《内经》讲“诸痛痒疮，皆属于心。”所以凡是火邪为患的时候，我们要从泻心火、活血凉血的角度来考虑，可以加连翘、土茯苓，还可以加牡丹皮，具体要灵活运用。

病例二、胸闷耳聋案

【病情介绍】

一般情况：张某，男，47岁，广西人。入院时间：2009年11月20日。

病史概述：因“胸闷头晕2小时”入综合科。患者2小时前因饮白酒约700ml，遂出现胸闷、头晕，伴手足麻痹，意识尚清，无胸痛，无肢体活动不利，无恶心、呕吐。遂由家人送入急诊门诊，门诊以静推纳洛酮、静滴醒脑静等对症处理后，上述症状稍有好转，为求进一步系统治疗，特入住综合科。入院症见：神清，烦躁，胸闷，头晕，腹部隐痛，手足麻痹，饮食可，夜寐差，小便频数，大便可。

体格检查：T37.5℃，P100次/分，R25次/分，BP110/80mmHg。听诊双肺叩诊呈清音，呼吸音清，未闻及干湿啰音。心界不大，心率100次/分，律齐，各瓣膜听诊区未闻及杂音。Babinski征（-），Chadock征（-），Oppenheim征（-），Gordon征（-），Hoffman征（-）。舌质淡红，苔白，脉弦。

入院诊断：中医诊断：眩晕（痰湿内阻，上扰清阳）

西医诊断：酒精依赖症
2型糖尿病
慢性浅表性胃炎
慢性食管炎
慢性胆囊炎
抑郁症

诊疗经过：入院后完善相关检查，治疗上予静滴磷酸肌酸、极化液营养心肌；氨基酸、维生素组营养支持；口服二甲双胍、阿卡波糖控制血糖，舒乐安定（艾司唑仑）镇静。现患者耳鸣，听力减退，胸闷，头晕，纳呆，二便调。

【名师精析】

张步桃：这个病人的问题应该是跟血糖升高有绝对的关系。关于中药降血糖，我临床上常用竹叶石膏汤或者白虎加参汤为底方，再合四物汤治疗，有时我也用生脉饮、甘露饮，加黄芩、黄芪。我有这样一个病例，是一个邮递员，跟同事吵完架后就一个耳朵失聪，9 年了，吃了好多药都没有效果，我给他用的是磁朱丸。我不知道在大陆还有没有人用朱砂了，在台湾用得不多，大家都是很规矩的用药，即使用到也把朱砂换成其他的药。而我保留了磁石、朱砂，另外我还加了菖蒲、远志、荷叶，苍术。苍术可以吸收机体渗出的液体，平胃散里的苍术就有吸掉肠管中积液的作用，腹泻的症状就会改善。他耳朵失聪，肾开窍于耳，我又加了一些补肾的药化裁。后来这个邮递员就恢复了听力。

这个患者酗酒，现在又耳鸣，我同样要用磁朱丸，合上清震汤。清震汤里有荷叶、苍术、升麻，《内经》说治疗耳朵要用入肺的药，耳聋治肺，有道理。肺主五声，耳朵听不到，就要治肺。加款冬花、桔梗都可以，远志虽然入心，但是通窍，也可以用。同样推理，肝管五种颜色，所以皮肤颜色变化就要用到入肝的药；心开窍于舌，管五味，如果对五味没感觉，就要从“治心”入手。他情绪易激动，得靠镇静药控制，再加逍遥散。他这种不能控制自己情绪，就用柴胡、龙牡、远志、菖蒲、桔梗、荷叶，虽然病在耳朵，要“上病下治”，加石决明，使他的情绪稳定下来。

【名师答疑】

医生：戒酒和戒烟是不是用同样的药？

张步桃：不是，酒入血分，戒烟还是要用气分药。

医生：引经药怎么选？

张步桃：引经药的选择，一两味即可，看个人的习惯。像逍遥散里的薄荷就是入肝经，不后下，而外感病中的薄荷是要后下的。含有皂素的药基本上都入肺经，比如说桔梗、远志，通常和枣糕一起吃，也可以做成药丸放在龙眼干里。

实习医生：肝主五色，皮肤变色都可以从肝来治疗，那皮肤变红、变白、变黑调理起来有何偏重？

张步桃：消斑其实就是化瘀的原理，有色素就要淡化掉。天冬可以淡化黑斑，可以把天冬和蜂蜜、蛋清、白水、苦茶油和起来，漂白效果最好。另外苦茶油含生物碱高，痛风的病人外敷痛处，慢慢的就能中和酸碱。胃穿孔的病人吃面线伴苦茶油，胃穿孔也会合拢。白斑就要加红色素，像豨莶草、鸡血藤、仙鹤草、紫草、丹参都可以，这类的病人就不建议他吃芒果、木瓜了，否则就会变成“黄脸婆”了。

医生：张老师治久聋用柴胡加龙骨牡蛎汤、清正汤和磁朱丸，但是“心寄窍于耳”，请问张老有没有用桂枝甘草类方治疗耳聋？

张步桃：《伤寒》研究外感病居多，外感我通常用小柴胡汤跟苓桂术甘汤。苓桂术甘汤缩减就变成了桂枝甘草汤。重发汗，损伤心阳就可以用桂枝甘草汤。桂枝本身就是强心的药，它含有精油，包括我们的大小承气汤，里面的枳实也含有精油，现在有人已经证实枳实有强心的作用。我们可以从这点作为一个思考的方向，很好。

病例三、骨痛皮疹案

【病情介绍】

一般情况：赵某，女，47岁，广东茂名人。入院时间：2009年11月22日。

病史概述：因“左髋部疼痛伴活动受阻5个月”入综合科。患者2年前不慎摔倒，导致左侧股骨颈骨折，卧床3个月，复查愈合。10月前自觉左髋部隐痛，在当地医院检查提示“左侧股骨头坏死”，于7月前在我院关节科行“股骨头病灶清除及支撑术”，术后仍有左髋部隐痛。6月前出现双手、右下肢肿胀，全身疼痛不适及全身多发皮疹，查风湿免疫相关检查均无异常。2月前以“左髋部感染”入住华西医院风湿免疫科，予头孢美唑钠静滴3星期后，症状好转，后转入我院综合科。入院症见：左髋部疼痛，活动受限，汗出，头面部尤甚，饮食可，二便调，睡眠差。

体格检查：T37.6℃，P82次/分，R19次/分，BP105/80mmHg。听诊

双肺叩诊呈清音，呼吸音清，未闻及干湿啰音。心界不大，心率100次/分，律齐，各瓣膜听诊区未闻及杂音。左髋关节、双桡骨关节肿胀，皮温升高，双臂桡侧、双腿内侧可见散在红疹，质可，边缘清晰，无破溃。双足趾颜色黑暗，皮温减低。舌质暗，苔白，脉弦。

入院诊断： 中医诊断：骨痹（肝肾不足 湿热内蕴）

西医诊断：左股骨头坏死

左股骨头支撑术后

诊疗经过： 入院后完善相关检查。予静滴氨基酸、维生素营养支持，口服西乐葆片、通痹灵片缓解疼痛，予双柏散外敷痛处。中药方面服用四妙散加减。现患者周身酸胀，胸闷、胸痛，头痛，背痛，双目干涩，耳道肿胀，周身瘙痒，双臂、双腿内侧见散在红色皮疹，左髋关节疼痛，大便难，睡眠差。

【名师精析】

张步桃： 我刚刚也提到治疗股骨头坏死，我很喜欢用小建中汤，这是个非常好的强壮剂，里面的麦芽糖对机体有修护作用，包括对锁骨关节癌也有很好的效果。饮食方面也要注意，刚从冰箱里拿出的东西不要吃，很寒凉。现在有的小朋友得了锁骨癌，很大一部分原因就是与饮食有关。

医生： 病人的皮疹怎么办?

张步桃： 可能跟药物过敏有关，或者跟饮食有关。

医生： 有一个小女孩，因为吃了很多雪蛤，所以满脸都是红斑疙瘩，又痒又痛。她体质虚弱，舌质淡有齿痕，脉沉弱，我想了很多方法，时好时坏，您看怎么治好?

张步桃： 理论上吃雪蛤不应该有这种反映，它生长在寒冷的地方，受到的污染也少，人类等它冬眠的时候就拿来当补品，也许是制作方法的问题。日本人吃河豚中毒要用芦根解毒；患者要是出现斑疹，温病学考虑到用玉女煎，用凉血药地黄、石膏，还要加牛膝引药下行，“诸痛痒疮，皆属于心”，可以加连翘；红肿热痛往往和气分有关，酌情加一些气分药；如果脉沉可以加丹参来改善心脏功能。所以这个病人可以考虑用玉女煎合小柴胡汤，加丹参、薏苡仁，看看会不会有改善。

医生： 您对扶阳学派有何见解?

张步桃：清代郑钦安的派别“火神派”大剂量的用到附子、干姜。这是地域时空的特殊性，我们还是要辩证地看问题。比如说《伤寒论》里为什么有葛根芩连汤、白头翁汤、黄芩汤？这都是对抗细菌病毒的，像现在的霍乱杆菌、阿米巴菌等等，用黄芩、黄柏就有效，用附子、干姜就没效。还有承气汤类、泻心汤类，如果患者都是阳气不足，这些方剂岂不没有了“用武之地”！阳明“三急下证”就是要把肠道里的细菌、病毒清扫干净。我们主要还是要分清证型，明确什么是三阴证，什么时候用“四逆辈”。

医生：最近甲流在大陆和台湾都是比较流行，昨天李可老针对甲流开了一个方，他的方也是四逆汤为底，开中焦化湿浊，比如说用藿香、佩兰、北芪，我也了解到张老在台湾也有一个防治甲流的方，用黑豆、甘草、金银花、桑白皮、芦苇根、连翘，两个方比较起来还是有用药方面的差别，我就想请问张老，您认为是因为台湾的地域差异还是因为什么？

张步桃：甲流应该归属在温病的概念里。温病用桂枝汤是不对的，当然更不可能用四逆汤了。广州跟台湾的纬度很接近，所以在这里也可以这样用。如果在北方，开四逆汤就没关系。还要分清是寒证还是热证，“寒者热之，热者寒之”。如果病人面色苍白，恶寒，神疲，当然可以用四逆汤了。

【编者谨按】

张步桃老临证，思维敏锐，曾经创下一日门诊看700多个病人的记录，然其每药每方之运用，均有理有据，以《内经》《伤寒》为本，以各家学说为纲。选方用药更是信手拈来，切中肯綮。其临床传授之经验，亦是弥足珍贵。如泻心火以治疮疡，建中气以利小便，调肝肺以愈耳聋等等。古语有云“良药苦口利于病”，而张步桃老则非常注重“良药甜口”，所以其对小建中汤也是钟爱有加，指出这张方是“强壮之剂，对机体有很好的修复作用”，同时也使患者容易接受中医，乐于接受中医。同时，张老非常注重对患者生活起居的调节，指出“很多病都是吃出来的”，这正与《内经》中“今时之人，不知持满，不知御神”相呼应。

陈明教授查房实录

糖尿病双腿麻胀案

【病情介绍】

一般情况：邝某，男，86岁，广州人。入院时间2009年11月19日。

病史概述：因“反复口干多饮多尿13年余伴四肢麻痹痒1年余”入内分泌科。患者1996年无明显诱因出现口干多饮多尿等症状。同年在市人民医院行胆囊切除术，住院期间发现血糖升高，诊断为2型糖尿病。出院后一直口服“达美康”、“二甲双胍”、“瑞易宁”等降糖，血糖控制尚可，空腹血糖波动在5.0～7.6mmol/L。2008年2月出现双手麻木疼痛，曾于2008年10月在我院内分泌科住院治疗，治疗好转后出院。患者今年再次因为四肢麻痹痒而于广州市第一人民医院、中山一附院、陆军总医院住院治疗，症状未见好转，为求进一步治疗入住我院。入院症见：口干，夜尿多，4～5次/晚，无多饮、多食；视物模糊，四肢麻痹疼痛痒，双上肢活动受限，以右上肢受限较重，左食指掌指关节变形。无发热恶寒，无胸闷胸痛，无腹痛腹胀，胃纳可，眠可，大便调。

体格检查：T 36.5℃，P 70次/分，R 20次/分，BP 150/80mmHg。全身皮肤见散在红斑，足背部皮肤部分呈鱼鳞状，腰背部见一长约5cm的纵行疤痕。双下肢轻度水肿。四肢肌力、肌张力正常，左直腿抬高试验（－），左4字试验（＋）。舌暗红，苔白腻，脉沉细。

入院诊断：中医诊断：消渴病（肾阳不足，瘀血阻络）

西医诊断：2型糖尿病

糖尿病周围神经病

糖尿病视网膜病

糖尿病性肾病Ⅳ期

双眼老年性白内障

腰椎间盘脱出症术后

高血压病3级　极高危

胆囊结石术后

诊疗经过： 入院后完善相关检查，尿蛋白检查（+++），胆囊B超提示胆囊多发结石，双下肢动脉彩超提示双下肢动脉硬化，以及胫前动脉及足背动脉供血不足。治疗上予对症治疗，中药曾服用真武汤、桂枝汤，用升麻鳖甲汤加减外洗双下肢。目前仍双下肢麻木、水肿，自述有如充气感。

【查房实录】

刘敏主任： 你现在跟我讲一下哪里不舒服？

患者： 两只脚比以前肿大，而且麻麻的，没感觉。

陈教授： 是手掌麻痹还是脚麻痹？

患者： 手比脚更觉麻痹。

陈教授：（按患者足背）这样有没有感觉啊？

患者： 有，有点痹。

陈教授： 带着手套，穿着棉袜子，你怕冷吗，膝关节这里觉得冷吗？

患者： 怕冷啊，嗯，这里（双膝关节）冻得受不了。

实习生： 他自己觉得双腿一直很胀，像气球充盈的感觉。

陈教授： 嗯，看一下舌脉……舌淡暗，边有齿印，脉虚数。口干吗？

患者： 不觉口干。

陈教授： 吃饭怎么样？

患者： 胃口一直正常。

陈教授： 大小便正常吗？

患者： 大便正常，小便半夜有五六次。

陈教授： 睡眠怎么样啊？

患者： 晚上经常醒。

陈教授：是因为起来上厕所影响睡眠吧。今天早上血糖多少啊？

实习生：空腹血糖控制在7～8mmol/L左右，现在是用胰岛素。

陈教授：这里（右腿胫前处）怎么破了？

患者：这里是抓烂的，全身痒啊！

陈教授：后背怕冷吗？

患者：有时觉得热，有时觉得冷，冷多一些。

陈教授：平时出汗吗？

患者：嗯，有时候出。

陈教授：来，用力攥我的手……

患者：这个手（右手）不行。

陈教授：这个手（右手）没力气，把右手抬高。

患者：（吃力抬右手）这是最高了，不行了。

陈教授：他血压多少？

实习生：血压近段时间还可以，波动在130～140/75～85mmHg之间。

陈教授：尿组合蛋白是3个“+”是吧？但是他没有水肿，是自己感觉肿。

患者：脚底感觉麻，踩到地上很厚。

【名师精析】

陈教授：听了病情介绍，粗略翻看了一下病历，我发现他糖尿病基本的并发症都有啦。周围神经的、肾脏的、眼底的……如果仅仅是糖尿病本身的治疗，那就是肺、胃、肾的阴虚燥热，后期肾阴虚累积肾阳虚。那现在我们主要是针对他的并发症进行处理。这个老先生的特点，一个是麻，一个是痒，还有我去握他的手的时候，实际上是一种肌无力的表现，就是中医讲的“痿证”。另外我看到这个病人的第一印象就是寒象：他带着手套，穿着棉袜子，用棉袄盖住膝盖下肢，两个膝关节也是凉的，这说明他四肢冷。但趺阳脉的搏动还可以，糖尿病的坏疽趺阳脉搏动是消失的。

关于他“痒”的情况，痒未必都是阴虚燥热的征象，一些瘀血、阳虚的病人也会感到周身发痒，“麻木”也见于阳虚的病人。广州这里可能不明显，如果到北京，天冷的时候手一下就冻麻了，其实就是血液循环不通畅。这个病人给我的感觉是血虚加上阳虚，属于《伤寒论》里面的“血厥”，血虚寒凝所致，属于当归四逆汤证。另外他上肢还有无力的症状，很像《金匮要略》里的黄芪桂枝五物汤证，属于“血痹”。

我们现在是要解决两个问题，一个是上肢无力，一个是下肢凉。是不是可以用当归四逆汤和黄芪桂枝五物汤的合方？这两个方重复的药比较多，都是桂枝汤的衍化方，里边的芍药可以白芍、赤芍同用，赤芍可以用大量，加强活血的力度，可以用到30g。如果从病机上分析，这绝不仅仅是一个病机，而是数个病机在里面。所以用药要相对复杂一些，因为这个病人也有汗出、身热的情形，而且舌苔前面偏淡，后面有些黄腻，可以合上四妙散化湿宣痹，这些就是寒温并用的方法了。其实糖尿病本身并不可怕的，可怕的就是它的并发症。

另外还可以配合一些止痒的药物，因为不管寒邪也好，热邪也好，我们都强调“热入营血”，寒邪日久也可以入血分，所以叶天士就提出了“久病入络”的观点。“瘙痒”时间长了也不例外，可以加一些入血分的药物，比如虫类，像乌梢蛇、地龙等。

关于用药的问题，细辛这味药有个说法叫“细辛不过钱”，这是《证类本草》里提到的，不过说的是“若单用末，不可过一钱匕”，就是说如果单用细辛末，那么超过3g就会中毒，如果入药煎煮的话，就没事了。另外当归四逆汤里还有大枣、甘草做配伍，所以张仲景在《伤寒论》中用的细辛都是三两。李可老师的细辛也是50g的用，只要多煎煮一会毒性就蒸发了。我在临床上用细辛一般都是10g、15g，不过也是要签字的。如果到东北地区，那用量就更大了。

【名师答疑】

实习生： 陈老师，我想问一下，那个当归四逆汤是治血虚寒凝血痹，就这个病人来说您认为他本是什么呢？是血虚还是阳虚呢？

陈教授： 这个病人的本质还是血虚。糖尿病周围神经病变的表现就是血虚，血流不畅，寒自内生。血虚是本，然后才会有寒。口干也与血虚寒凝有关，北京的冬天非常干就是因为寒冷，寒伤津液。所以只要想办法使他的血流加速，他的“胀”、“麻”、“痒”就可以减轻。“寒则凝而不行”，“温则通之”，《内经》里的记述是有一定道理的。

实习生： 但是如果他是以血虚为主的话，当归四逆汤和黄芪桂枝五物汤中养血的药物并不是很多。

陈教授：养血的药主要是当归和芍药，中医讲的“养血”有“直接养”和“间接养”的不同。“直接养”就是见到血虚就补血；“间接养”是通过补气的方法来达到补血的目的，这实际上是调动了机体生化的一个能力，这就是“治病求本”。黄芪桂枝五物汤就是通过黄芪益气来达到补血的作用。包括我们平时治的贫血病人，有人补血，有人补气，有人补肾精，恐怕就是这个道理。我们可以在原方的基础上加鸡血藤，下肢无力可以加牛膝，瘀血阻滞加丹参。但是加药你也得遵照一个原则：就是遵照病情，而且加的这几味药能够行使它们的几个功能。比如丹参这味药物，它既养血又活血，还有凉血的作用；鸡血藤也是既可以养血又也可以通络，如果瘀血的程度比较重，这些药物都可以考虑用上去。

【编者谨按】

患者患“消渴病”13 年余，病情反复，多次入院。陈明教授将其主症概括为三个方面：第一，双下肢麻痹，冰冷；第二，周身瘙痒；第三，肌肉痿软无力。并针对斯症一一阐述，层层深入，指出患者因血虚寒凝而致血行不畅，血虚寒凝，肌肤不荣，则见周身瘙痒，拟当归四逆汤温经散寒，正合《内经》“温则通之”之旨。而肌肉萎软无力乃寒邪侵入、血行阻滞所致，正契《金匮》中黄芪桂枝五物汤“血痹”之要。然“久病入络”，养血温经亦不忘活血通络。纵观全法，温经与养血齐用，益气与通痹同施，至于细辛之用法，更具不囿时说之见解。

李可老中医查房实录

肾衰竭昏迷案

【病情介绍】

一般情况： 罗某，女，69岁，梅州人。入院时间2009年11月15日。

病史概述： 因“反复四肢关节肌肉疼痛5年余，加重半月余”入风湿免疫科。2004年患者无明显诱因出现四肢肌肉关节疼痛，伴有晨僵，活动不利，间断发热，体温最高达38.5℃，无腹痛、腹泻，无咳嗽咳痰，在当地医院就诊，肌肉关节疼痛可以缓解，但仍反复发作（具体不详）。半月前无明显诱因出现四肢肌肉和关节疼痛，晨僵，持续时间大于2小时，发热，于11月7日就诊于“梅州市人民医院”，诊断为ANCA相关性血管炎、肺炎、慢性肾衰竭（氮质血症期）、肾性贫血、骨髓性颈腰椎骨质增生、类风湿关节炎。治疗上予改善循环、护肾、护肝等对症治疗，经治疗患者四肢肌肉关节酸痛缓解不明显，故来我院就诊。为求系统治疗，门诊以“类风湿关节炎”收入风湿免疫科。入院症见：精神疲倦，四肢肌肉关节酸痛，活动受限，晨僵，持续时间大于2小时，容易疲倦，无颜面皮疹，无口腔溃疡，无发热恶寒，无恶心呕吐，食欲较差，无腹痛腹泻，睡眠差，二便调。

体格检查： T 36.2℃，P 78次/分，R 24次/分，BP 152/80mmHg。胸廓对称无畸形，无胸膜摩擦音，叩诊呈清音，双侧呼吸音粗，双侧中下肺可闻及湿啰音。疼痛关节数30个（双手指近端指间关节、掌指关节、腕关节、双肘关节、双肩关节、双膝关节和双踝关节），肿胀关节数2个

（双腕关节）。双手握力：左手10mmHg，右手8mmHg。

入院诊断： 中医诊断：痹病（肝肾不足，湿邪阻络）

西医诊断：ANCA相关性血管炎

2型糖尿病

糖尿病肾病

慢性肾功能不全（氮质血症期）

高血压病3级　极高危

诊疗经过： 入院后完善相关检查，胸部正侧位X线示：肺水肿形成，双肺感染；肾脏彩超示：符合慢性肾病，右肾多发囊肿，肾功能不全；心脏彩超示：左房增大，左室舒张功能减退；腹部B超提示：肝囊肿。治疗上予生脉针益气养阴；通痹灵片、通痹合剂祛风除湿，通络止痛；塞莱西布消炎镇痛；爱若华抑制免疫；升清降浊胶囊益气升清，通腑降浊；予瑞易宁控制血糖；贝那普利控制血压。中药方面以麻杏薏苡甘草汤加减。11月23日晚患者突发心衰，经强心、利尿及对症处理后，仍气促，咳嗽，咳痰黄稠带血，四肢轻度浮肿，纳差，大便溏。行床边胸片示：肺水肿形成，双肺感染，遂于11月24日转入ICU治疗。入ICU后，予重症监护，接呼吸机辅助通气，胃肠减压，予泰能抗感染，乌司他丁抗炎，沙丁胺醇组雾化吸入，奥美拉唑针抑酸护胃，磷酸肌酸营养心肌，氨基酸静脉营养。于11月25日行CRRT（连续肾脏替代治疗）。

【查房实录】

李可老中医： 现在情况怎么样？

医生： 目前的情况就是需要呼吸机支持和床边血滤。

李可老中医： 上了呼吸机多久？

医生： 24号开始，到现在4天了，他基本上没有自主呼吸。

李可老中医： 肌酐是多少？出汗么？

医生： 510多（umol/L），出汗不明显。

李可老中医： 喘得厉害？

医生： 是的，稍微搬动就喘得厉害。

李可老中医： 神志清楚么？

医生： 现在不太清楚，问什么她都不知道。

李可老中医：能叫醒嘛？

医生：叫不醒，用了镇静药。

李可老中医：没有遗尿吧？

医生：插了尿管，所以看不出，不过尿很少，24 小时尿量只有 100 多毫升。

李可老中医：有没有大便？

医生：没有，灌肠也没有用。

李可老中医：能吃东西吧？

医生：她在风湿科的时候可以吃东西，现在基本上是靠胃管。

李可老中医：你们用了什么药物，有没有用中药？

医生：参附针。没有服中药。

李可老中医：用这个方子：炮附子 120g、干姜 60g、炙甘草 60g、高丽参 30g、山萸肉 60g、生龙牡粉 30g、活磁石粉 30g、麝香 0.2g。看明天早上能不能醒来，以后你们再斟酌改方。20 小时内服 3 次药，不要间断。麝香每次给她用 0.2g。用 3000ml 的水来煎。

医生：如果是生附子要用几克？

李可老中医：生附子用 45g。这个病人先救命再说。

【名师答疑】

医生：我也比较推崇李老"扶阳"的方法。我也曾经用过 120g 的附子，我想问在一些肾衰的患者，肌酐明显增高，这时用大剂量的附子会不会对肌酐量有影响？

李可老中医：不会。我做过实验，凡是这种虚衰的病人，特别是肾衰的病人，从用附子开始一直到痊愈，每一周查一次生化全套，发现生化指标逐日好转，最后转为正常，并不存在附子中毒的问题。如果病人肌酐特别高，可以加辽细辛和生大黄，泻下瘀浊，大便一通，肌酐就可以下降好多。

医生：现在社会上说很多附子都是"黑心附子"，所以我们在大剂量使用附子的同时，非常顾忌这一点。

李可老中医：对，你必须把附子的来路、炮制方法搞清楚。所以我们现在用的附子就是来源于固定的人，价格要高好几倍，要签合同的。

医生：《伤寒论》的一两到底是3g还是30g？

李可老中医：从东汉以后到唐代，一斤是16两，一两是30g，半斤是250g，这个都折算好了，就刚好是张仲景那个年代用药的有效剂量。现在说的剂量要折算掉一半，30g的一半恰好是15g。特别是危重病症，必须要用张仲景的基础有效剂量，低于这个剂量就等于白喝。但是有人担心会不会出现什么问题？绝对不会。只能是用药太晚，没有救过来。但是这种情况下十个里面还能救活九个。

医生：但有时候附子用量大就会出现头晕，心跳加快……

李可老中医：你们不要用胆巴制过的附子，有些药商为了赚钱，制药是不择手段的。

医生：李老你刚才开的药方要用3000ml的水煎，是不是会很浓？

李可老中医：很浓。3个小时喝100ml。然后观察有什么动静，看看血压、心率、脉搏有什么变化。

医生：附子要不要先煎？

李可老中医：不用。煎两个小时，汤如果还太多，就浓缩。

医生：半夏配附子中毒的患者，怎么办？

李可老中医：一般不会中毒，中毒是因为配伍不好。要是中毒，你拿3两蜂蜜用开水冲服，很快就缓解。其实《伤寒论》里面是有“相畏用药”问题的，但是也没有出过问题。

医生：《金匮》里面有个乌头煎，不知道李老对乌头这味药有没有用药心得？

李可老中医：你看了我的书就明白了，我有一章就说这个事，如果后世要用一味药，一定要知道它的性能，这样才能很好的驾驭它，才能保证不会中毒。

医生：我们医生用药不敢用到这个量。

李可老中医：你可以用1/3、1/2。只要你辨证准确，应该会见成效的。《伤寒论》的方子，一剂就会有效。我行医50多年了，我救活的病人也有1万以上了，都是西医诊断不行了，有的都抬到太平间了。

医生：李老您什么情况用麝香？是不是呼吸困难才用？

李可老中医：危急重症都用，不一定等到呼吸困难才用。

医生：李老，您对麝香的真品和赝品的鉴别上有没有什么经验？

李可老中医： 一般麝香是黑红色的，香气里边有臭味。如果红得很漂亮，闻起来很香，就是假的。

医生： 教材上说细辛都要先煎，可是您不是这样用的。

李可老中医： 细辛，特别是辽宁产的细辛，只能煎3～5分钟，再煎力量就减弱了，但是现在为了减轻它引起的呕吐，就先煎，但是力量就小多了。

医生： 李老，您对用现代科学的方法研究中药的成分是怎样看待的？

李可老中医： 这是毁灭中医的方法。中医之所以衰落，是因为被所谓的"科学化现代化"消灭了。中医到"金元四大家"以后就走弯路了，温病学的出现是中医走的一次大弯路。到了鸦片战争时，西方就是要把中医消灭掉。

医生： 中医有没有速成法？

李可老中医： 努力，埋头苦干，无所顾忌，不求名利，即使你把我开除了，我回家还是照样这样开药！

医生： 李老，您烟瘾这么大，平时是怎么保健的？

李可老中医： 我一天抽3～4包，这个无所谓，因为已经抽了几十年了。但是你要是戒了以后，3年以内必然要出现大问题。戒烟一个半月的时候，就会特别饿，3个月以后开始发胖，第4个月心脏开始出问题。我治过因为戒烟引起的大病400多例。你既然已经抽烟几十年了，就不要戒掉。戒掉了整个机体的运转都会受影响。不过还是要因人而异，我30岁左右，主要是在夜里12：00～凌晨3：00工作，我要整理我的医案，那个时候我一个晚上要抽4盒。

医生： 喝酒吸烟会不会伤阳气？

李可老中医： 吸烟不会，喝酒会。因为酒是高粱做的，高粱的特点就是标热本寒，喝了酒脸也红了，精神也亢奋了，酒劲一过，你就会觉得浑身发凉，连脊背都是凉的。

医生： 李老，秋冬应该养阳还是应该养阴？

李可老中医： 秋冬养阴就是要让阳潜藏得牢固。为什么冬天要下大雪，就是自然界要潜藏这个阳气。春夏身体机能是处于一种亢奋状态，但不要吃生的，不要游泳，不要洗冷水澡。还有你如果晚饭吃水果，就是中断了消化的过程，就伤阳了。

医生： 你如何看待西医，如何看待中西医结合？

李可老中医： 西医的功劳很大，我对一些西医很佩服，他们做了很多有利于人民的工作。所谓中医西医的矛盾，是学术方面的，不是个人的问题。中医西医是不同的体系，不能结合，只能互补，比如说ICU这个病人，中医可以开方用药，西医也可以血滤，但是二者不能结合，所以中西医结合这个政策是错误的。

医生： 请您谈谈中医脉学的应用和意义？

李可老中医： 脉学现在基本失传。中医讲的脉学就是《难经·八十一难》里的，脉诊是应该从小时候锻炼的，冬天要体会沉脉，要把手指放到冰河里面去体会。春天是浮脉，把手指头摁到水上漂来的小树枝上去体会，这个时间大概是3年左右。山西有一个老中医，他的脉学很到家，他帮你看病时不让你说话，按照一天中的时间，看哪一经开始动了，在运行到哪些地方受阻了，然后他就画一个图，告诉你哪个地方有毛病。比如说你的左肺上叶有一个东西，让西医给你照照看是个什么东西。抗战时期有一个将军，中了子弹，在离主动脉很近的地方没办法取出来，所以他一直有心绞痛的毛病。这个人找那个老中医的目的就是要戳穿他是个“江湖骗子”，把他的牌子给砸了。这位老先生看过以后说：“你在靠近脊椎的第几节，挨着心脏，有一个异物，是片状的。”后来将军很佩服他，给他送了一块匾。不过这个医生已经去世了。听说是心肌梗死死掉的。所以脉诊这个东西，不一定都是《脉经》上的那些脉象，刚才这个病人的脉是数的，这不是主热，而是主极寒，寒到极点了，数还可以主虚，属于劳。

医生： 你对“桂枝医生”这些凭借一药、一方出名的情况有什么看法？

李可老中医： 他们治愈的病可能是一些桂枝证、柴胡证。桂枝汤有七十多种适应证，能治营卫不和、脾胃不和，小建中汤、黄芪桂枝五物汤、当归四逆汤等都是桂枝汤变化而来，但是这种情况只能在慢性病中有效，一旦病情危及生命了，这些就解决不了问题了，因为到最后还是个少阴病，桂枝汤是解决不了问题的，非四逆汤不可。因为现代人的体质，阳虚的十占八九，从阳化热的少，不管中国人外国人都一样，你们看看自己的脉就知道了。但是如果这些医生有很多用桂枝汤的经验，我们就应该继承，要学习他们的经验，但是不能局限。

医生： 对于寒温统一的学说，您有什么意见？

李可老中医： 这个完全正确。温病学派就是在伤寒学说的基础上发展的，温病学派只是一个分支，他只是把阳明病发展成一个治法，所以它和伤寒是一体的。我有时同时用附子200g、生石膏250g，这不是寒温统一吗？这有利于病人的恢复，也有利于中医的发展。到了中医辉煌的时代，寒温并用的方法是必不可少的。那么凡是发热的疾病都是温病吗？你都用黄连、黄柏、银翘吗？错了。你要从大自然的气候里面认识外邪的本质，比如说甲流是寒饮，不是温病，你如果用治温病的方法治疗，那就相当于助纣为虐，加快疾病的进展，一旦甲流大爆发，那是会死人的。可能很少有人认同甲流感属寒，赞同我观点的人不多。塘厦中医院收治一群小学生，用“达菲”没用，后来我给他们用小青龙汤，4天后全好了。

医生： 您建议我们读什么书？

李可老中医： 以《内经》、《易经》为主。你要了解历史上各个学派的优点缺点，你在这个过程中要洗脑，排除错误的东西。最近彭子益的《圆运动的古中医学》就是很好的范本。圆运动就是五行，五行就是八卦，最后归结到《易经》，这才是最根本的东西。这方面最有经验的是清代的郑钦安，郑钦安跟彭子益的观点结合起来，就是一个很完整的体系。《内经》讲：“有胃气则生，无胃气则死。”如果治疗过程对脾胃不好，就要先治疗脾胃，让他能吃东西再说。如果元气伤了，你就用四逆汤去救阳，无非就是这两个方面。中医从来不见病治病，而是要从根本上解决问题，这样才能对人体没有伤害。

医生： 火神派很重视姜、桂、附，但以前攻下派也取得一些成功，您怎样看待这个问题？

李可老中医： 温阳是真理，八法不可废。因为扶阳不能解决所有问题，比如肠梗阻，那就要用大承气汤泻下。不过扶阳本身没有问题，它的产生就是因为温病学派统治中国大约是270多年，后来人们就把特殊当做一般，将温病的方法变成了常用的方法。正是用这种方法害了不少人。温病派走了一个极端，但是如果用温阳的方法治疗所有病那也是偏颇的。所以现在中医界不管哪一派都应该团结起来，实现中医的复兴。

医生： 您对中医的发展有什么观点？

李可老中医： 至少要等100年。现在说中医复兴为时过早，形势还不好。现在西医包打天下的局面还很难改变，中医复兴将是一段非常难走的路。不过你们现在要踏踏实实地学本领，随时做好复兴的准备。一旦中医复兴了，你们就可以扛起枪支去战斗。不过现在中医院校培养出来的中医没有一个能够“杀敌奋战”的，这并不是你们错了，而是整个的教育方针错了。你们一定要清醒，中医的将来是靠你们的。

【编者谨按】

自清代郑钦安以降，“扶阳学说”以它独特的视角跻身于中医诸法之林，也日益被中医学者重视。近年来，“扶阳”之学术清风更是吹遍大江南北，当今医学界，更是为此展开了激烈的学术争鸣。李可老中医无疑是当今应用此学说之佼佼者，他重用姜、附，屡起沉疴，数十年来，应用附子量可以“吨”计。即使是急危重症，亦能“拔刺雪污”、“桴鼓相应”。

对于这个患者，神志昏迷，需靠呼吸机及血液透析来维持生命，李可老中医认为这是少阴寒化、阳亡欲脱之征兆，急予破格救心汤顿服，以期回阳救逆、转危为安之效。对于病房医生的提问，李可老更是诲人不倦，谆谆告诫，尤其是谈到中医现状，更是感触颇深。也使得后学深感责任重大，唯有孜孜以求，苦学本领，方能为中医学之复兴添砖加瓦，贡献力量。